中华钩活术系列丛书

U0743203

钩活术
1G 与 2G 技术

主编　朱文胜　魏　乐

全国百佳图书出版单位
中国中医药出版社
·北 京·

图书在版编目（CIP）数据

钩活术 1G 与 2G 技术 / 朱文胜，魏乐主编 . -- 北京：
中国中医药出版社，2025. 4. --（中华钩活术系列丛书）.
ISBN 978 - 7 - 5132 - 9427 - 0

Ⅰ . R245.31

中国国家版本馆 CIP 数据核字第 2025Y9M605 号

中国中医药出版社出版

北京经济技术开发区科创十三街 31 号院二区 8 号楼
邮政编码　100176
传真　010-64405721
河北品睿印刷有限公司印刷
各地新华书店经销

开本 787×1092　1/16　印张 19.5　字数 426 千字
2025 年 4 月第 1 版　2025 年 4 月第 1 次印刷
书号　ISBN 978 - 7 - 5132 - 9427 - 0

定价　98.00 元
网址　www.cptcm.com

服 务 热 线　010-64405510
购 书 热 线　010-89535836
维 权 打 假　010-64405753

微信服务号　zgzyycbs
微商城网址　https://kdt.im/LIdUGr
官 方 微 博　http://e.weibo.com/cptcm
天猫旗舰店网址　https://zgzyycbs.tmall.com

如有印装质量问题请与本社出版部联系（010-64405510）

编委会

主　　编：朱文胜　魏　乐
副 主 编：国风琴　牟双林　蔡正潮　邱　林
编　　委：张　阳　王洲羿　朱海瑞　洪晓敏
　　　　　库永达　吴　琪　王　丹　周文科
　　　　　魏小波　耿　静　马明颖　操晓津

前　言

钩活术技术在国家中医药管理局、中医医疗技术协作组编写的《中医医疗技术手册》（2013普及版）中归属于中医微创技术，包含钩活术、钩活骨减压术、钩活外口软减术和钩活镜微创手术，其中钩活术和钩活骨减压术是通过中国中医科学院专家技术鉴定的技术，具有微创、高效、绿色、安全等中医特异针疗法的优势，本书重点介绍钩活术（简称钩活术1G技术）与钩活骨减压术（简称钩活术2G技术）。

钩活术技术历经39年的发展，积累了丰富的临床经验，具备完整、独立的理论体系。其中，钩活术是第一项技术，取首字母大写，简写以"1G"表示，利用一次性使用钩活术钩鍉针钩针进行软组织治疗；钩活骨减压术是第二项技术，以"2G"表示，利用一次性使用钩活术钩鍉针刺探针进行硬组织治疗。此两项钩活术技术在针具、操作手法、感控指南、治疗范围方面具有独立性，在临床具体诊疗中可同时使用，形成了钩活术技术系统化治疗体系。

本书主要介绍钩活术和钩活骨减压术的概述和临床应用，重点内容包括钩活术技术的起源、发展、传承创新、理论基础、具体操作、适应证与禁忌证、疗程、疗效评价、具体疾病的诊疗方案，以及新（魏氏）夹脊穴、魏氏骨关节特定穴。在对钩活术2G技术总结的同时将内容进行串联优化，使其更符合临床实际情况。钩活术的软组织治疗和硬组织治疗同时或交替使用，取得了1+1＞2的临床疗效，在应对当今复杂的疾病谱时更具有针对性和灵活性，尤其是15种型号的一次性使用钩活术钩鍉针系列针具的临床应用，不仅显著提升了操作安全性，降低了感染风险，更能真正达到以最小创伤取得最大疗效的治疗目标。

本书系统阐述钩活术技术的基础与创新内容，主要供临床医务人员，尤其钩活术专业人员参考使用。

钩活术技术创始人魏玉锁负责本书的总审工作，赵晓明、国凤琴在本书的资料收集、内容整理、图表设计、文字校对等方面做了大量工作，在此表示感谢！

由于编者水平有限，书中疏漏之处，恳请专家、医学界同仁和读者提出宝贵意见，以便今后修订完善。

朱文胜　魏　乐

2025 年 1 月

目　录

第一章　概述

　　钩活术（钩针技术）是利用中医特异钩鍉针（专利号：201620241110.1；专利号：ZL201920046544.X）针具（软组织类钩鍉针、硬组织类钩鍉针），以中医学理论和针灸学理论为指导，结合解剖学、影像学、骨伤科学、骨膜学、软组织外科学、生物力学、疼痛治疗学等学科知识，通过辨证施治（针），运用钩治法、割治法、挑治法、针刺法、放血法、减压法、减张法、疏松法、温补法、平衡法等多种治疗方法，对相应腧穴进行常规无菌操作（钩、割、挑、刺、推、钻、弹、剥、捣、抽等）的技术。

　　钩活骨减压术是对相应腧穴进行常规钻骨和抽瘀，通过触骨法、刺骨法、钻骨法、抽瘀法4法智能联合治骨止痛，使骨内压力迅速释放，祛瘀生新，加速骨内外血液循环，进而调整骨内外压力，达到治疗疼痛麻木和功能障碍目的的一种无菌操作技术。

　　钩活术技术的特点：在新（魏氏）夹脊穴、华佗夹脊穴、骨关节特定穴、阿是穴、十二正经腧穴、奇经八脉腧穴、经外奇穴等全身穴位，根据不同部位，采用不同型号的一次性使用钩活术钩鍉针钩针、刺探针，通过钩、割、挑、刺、推、钻、弹、剥、捣、抽等治法，达到软组织减压、减张和／或硬组织减压、减张的目的；疏通松解，建立四维（皮、肉、筋、骨）动态平衡，采用钝性与锐性、曲线与直线、触骨与钻骨、推进与抽出、减压与减张、软组织与硬组织智能组合性治疗；多种针具（90型）、多种治法、多种组合、靶点明确、定位尺测量、机器人可视化定位、影像光学技术等联合使用的中医特异针疗法。

　　钩活术技术即钩活术（类）技术，钩活术和钩活骨减压术均属于此类技术范畴。

　　钩活术技术可以说是中医针灸学传承与创新的结晶。针灸是针刺与艾灸的合称，广义的针灸学包括针法和灸法，钩活术中的钩治法、割治法、挑治法、针刺法、放血法等属于针法，所用的针具从古九针、新九针到钩鍉针（钩九针），是中医针具不断创新发展的结果，因此，钩活术技术是中医针灸学传承创新技术。

第一节 钩活术命名的由来

一、钩活术命名与鉴定

（一）钩活术的命名

钩活术于 1986 年萌芽，经过 10 年潜心研究，于 1996 年成熟并用于临床。

"钩"：利用的针具是钩鍉针（巨、中、微、水液、骨减压类），所以第一个字是"钩"。

"活"：利用特异针具达到钩治法、割治法、挑治法、针刺法（刺皮、刺骨）、放血法（放皮、放骨）多法并用，把 5 种方法融合在一起，"齐心协力"起到通或补的作用，"通或补"乃使筋脉气血"活"也，所以第二个字是"活"。

"术"：此操作是无菌操作技术，所以第三个字是"术"。

"钩"有 3 个含义：①使用的针具是中医特异钩鍉针；②通过钩治使局部减压、减张、疏通、松解，建立平衡而治病；③表明钩治过程中钩针运行的轨迹是曲线与直线的组合。"活"指活跃灵活，活动自如，舒筋活络，经络畅通，使局部组织重获新生，使之活之意。"术"乃无菌操作技术。

钩活术的发展过程如下。

钩活术（确定命名，1994 年 5 月 11 日）

"钩"为使用针具的形状，钩治的目的在于使经络畅通，治疗的方法为通法，5 种通法［钩治法、割治法、挑治法、针刺法（刺皮、刺骨）、放血法（放皮、放骨）］可同步实施；"通或补"乃"活"也，通过 5 种通法畅通经络、活血化瘀，使局部软组织活动灵活；"术"乃无菌操作技术，于是便有了此技术的命名——钩活术。通过钩治，达到恢复周围肌肉、筋膜力量平衡，重建椎管内外平衡，重建脊柱和关节平衡，恢复机体皮、筋、肉、骨四维和阴阳平衡的目的。

继教基地（钩活术继续教育基地成立，2008 年 9 月 26 日）

经中华中医药学会科学论证、专家评审，于 2008 年 9 月 26 日在石家庄真仁中医钩活术医院成立"全国钩活术治疗退变性脊柱关节病临床教育基地"。为保证基地的教育质量，特推荐钩鍉针发明人、钩活术创始人魏玉锁主任为继教基地的主讲，并担任师教、答疑和学员的临床指导工作。

钩活术成为中华中医药学会继续教育 I 类学分项目。

（二）技术鉴定

通过鉴定（中国中医科学院，2009 年 5 月 26 日）

受河北省中医药管理局的委托，中国中医科学院针灸研究所组织有关专家召开钩活术中医特异针疗法临床应用鉴定会，专家组听取了钩活术创始人魏玉锁对钩活术项目完成情况的报告，通过现场提问、答疑和演示，给出鉴定报告。

钩活术中医特异针疗法临床应用技术
鉴定报告

托鉴单位： 河北省中医药管理局

主鉴单位： 中国中医科学院针灸研究所

受鉴单位： 河北省石家庄真仁中医钩活术医院

鉴定时间： 2009 年 5 月 26 日

鉴定地点： 中国中医科学院·北京

鉴定专家委员会

主任委员： 中国中医科学院针灸研究所　　朱　兵教授

委　　员： 中国中医科学院　　　　　　　李维衡教授

中国中医科学院针灸研究所　　黄龙祥教授

中国中医科学院望京医院　　　朱立国教授

中国中医科学院针灸研究所　　吴中朝教授

中国中医科学院望京医院　　　温建民教授

北京中医药大学东直门医院　　赵吉平教授

受河北省中医药管理局的委托，中国中医科学院针灸研究所对河北省石家庄真仁中医钩活术医院的中医特色疗法——钩活术中医特异针疗法临床应用，进行评议鉴定。

鉴定程序：

一、现场推荐产生鉴定专家委员会及主任委员；

二、由鉴定专家委员会主任委员主持鉴定会；

三、河北省中医药管理局副局长陈振山宣读"关于钩活术的中医技术鉴定委托书"；

四、钩活术中医特异针疗法项目主持人、河北省石家庄市真仁中医钩活术医院院长魏玉锁汇报项目完成情况；

五、中国中医科学院针灸医院常务院长、专家鉴定会委员吴中朝教授宣读"钩活术中医特异针疗法临床现场应用演示"情况报告；

六、鉴定会专家提问；

七、受鉴方答疑；

八、鉴定会的专家讨论鉴定意见。

受河北省中医药管理局的委托,中国中医科学院针灸研究所组织有关专家组成"钩活术中医特异针疗法临床应用鉴定会",专家组听取了钩活术创始人魏玉锁对钩活术项目完成情况的报告,中国中医科学院针灸研究所专家评议组报告了钩活术现场临床演示报告,通过现场提问、答疑和演示,鉴定专家委员会作出如下结论:

钩活术中医特异针疗法于 1996 年投入临床应用,至今已有 13 年的历史,自 2006 年开始连续在河北省基层中医骨干培训班上推广,2008 年被推荐和纳入国家中医药管理局适宜推广技术。在治疗颈椎病、腰椎间盘突出症、椎管狭窄症、脊椎退变性疾病、脊椎相关疾病、骨质增生症、强直性脊柱炎、股骨头坏死、骨性关节炎等病证方面有较好疗效。

钩活术针具是魏玉锁在古九针和新九针基础上改进发明的新型钩鍉针,共荣获 5 项国家专利,5 项河北省科技成果奖。本项技术通过在相应穴位点进行钩治,使局部达到减压、减张、疏通、松解、立平衡的目的,治疗上采用钩治法、割治法、挑治法、针刺法、放血法等 5 法并用,可使经络畅通、瘀血消除、阴阳平衡、功能恢复,无痛微创,增强了临床的有效性和安全性。该项技术具有较强临床应用推广价值,丰富和发展了针灸技术和方法,为针灸临床的发展做出了重要贡献。

专家委员会经过充分讨论,一致通过鉴定,并认为本项技术具有一定的学术水平与临床实用价值,临床操作规范,所发明的钩鍉针安全有效,治疗机理较为明确,具有较高的学术价值。本项技术具有较强的科学性、实用性和先进性,在临床有广泛的推广应用前景。

专家建议,在对具体病证操作规程、治疗机理、疗效评定等方面要进一步细化研究。

钩活术鉴定专家委员会

2009 年 5 月 26 日

适宜技术（国家中医药管理局第四批中医临床适宜技术推广项目，2009 年 6 月 24 日）

钩活术创始人魏玉锁主持制定钩活术治疗项目技术规范，经过评审，专家一致认为钩活术属安全有效的中医特异针疗法，具有全国推广价值，2009 年 6 月 24 日，钩活术治疗腰椎间盘突出症技术被列入国家中医药管理局第四批中医临床适宜技术推广项目，向全国推广。

国家中国医药管理局

通　告

国中医药通〔2009〕1 号

根据《国家中医药管理局关于实施中医临床适宜技术推广计划的通知》（国中医药函〔2006〕58 号）精神，我局组织专家从"中医临床诊疗技术整理与研究专项"通过鉴定的诊疗技术和各地推荐的已经在本地区推广使用的农村和社区中医临床适宜技术中，筛选出农村和社区适宜技术 20 项，作为国家中医药管理局第四批中医临床适宜技术推广项目。现将项目目录予以通告。

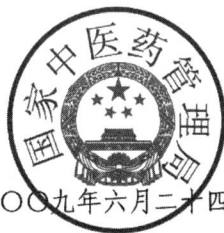

二〇〇九年六月二十四日

国家中医药管理局第四批中医临床适宜技术推广项目目录

一、农村和社区适宜技术

序号	技术名称	研究单位	推荐单位
1	"秩边透水道"针法治疗慢性无菌性前列腺炎技术	山西省针灸研究所	山西省卫生厅中医管理局
2	磁圆针治疗单纯下肢静脉曲张技术	山西省针灸研究所	山西省卫生厅中医管理局
3	中西医综合治疗儿童脑性瘫痪康复技术	山西省脑瘫康复医院	山西省卫生厅中医管理局
4	"施氏十二字养生功"防治颈椎病技术	上海中医药大学附属龙华医院	上海市卫生局中医药管理处
5	手法整复杉树皮外固定治疗肱骨髁上骨折技术	浙江省富阳市中医医院	浙江省中医药管理局
6	颈椎病分期综合诊疗技术	福建中医学院附属第二人民医院	福建省卫生厅中医药管理局
7	穴位划痕贴药温灸法治疗贝尔氏面瘫技术	江西省万安县中医院	江西省中医管理局
8	隔蒜灸配合抗腹蛇毒血清治疗蝮蛇咬伤技术	江西中医学院附属医院	江西省中医管理局
9	热敏灸治疗肌筋膜疼痛综合征技术	江西中医学院附属医院	江西省中医管理局
10	针刺缓解原发性骨质疏松症疼痛技术	湖北省中医院	湖北省中医管理局
11	齐刺法治疗三叉神经痛技术	湖北省中医院	湖北省中医管理局
12	头针三段接力刺法治疗中风病技术	湖北省武汉市中西医结合医院	湖北省中医管理局
13	针挑疗法治疗原发男性不育症精子异常技术	暨南大学医学院第一附属医院	广东省中医药局
14	药穴指针疗法治疗胃食管反流病技术	广西柳州市中医院	广西中医药管理局
15	热针仪治疗腰腿痹技术	云南省昆明市中医医院	云南省中医管理局

二、需要特定医疗条件的适宜技术

序号	技术名称	研究单位	推荐单位
1	钩活术治疗腰椎间盘突出症技术	河北省石家庄真仁中医钩活术医院	河北省中医药管理局
2	电针促进腹部术后胃肠功能恢复技术	黑龙江中医药大学	黑龙江省中医管理局
3	膀胱经经脉注射治疗原发性遗尿技术	山东中医药大学附属医院	山东省中医管理局
4	佩带式电子经穴治疗仪辅助治疗癫痫技术	陕西开泰脑积水研究所	陕西省中医管理局
5	电针调节全麻气管插管应激反应技术	中国中医科学院广安门医院	中国中医科学院

注：1. 具体推广应用事宜可咨询中国中医药科技开发交流中心（010—64176168）
2. 参加每项技术培训并通过考核者可获得国家继续教育学分2—3分

钩活术在不断发展中逐步完善，已具备成熟的临床路径、诊疗方案、感控指南、操作规范，并纳入河北、山西医保目录。2006 年 9 月，河北省中医药学会钩活术专业委员会成立；2010 年 5 月，中国民间中医医药研究开发协会钩活术专业委员会成立，至今已有 12 年历史；2018 年 5 月 5 日，在北京人民大会堂召开的中国民间中医医药研究开发协会第七届常务理事会上，中华钩活术流派获得正式认定，创始人魏玉锁获颁"中华钩活术流派"牌匾，根据流派章程、纲领、拜师规则，开展钩活术全国加盟拜师学习活动，形成流派技术传承模式，至今已举办 10 批拜师仪式，累计招收弟子 200 余名，对 50 家加盟机构进行"真仁钩活术医院"标准化授权。自 2006 年第一届钩活术全国学术会议起，已连续举办 8 届全国钩活术学术会议，并于 2019 年举办了中澳痛症康复国际论坛，向国际传播中华钩活术技术。至今已发表钩活术学术论文 27 篇，荣获国家专利 13 项，河北省科技成果 7 项，其中 6 项获奖。

二、钩活骨减压术命名与鉴定

（一）命名

钩活骨减压术的命名由 3 个要素组成：

第一是钩活术的钩活。

第二是骨减压的减压抽吸。

第三是无菌操作技术。

骨减压的过程由"钩翼"产生"钩活"作用，因此诞生了一次性使用钩活术钩鍉针刺探针，由于施治过程遵循无菌操作技术要求，故命名为钩活骨减压术。

（二）专利

专利 1

2016 年，一种钩活术骨减压钩鍉针，获国家实用新型专利。专利号：201620241110.1。

专利 2

2019 年，一种具有直刺功能的中医钩活术钩针，获国家实用新型专利。专利号：ZL201920046544.X。

（三）鉴定

钩活骨减压术专家技术
鉴 定 报 告

托鉴单位： 河北省石家庄市新华区卫生健康局

主鉴单位： 中国中医科学院针灸研究所

受鉴单位： 河北省石家庄真仁中医钩活术总医院

鉴定时间： 2022 年 01 月 07 日

鉴定地点： 中国中医科学院·北京

鉴定专家委员会

主任委员： 中国中医科学院针灸研究所　　朱　兵　研究员

委　　员： 中国中医科学院望京医院　　　温建民 主任医师

中国中医科学院针灸医院　　　吴中朝 主任医师

首都医科大学北京中医医院　　李　彬 教授

中国中医科学院望京医院　　　吴夏勃 主任医师

中国中医科学院针灸医院　　　周　宇 主任医师

中国中医科学院针灸研究所　　高昕妍 研究员

受河北省石家庄市新华区卫生健康局的委托，中国中医科学院针灸研究所对河北省石家庄真仁中医钩活术总医院的钩活骨减压术临床应用技术，进行评议鉴定。

鉴定会议程：

一、会议由中国中医科学院针灸研究所科教处处长 李亮 主持；

二、中国中医科学院针灸研究所所长 景向红 研究员 讲话；

三、河北省石家庄市新华区卫生健康局宣读"关于钩活骨减压术鉴定委托书"；

四、推荐产生鉴定专家委员会及主任委员；

五、鉴定专家委员会主任委员主持鉴定会；

六、钩活骨减压术中医特异针疗法项目主持人、河北省石家庄真仁中医钩活术总医院院长魏玉锁汇报项目完成情况；

七、鉴定会专家提问，受鉴方答疑；

八、鉴定会的专家讨论鉴定意见（共 2 页）。

受河北省石家庄市新华区卫生健康局的委托，中国中医科学院针灸研究所组织有关专家组成"钩活骨减压术专家技术鉴定委员会"，专家组听取了钩活术创始人魏玉锁对钩活骨减压术项目完成情况的的报告，通过现场提问、答疑和演示，鉴定专家委员会作出如下结论：

1

钩活骨减压术是继 2009 年鉴定的钩活术之后的传承创新技术并用于临床，可用于骨和关节疾病，如股骨头坏死、跟痛症、肩关节炎等引起的顽固性疼痛和静息痛等。

钩活骨减压术是利用钩活术骨减压钩鍉针在指定的钩活骨减压穴进行刺骨、钻骨、抽髓，完成了经皮穿刺髓芯减压术、钻孔减压术、骨膜刺激术的无菌操作过程。通过钩活术技术十治法中的触骨法、钻骨法，进行骨的钻孔和抽吸骨髓液，使骨表面张力降低、骨内压力减小、骨内循环即刻改变从而改善骨内和骨外循环，纠正力学失衡，达到治疗、缓解顽固性疼痛的目的。钩活骨减压针对骨组织和骨外软组织有调节作用，筋骨同治。适应症、禁忌症、操作步骤、注意事项明确。

专家委员会经过充分讨论，一致通过鉴定，认为钩活骨减压术治疗效应明确，具有一定的学术价值和广泛的推广应用前景。该项技术所使用的专用针具钩活骨减压钩鍉针结构设计合理，有一定实用性和临床推广运用价值。

专家建议，对该疗法临床有效性、适应症、器械的安全性做进一步研究，得出更有说服力的循证医学证据。补充效应指标如，骨内高压的压力测定、术前术后的对比以及正常人群的数据对比，对骨髓液抽取量、治疗机理、治疗范围及远期疗效评定等方面需进一步探究，推广过程应规范培训。

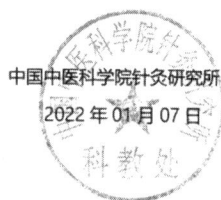

中国中医科学院针灸研究所
2022 年 01 月 07 日

三、标准与物价

（一）标准化建设

1. 临床路径和诊疗方案（中国中医药出版社出版，2020 年 8 月） 2019 年 5 月 25 日，在中澳痛症康复国际论坛上，由石家庄真仁中医钩活术总医院钩活术第一代传人国凤琴、魏乐牵头，提出修订钩活术技术诊疗方案和临床路径的口头申请，明确修订的流程和意义，修订原则以国家中医药管理局医政司主编、中国中医药出版社出版、中华中医药学会发布的 2018 年版《39 个中医优势病种中医临床路径和中医诊疗方案》（试行版）为基准。由于 2018 年版中医优势病种中医临床路径和中医诊疗方案同在一册中，故钩活术的临床路径和诊疗方案修订后也同在一册中，所以立项的名称为《中医微创钩活术技术诊疗方案和临床路径》。诊疗方案和临床路径包括技术总则（操作、疗程）、住院优势病种和门诊优势病种。其中，10 个住院优势病种诊疗方案分为诊断、住院治疗方案、疗效评价，临床路径包括标准住院流程、临床路径住院表单；3 个门诊优势病种包含诊疗方案。项目由石家庄真仁中医钩活术总医院申请，中国民间中医医药研究开发协会钩活术专业委员会组织修订，2019 年 5 月 26 日立项通过。负责起草单位：石家庄真仁中医钩活术总医院；参加起草单位：河北秦皇岛风湿骨病医院、湖北黄冈市中医医院、河南亚太骨病医院、山西省长治市中医医院；计划完成年限为 0.5~1 年。6 月 12 日，在石家庄真仁中医钩活术总医院召开首次初稿讨论会，全体医务人员参与研讨，形成 6 月 28 日修订草稿。经学术委员会审议，同意进入征求意见阶段，向各加盟机构执行人征求意见并汇总，对征集的意见进行讨论，进一步形成审核稿。

2019 年 12 月 1 日，由石家庄真仁中医钩活术总医院申请，中国民间中医医药研究开发协会组织专家组评审，评审专家为陈珞珈、董福慧、宋一同、林新晓、张振宇、周卫、郑格琳。专家组评审意见：2016 年版中医微创钩活术技术诊疗方案和临床路径，经过 4 年，积累了丰富的临床经验，并大胆提出修订，修订原则以国家中医药管理局医政司主编、中国中医药出版社出版、中华中医药学会发布的 2018 年版《39 个中医优势病种中医临床路径和中医诊疗方案》（试行版）为基准，名称为《中医微创钩活术技术诊疗方案和临床路径》。稿件内容详细全面，符合 2018 年版国家中医药管理局诊疗方案和临床路径的规范要求，充分体现了中医微创钩活术的技术特点。13 个优势病种在中医微创方面突出补泻手法、补泻针具的中医特色，更具有实用性、先进性、科学性和安全性，值得在临床上推广应用。建议：①修改技术名称：钩针技术（钩活术疗法）；②规范疾病名称；③疾病的诊疗方案应突出病种治疗特点；④修改并完善前言；⑤增加书"序"，调整主编及编写人员；⑥临床实施 5 年，积累经验后修订，增加更多优势病种。

2020 年 8 月，魏玉锁主编的《中医微创钩活术（钩针）技术诊疗方案和临床路径》由中国中医药出版社出版，用于指导临床。

2. 感染预防与控制指南——《中医微创钩针（钩活术）技术感染预防与控制指南》（T/CARDTCM 009—2022）（中国民间中医医药研究开发协会团体标准，2022 年 5 月） 2022 年 8 月，魏玉锁、魏乐主编的《钩活术技术标准》由中国中医药出版社出版并面向全国发行。

本指南规定中医微创钩针（钩活术）技术的感染预防与控制，明确技术操作环境、人员资质等感染预防与控制方面的相关要求。编写体例及目次内容遵照《中医微创类技术相关性感染预防与控制指南（试行）》。本指南编写的目的在于提高钩活术操作人员的感染预防与控制意识，降低感染风险，保障医疗安全。

3. 针具使用标准——《一次性使用钩活术钩鍉针使用标准》（T/CARDTCM 008—2022）（中国民间中医医药研究开发协会团体标准，2022 年 5 月） 2022 年 8 月，魏玉锁、魏乐主编的《钩活术技术标准》由中国中医药出版社出版并面向全国发行。

《一次性使用钩活术钩鍉针使用标准》基于钩活术技术特点和钩鍉针结构特点，结合钩活术技术的操作规范，描述针具的结构特点及治疗特点，界定针具分类分型、适用腧穴及应用方法等。重点阐述钩活术技术的智能化组合，尤其是钝性分离和锐性分离的组合、减压和减张的组合、触骨和钻骨的组合、直线和曲线的组合，补法中带有泻法，泻法中带有补法，标本兼治，达到皮、肉、筋、骨四位平衡的治疗目的。编制本标准的目的在于通过规范钩活术技术的针具（一次性使用钩活术钩鍉针钩针、一次性使用钩活术钩鍉针刺探针）使用，推进技术操作的规范化、标准化、实用化，发挥针具特长，更好地为钩活术技术服务。

4. 钩活术操作规范——《钩活术操作规范》（T/CARDTCM 004—2022）（中国民间中医医药研究开发协会团体标准，2022 年 5 月） 2022 年 8 月，魏玉锁、魏乐主编的《钩活术技术标准》由中国中医药出版社出版并面向全国发行。

为贯彻《中华人民共和国中医药法》第三条"国家大力发展中医药事业，实行中西医并重的方针，建立符合中医药特点的管理制度，充分发挥中医药在我国医药卫生事业中的作用。发展中医药事业应当遵循中医药发展规律，坚持继承和创新相结合，保持和发挥中医药特色和优势，运用现代科学技术，促进中医药理论和实践的发展"的要求，在传承的基础上创新发展中医传统技术，针对钩活术的技术特点和诊疗实际，结合国家相关法律法规的有关规定制定本规范，旨在弘扬中医学悠久的历史文化，提高钩活术的诊疗质量，规范钩活术的诊疗行为，保障人民群众的身体健康和合法权益，建立科学、规范的钩活术行业秩序。

5. 钩活骨减压术操作规范——《钩活术操作规范》（T/CARDTCM 004—2022）（中国民间中医医药研究开发协会团体标准，2022 年 5 月） 2022 年 8 月，魏玉锁、魏乐主编的《钩活术技术标准》由中国中医药出版社出版并面向全国发行。

钩活骨减压术属于钩活术技术范畴，在临床广泛应用于跟痛症、股骨头无菌性坏死、膝骨关节炎等骨内高压相关病症引发的静息痛、夜间痛、顽固性疼痛及功能障碍等。所用针具是在古九针和新九针的基础上改良研发的一次性使用钩活术钩鍉针刺探针。为规范技术操作、保障诊疗安全、指导临床应用，特制订本规范，内容包括范围、规范性引用文件、术语和定义、操作人员资质、操作要求与步骤、适应证、禁忌证、注意事项、疗程和随访。操作规范明确规定操作人员为具备执业医师资格，完成钩活骨减压术年度培训和取得专利使用授权的医务人员。

（二）钩活术与钩活骨减压术物价

1. 河北钩活术物价　2013 年 1 月 31 日，河北省物价局和河北省卫生厅联合发冀价管〔2013〕3 号函，抄送河北省劳动和社会保障厅、石家庄市物价局、卫生局。

2. 河北钩活骨减压术物价　2020 年 9 月 17 日，河北省医疗保障局、河北省卫生健康委员会联合印发《关于新增和修订部分医疗服务价格项目的通知》（冀医保字〔2020〕45 号），明确指出在专家论证的基础上，新增和修订部分医疗服务价格项目在全省非营利性医疗机构试行，试行期 2 年，试行期内由医疗机构自主制定试行价格。试行期届满 3 个月前，由各市医疗保障、卫生健康部门、雄安新区管委会公共服务局、省直非营利性医疗机构提出转归申请。

钩活骨减压术项目编码 470000018，按次收费。项目收费正式立项。

四、流派与推广

（一）中华钩活术流派

中华钩活术流派是以"钩活"学术思想为核心的中医学术流派，秉持"守正创新"的宗旨，已创立钩活术、钩活骨减压术、钩活外口软减术、钩活镜微创手术等系列技术。

钩活术技术承袭古九针中鍉针与新九针中锋勾针的精髓，创新研发专用针具钩鍉针，构建独特的理论体系和特定腧穴系统，2004 年 7 月 16 日面向全国开展培训，2006 年 9 月 9 日在石家庄召开第一届钩活术学术大会，此后每两年举办一届学术大会，严格限定参会人员为流派传承弟子，符合中医学术流派建设规范。本流派已具备三大核心要素：独创性学术思想和学术观点、独立的流派诊疗技术、明确的学术带头人和传承人。

1. 认定流派讨论会　2018 年 3 月 11 日 14 时，中华钩活术流派（钩活派）及钩活术操作规范专家论证会在北京保利大厦二层会议厅召开。此次论证会由中国民间中医医药研究开发协会主办，与会专家包括中国民间中医医药研究开发协会会长陈珞珈、国家中医药管理局政策法规与监督司副司长杨荣臣、国医大师李佃贵、原北京针灸骨伤学院骨伤系主任宋一同、中国中医科学院中医基础理论研究所原所长孟庆云、中国中医科学院针灸研究所原所长朱兵、北京市中医医院骨科原主任雷仲民、中国中医科学院望京医院骨关节三科主任陈卫衡、中国中医科学院望京医院特色诊疗中心主任张振宇、中国中医科学院中医药发展研究中心研究员郑格琳，以及钩活术创始人魏玉锁、中国民间中医医药研究开发协会钩活术专业委员会秘书长赵晓明。此次论证会由陈珞珈会长主持，经专家组推选，国医大师李佃贵教授担任专家评审组主任委员。经充分论证，陈珞珈会长根据各专家的意见宣布结论：钩活术临床应用 22 年疗效显著，受到患者的好评和欢迎，培养国内传承人 155 名，部分省市已将此技术纳入诊疗项目和医保目录，国家中医药管理局将其列为中医临床适宜技术推广项目。专家组一致认定该技术具有学术代表性，具有良好疗效、满足社会需求，具有一批传承人，具有一定的学术和临床影响力，具有代表性著作和论文。为了发展中医药事业、繁荣中医学术，全体专家同意建立中华钩活术学术流派（钩活派），并建议不断探索、提高、发展、创新，发挥中医药的积极作用。与会专家现场签字通过。

2. 中华钩活术流派授牌仪式 2018 年 5 月 5 日，钩活术创始人魏玉锁、石家庄真仁中医钩活术总医院行政院长赵晓明、中华钩活术第一代传承人魏乐受邀参加在北京人民大会堂举行的中国民间中医医药研究开发协会第七届会员代表大会暨第四届全国民间中医药发展大会。中国民间中医医药研究开发协会会长陈珞珈为魏玉锁颁发"中华钩活术流派"牌匾，同时聘任魏玉锁为中国民间中医医药研究开发协会专家委员会委员、常务理事，聘任赵晓明为中国民间中医医药研究开发协会为理事。

3. 流派学术带头人 2018 年 5 月 9 日，全国手法针法高峰论坛（2018）暨第七届中华钩活术经验交流大会在河北省石家庄市中山宾馆常委厅召开，本届大会由中国民间中医医药研究开发协会钩活术专业委员会主办，主题为"传承、创新、发展"。中国民间中医医药研究开发协会会长陈珞珈做重要指示，对中华钩活术形成流派予以肯定和支持，希望中华钩活术再接再厉、为更多的患者服务，并为钩活术创始人魏玉锁颁发中华钩活术流派"学术带头人"证书。

4. 流派纲领与章程 中华钩活术流派制定自己的纲领、章程和管理办法，确立"继承、创新、发展"六字方针，规定每个自然行政区仅限设立一家加盟机构并指定唯一执行人，以保证钩活术理论与操作技术统一性和区域分布合理性。中华钩活术流派章程包括钩活术执行人、钩活术流派组织制度、钩活术流派的领导组织、钩活术技术培训和标准化、钩活术国际交流、钩活术纪律、钩徽、钩旗、钩活日、钩活术之歌及附则。中华钩活术世代相传评选管理办法包括推荐对象和条件、申报和评选、组织与管理、序代传人的待遇和任务。中华钩活术流派世代相传的内容包括中华钩活术序代传人（第一代传人、第二代传人、第三代传人……以此类推）、钩活元老传人、钩活大师传人 3 项内容。同时，成立"中华钩活术流派世代相传"评选小组和评选办公室，负责学术评议工作。

中华钩活术流派世代相传评选机制：

加盟钩活术临床工作连续 5 年＋评选条件，可评选为中华钩活术序代传人。

加盟钩活术临床工作连续 15 年＋评选条件，可评选为钩活元老传人。

加盟钩活术临床工作连续 25 年＋评选条件，可评选为钩活大师传人。

根据中华钩活术流派的纲领、章程、管理办法，2018 年 5 月 9 日符合条件的 39 名钩活术亲传弟子参加了网评和场评，魏乐、国凤琴、李金祥、王瑞、赵兰巧等 35 人获评中华钩活术流派第一代传人。按照中华钩活术流派章程，通过 2028 年考核的第一代传人将成为钩活元老传人，简称"钩活元老"；2038 年通过考核者可成为最高级别的钩活大师传人。

（二）中华钩活术推广

2019 年 5 月 25 日，由中华钩活术流派联合澳大利亚中医药学会举办的 2019 中澳痛症康复国际论坛在河北省石家庄市国源朗怡酒店召开，与会专家包括国医大师李佃贵、澳大利亚中医药学会 CEO 韦国庆、澳大利亚中医药学会终身会长郑建华、澳大利亚中医药学会名誉会长曾世宗、河北省老科学技术工作者协会常务副会长唐树钰、中国民间中医医药研究开发协会五官科及疑难杂病分会会长赵沧桑、原海军总医院疼痛诊疗中心主任乔晋琳、沙特阿拉伯金利德军事医院第一中医药中心创办人法伊兹、澳大利亚普赛尔董事局主席布莱顿·彼得、世界中医骨伤联盟主席宋永忠、钩活术创始人魏玉锁、中国民间中医医药研究开发协会钩活术专业委员会秘书长赵晓明。中国、澳大利亚、日本、沙特阿拉伯的疼痛领域专家分享了各自的心得体会和研究成果，顶级专家的讲座让人耳目一新，犹如醍醐灌顶；基层医师的演讲丰富了临床治疗的经验及对具体病症的认知和理解。现场互动热烈，掌声不断，一次次把论坛交流推向高潮。当日 19 时，中澳痛症康复国际论坛圆满结束。

在成功举办首届（2019）中澳痛症康复国际论坛的基础上，由中国民间中医医药研究开发协会钩活术专业委员会、澳大利亚中医药学会主办，石家庄真仁中医钩活术总医院承办，召开第二届（2020）中澳痛症康复国际论坛暨第八届中华钩活术流派大会，主题为"中西并重、传承精华、守正创新、合作发展"。本次大会旨在探讨海内外痛症康复方面的新技术、新方法，促进各国、各民族之间的大健康无痛创新发展与交流合作，共同打造健康和谐无痛的人类命运共同体，为世界无痛贡献力量。参加演讲的专家有中国民间中医医药研究开发协会会长陈珞珈、澳大利亚中医药学会 CEO 韦国庆、山西中医药大学校长冀来喜、澳大利亚中医药学会副会长伊万诺夫、世界中医骨伤联盟主席宋永忠、钩活术创始人魏玉锁、中国民间中医医药研究开发协会名医学术研究分会会长王恩光、中国民间中医医药研究开发协会骨伤分会会长温建民、中国民间中医医药研究开发协会中医脊诊整脊分会会长王遵来、石家庄真仁中医钩活术总医院副院长国凤琴、河南亚太骨病医院院长王瑞、秦皇岛真仁钩活术医院院长李金祥等。与会专家碰撞出学术的火花，向疼痛疾病挑战，第二届（2020）中澳痛症康复国际论坛暨第八届中华钩活术流派大会于当日 20 时圆满结束。

2019 年 11 月 9 日，中华钩活术流派专家演讲团一行 10 人赴澳大利亚参加第五届（2019）悉尼传统中医药国际论坛，全球的医学精英会聚于此，魏玉锁带领的中华钩活术流派专家团受到了大会组委会的热烈欢迎。9 日下午，钩活术创始人魏玉锁做《中华钩活术的四大创新》主题演讲，突出阐述一次性使用钩活术钩鍉针刺探针的特点和骨内高压症理论；中华钩活术传人国凤琴做《中医辨证结合西医辨病在疼痛中的应用》主题演讲；中华钩活术第一代传人李金祥做《中医针具的历史、现在和未来》主题演讲，重点阐述钩鍉针的发展和一次性使用钩活术钩鍉针刺探针的特点。来自世界各地的专家学者对钩活术产生了浓厚的兴趣，现场响起了经久不息的热烈掌声，大会组委会为魏玉锁、国凤琴、李金祥颁发了演讲荣誉证书。

五、钩活术 1G 与 2G 技术

钩活术 1G 与 2G 技术分别是钩活术和钩活骨减压术的拼音首字母缩写。第一项是钩活术，是最初、最核心的基础技术。钩活术 1996 年用于临床，2009 年 5 月 26 日通过中国中医科学院专家技术鉴定，同年 6 月 24 日被列入国家中医药管理局第四批中医临床适宜技术推广项目，2013 年被收入国家中医药管理局、中医医疗技术协作组编写的《中医医疗技术手册》。第二项是钩活骨减压术，2017 年 5 月用于临床，2022 年 1 月 7 日通过中国中医科学院专家技术鉴定。两者均属于中医微创钩活术（类）技术。

钩活术与钩活骨减压术是"兄弟"关系，钩活术诞生于 1986 年 8 月，是"大哥"，钩活骨减压术诞生于 2017 年 6 月，是"二弟"，随着传承创新，还已出现"三弟"钩活外口软减术和"四弟"钩活镜术，今后可能会出现更多，它们都属于钩活术（类）技术，临床上可以联合使用，也可以独立施治。

钩活术专注软组织治疗，针对皮、肉、筋，对骨没有治疗；而钩活骨减压术专注硬组织（骨）治疗，是祛除骨内瘀血的最佳方法，调节骨表面张力的同时刺激骨膜，通过抽瘀使骨内血液即刻流动、压力迅速降低。早在《黄帝内经》中就载有刺骨法，比西医学骨钻孔减压治疗早 2000 余年。钩活骨减压术只有针眼大小的皮损，却可解除众多疑难杂症，尤其骨内高压症引起的疼痛；在治疗脊柱关节退变和骨坏死方面，疗效亦显著；更重要的是，中医钩活骨减压术既能缓解疼痛，又可建立皮、肉、筋、骨四维平衡，优势显著，微创安全，简单易行，前景广阔。

第二节　钩活术技术腧穴

钩活术技术腧穴主要包括新（魏氏）夹脊穴、骨关节特定穴和钩活骨减压穴。

1. 新（魏氏）夹脊穴　新（魏氏）夹脊穴是根据脊柱的生理、病理特点，脊柱与周围脏器的关系，以及十二正经、脏腑经络的特点，经系统研究创立的一组穴位。本组穴位位于脊柱两侧，包括脊穴、脊撇穴和脊撇撇穴。脊柱两侧枕骨髁后缘、寰椎下关节面后缘、C_2~L_5 椎骨的下关节突、各骶骨棘突下与两侧中间嵴交点在正后部的体表投影点，称为脊穴；脊柱两侧寰椎上关节凹后缘、枢椎上关节面后缘、颈 2~腰 5 下方椎体椎板中央点在正后部的体表投影点，称为脊撇穴；脊柱两侧同一序数脊穴与脊撇穴在体表连线的中点，为同一序数的脊撇撇穴。新（魏氏）夹脊穴与脊柱椎骨呈倒序排列，共 83 穴。本组穴位是利用钩活术技术治疗脊柱退变性疾病、脊柱相关疾病、强

直性脊柱炎等骨伤科疾病及五脏六腑病、十二正经病的主要穴位。

2. 骨关节特定穴 魏氏骨关节特定穴是根据肩关节、肘关节、腕关节、髋关节、膝关节、踝关节的局部解剖位置，以及各关节功能、易损部位、病理特点、十二经筋的生理病理、六淫外邪易侵的经络等定位选穴的，主要用于治疗四肢关节退变性疾病。

3. 钩活骨减压穴 以骨性标志为定位标准，选取骨突、长骨干骺端等存在显著深压痛的部位。钩活骨减压术适用于骨坏死、脊柱及四肢骨关节退变导致的骨内高压症，可显著改善其引发的静息痛、顽固痛、功能障碍等。

一、新（魏氏）夹脊穴定位及主治

新（魏氏）夹脊穴利用坐标定位取穴法定位，以脊柱的骨性标志为基准，以关节突关节为准绳，随骨性标志的变化而变化（表 1-2-1，图 1-2-1）。

表 1-2-1 新（魏氏）夹脊穴与脊椎节段的关系

部位	新（魏氏）夹脊穴（83 穴）
颈段（24 穴）	颈 1（C_1） 颈 2（C_2） 颈 3（C_3） 颈 4（C_4） 颈 5（C_5） 颈 6（C_6） 颈 7（C_7） 颈 8（C_8）
	颈 1′（C_1'） 颈 2′（C_2'） 颈 3′（C_3'） 颈 4′（C_4'） 颈 5′（C_5'） 颈 6′（C_6'） 颈 7′（C_7'） 颈 8′（C_8'）
	颈 1″（C_1''） 颈 2″（C_2''） 颈 3″（C_3''） 颈 4″（C_4''） 颈 5″（C_5''） 颈 6″（C_6''） 颈 7″（C_7''） 颈 8″（C_8''）
胸段（36 穴）	胸 1（T_1） 胸 2（T_2） 胸 3（T_3） 胸 4（T_4） 胸 5（T_5） 胸 6（T_6） 胸 7（T_7） 胸 8（T_8） 胸 9（T_9） 胸 10（T_{10}） 胸 11（T_{11}） 胸 12（T_{12}）
	胸 1′（T_1'） 胸 2′（T_2'） 胸 3′（T_3'） 胸 4′（T_4'） 胸 5′（T_5'） 胸 6′（T_6'） 胸 7′（T_7'） 胸 8′（T_8'） 胸 9′（T_9'） 胸 10′（T_{10}'） 胸 11′（T_{11}'） 胸 12′（T_{12}'）
	胸 1″（T_1''） 胸 2″（T_2''） 胸 3″（T_3''） 胸 4″（T_4''） 胸 5″（T_5''） 胸 6″（T_6''） 胸 7″（T_7''） 胸 8″（T_8''） 胸 9″（T_9''） 胸 10″（T_{10}''） 胸 11″（T_{11}''） 胸 12″（T_{12}''）
腰段（15 穴）	腰 1（L_1） 腰 2（L_2） 腰 3（L_3） 腰 4（L_4） 腰 5（L_5）
	腰 1′（L_1'） 腰 2′（L_2'） 腰 3′（L_3'） 腰 4′（L_4'） 腰 5′（L_5'）
	腰 1″（L_1''） 颈 2″（L_2''） 腰 3″（L_3''） 腰 4″（L_4''） 腰 5″（L_5''）
骶段（8 穴）	骶 1（S_1） 骶 2（S_2） 骶 3（S_3） 骶 4（S_4）
	骶 1″（S_1''） 骶 2″（S_2''） 骶 3″（S_3''） 骶 4″（S_4''）

注：颈 1（C_1）代表颈一脊穴，胸 1（T_1）代表胸一脊穴，腰 1（L_1）代表腰一脊穴，骶 1（S_1）代表骶一脊穴；颈 1′（C_1'）代表颈一脊撇穴，胸 1′（T_1'）代表胸一脊撇穴，腰 1′（L_1'）代表腰一脊撇穴；颈 1″（C_1''）代表颈一脊撇撇穴，胸 1″（T_1''）代表胸一脊撇撇穴，腰 1″（L_1''）代表腰一脊撇撇穴，骶 1″（S_1''）代表骶一脊撇撇穴；以此类推。

枕骨粗隆 —— 风府

颈1椎
颈2椎

颈7椎
胸1椎

胸12椎
腰1椎

腰5椎

骶椎

尾椎

C_8穴 — C_8'穴
C_7穴 — C_7'穴 —— 天柱
C_6穴 — C_6'穴
C_5穴 — C_5'穴
C_4穴 — C_4'穴
C_3穴 — C_3'穴
C_2穴 — C_2'穴
C_1穴 — C_1'穴
T_{12}穴 — T_{12}'穴
T_{11}穴 — T_{11}'穴
T_{10}穴 — T_{10}'穴
T_9穴 — T_9'穴
T_8穴 — T_8'穴
T_7穴 — T_7'穴
T_6穴 — T_6'穴
T_5穴 — T_5'穴
T_4穴 — T_4'穴
T_3穴 — T_3'穴
T_2穴 — T_2'穴
T_1穴 — T_1'穴
L_5穴 — L_5'穴
L_4穴 — L_4'穴
L_3穴 — L_3'穴
L_2穴 — L_2'穴
L_1穴 — L_1'穴
S_4穴
S_3穴
S_2穴
S_1穴

枕骨粗隆 —— 风府

颈1椎
颈2椎

颈7椎
胸1椎

胸12椎
腰1椎

腰5椎

骶椎

尾椎

C_8''穴 —— 风池
C_7''穴
C_6''穴 —— 天柱
C_5''穴
C_4''穴
C_3''穴
C_2''穴
C_1''穴
T_{12}''穴
T_{11}''穴
T_{10}''穴
T_9''穴
T_8''穴
T_7''穴
T_6''穴
T_5''穴
T_4''穴
T_3''穴
T_2''穴
T_1''穴
L_5''穴
L_4''穴
L_3''穴
L_2''穴
L_1''穴
S_4''穴
S_3''穴
S_2''穴
S_1''穴

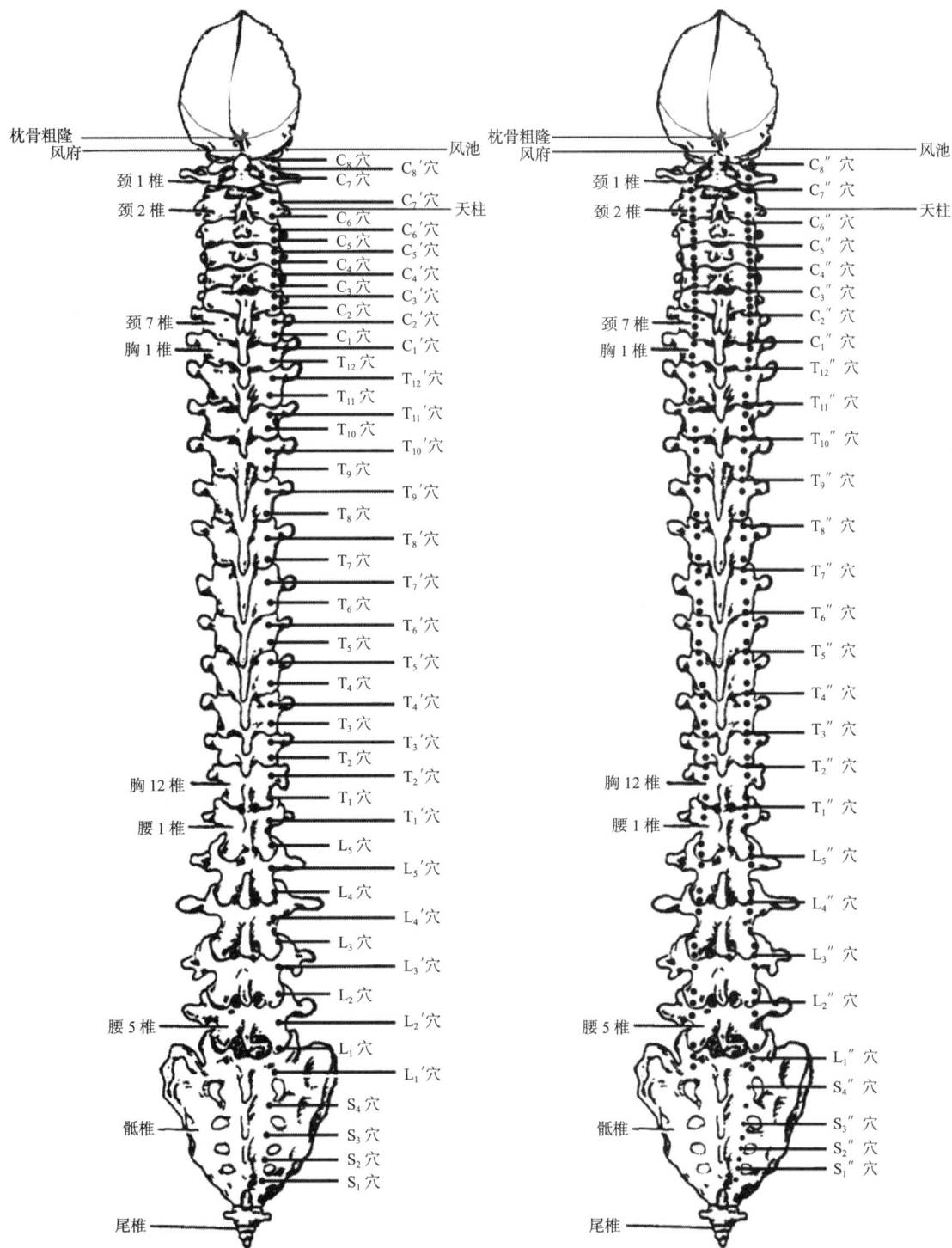

图 1-2-1 新（魏氏）夹脊穴的脊穴、脊撇穴、脊撇撇穴与相邻椎体的关系

C：颈；T：胸；L：腰；S：骶。

C_1穴：颈一脊穴；C_1'穴：颈一脊撇穴；C_1''穴：颈一脊撇撇穴；以此类推。

1. 骶一脊穴（S_1 穴）

［定位］第 4 骶椎棘突下引一条平行于两侧第 4 骶后孔的直线，与两侧骶中间嵴的交点，在骶后的体表投影。

［解剖］在臀大肌起始部；布有骶外侧动、静脉后支，第 4 骶神经后支。

［主治］中医：腰骶疼痛、带下病、腹痛、泄泻、遗尿、痔疾、遗精。

西医：遗尿、妇科慢性炎症、精神性遗精、内痔、外痔、混合痔、脊柱相关疾病等。

注：微类钩鍉针慎钩治。原因：距第 4 骶神经后支及骶外侧动、静脉后支很近。

2. 骶一脊撇撇穴（S_1'' 穴）

［定位］骶一脊穴与同侧尾骨角体表连线的中点。

［解剖］在臀大肌起始部；布有骶外侧动、静脉后支，第 4 骶神经后支。

［主治］中医：同骶一脊穴，是局部穴位注射时选用的穴位。

西医：骶一脊穴主治疾病的再治疗或巩固治疗。

注：只注药，不钩治。原因：距第 4 骶神经后支及骶外侧动、静脉后支很近，容易误伤。

3. 骶二脊穴（S_2 穴）

［定位］第 3 骶椎棘突下引一条平行于两侧第 3 骶后孔的直线，与两侧骶中间嵴的交点，在骶后的体表投影。

［解剖］在臀大肌起始部；布有骶外侧动、静脉后支，第 3 骶神经后支。

［主治］中医：腰骶疼痛、痛经、泄泻、遗尿。

西医：遗尿、经前期综合征、前列腺炎、脊柱相关疾病等。

注：微类钩鍉针慎钩治。原因：距第 3 骶神经后支及骶外侧动、静脉后支很近。

4. 骶二脊撇撇穴（S_2'' 穴）

［定位］骶二脊穴与同侧骶一脊穴体表连线的中点。

［解剖］在臀大肌起始部；布有骶外侧动、静脉后支，第 3 骶神经后支。

［主治］中医：同骶二脊穴，是局部穴位注射时选用的穴位。

西医：骶二脊穴主治疾病的再治疗或巩固治疗。

注：只注药，不钩治。原因：距第 3 骶神经后支及骶外侧动、静脉后支很近，容易误伤。

5. 骶三脊穴（S_3 穴）

［定位］第 2 骶椎棘突下引一条平行于两侧第 2 骶后孔的直线，与两侧骶中间嵴的交点，在骶后的体表投影。

［解剖］在臀大肌起始部；布有骶外侧动、静脉后支，第 2 骶神经后支。

［主治］中医：腰骶疼痛、小便不利、遗尿、泄泻。

西医：遗尿、慢性结肠炎、骶尾韧带炎、脊柱相关疾病等。

注：微类钩鍉针慎钩治。原因：距第 2 骶神经后支及骶外侧动、静脉后支很近。

6. 骶三脊撇撇穴（S_3''穴）

［定位］骶三脊穴与同侧骶二脊穴体表连线的中点。

［解剖］在臀大肌起始部；布有骶外侧动、静脉后支，第2骶神经后支。

［主治］中医：同骶三脊穴，是局部穴位注射时选用的穴位。

西医：骶三脊穴主治疾病的再治疗或巩固治疗。

注：只注药，不钩治。原因：距第2骶神经后支及骶外侧动、静脉后支很近，容易误伤。

7. 骶四脊穴（S_4穴）

［定位］第1骶椎棘突下引一条平行于两侧第1骶后孔的直线，与两侧骶中间嵴的交点，在骶后的体表投影。

［解剖］在骶棘肌、臀大肌起始部；布有骶外侧动、静脉后支，第1骶神经后支。

［主治］中医：腰骶疼痛、遗尿、遗精、月经不调、白带。

西医：腰椎间盘突出症、遗尿、骶髂融合（强直性脊柱炎）、骶髂退变性疾病。

注：微类钩锃针慎钩治。原因：距第1骶神经后支及骶外侧动、静脉后支很近。

8. 骶四脊撇撇穴（S_4''穴）

［定位］骶四脊穴与同侧骶三脊穴体表连线的中点。

［解剖］在骶棘肌、臀大肌起始部；布有骶外侧动、静脉后支，第1骶神经后支。

［主治］中医：同骶四脊穴，是局部穴位注射时选用的穴位。

西医：骶四脊穴主治疾病的再治疗或巩固治疗。

注：只注药，不钩治。原因：距第1骶神经后支及骶外侧动、静脉后支很近，容易误伤。

9. 腰一脊穴（L_1穴）

［定位］第5腰椎棘突旁，两侧下关节突在腰后的体表投影点。

［解剖］在骶棘肌起始部；布有腰最下动、静脉后支的内侧支，第5腰神经后内侧支。

［主治］中医：小腿外侧冷、麻、胀、痛、痹、痿，腰痛，下肢放射痛。

西医：腰椎间盘突出症、腰椎退变性疾病、腰椎管狭窄症、强直性脊柱炎、脊柱相关疾病（骶髂腰段）等。

10. 腰一脊撇穴（L_1'穴）

［定位］第1骶椎棘突旁，两侧椎板中央点在腰后的体表投影点。

［解剖］同腰一脊穴解剖位置。

［主治］中医：同腰一脊穴。

西医：腰一脊穴主治疾病的再治疗或巩固治疗。

11. 腰一脊撇撇穴（L_1''穴）

［定位］腰一脊穴与腰一脊撇穴体表连线的中点。

［解剖］同腰一脊穴解剖位置。

［主治］中医：同腰一脊穴，是局部穴位注射时选用的穴位。

西医：腰一脊穴主治疾病的再治疗或巩固治疗。

注：只注药，不钩治，防止损伤关节囊或神经、血管。

12. 腰二脊穴（L_2 穴）

［定位］第 4 腰椎棘突旁，两侧下关节突在腰后的体表投影点。

［解剖］有腰背筋膜、骶棘肌；布有第 4 腰动、静脉后支，第 4 腰神经后内侧支。

［主治］中医：下肢痛、下肢痿痹、腰痛。

西医：腰椎间盘突出症、腰椎退变性疾病、腰椎管狭窄症、强直性脊柱炎、脊柱相关疾病（骶髂腰段）等。

13. 腰二脊撇穴（L_2' 穴）

［定位］第 5 腰椎棘突旁，两侧椎板中央点在腰后的体表投影点。

［解剖］同腰二脊穴解剖位置。

［主治］中医：同腰二脊穴。

西医：腰二脊穴主治疾病的再治疗或巩固治疗。

14. 腰二脊撇撇穴（L_2'' 穴）

［定位］腰二脊穴与腰二脊撇穴体表连线的中点。

［解剖］同腰二脊穴解剖位置。

［主治］中医：同腰二脊穴主治，是局部穴位注射时选用的穴位。

西医：腰二脊穴主治疾病的再治疗或巩固治疗。

注：只注药，不钩治，防止损伤关节囊或神经、血管。

15. 腰三脊穴（L_3 穴）

［定位］第 3 腰椎棘突旁，两侧下关节突在腰后的体表投影点。

［解剖］有腰背筋膜、骶棘肌；布有第 3 腰动、静脉后支，第 3 腰神经后内侧支，深层为腰丛。

［主治］中医：腰痛、下肢痛、下肢痿痹。

西医：腰椎间盘突出症、腰椎退变性疾病、腰椎管狭窄症、腰段强直性脊柱炎、脊柱相关疾病等。

16. 腰三脊撇穴（L_3' 穴）

［定位］第 4 腰椎棘突旁，两侧椎板中央点在腰后的体表投影点。

［解剖］同腰三脊穴解剖位置。

［主治］中医：同腰三脊穴主治。

西医：腰三脊穴主治疾病的再治疗或巩固治疗。

17. 腰三脊撇撇穴（L_3'' 穴）

［定位］腰三脊穴与腰三脊撇穴体表连线的中点。

［解剖］同腰三脊穴解剖位置。

［主治］中医：同腰三脊穴，是局部穴位注射时选用的穴位。

西医：腰三脊穴主治疾病的再治疗或巩固治疗。

注：只注药，不钩治，防止损伤关节囊或神经、血管。

18. 腰四脊穴（L_4 穴）

［定位］第 2 腰椎棘突旁，两侧下关节突在腰后的体表投影点。

［解剖］有腰背筋膜、骶棘肌；布有第 2 腰动、静脉后支，第 2 腰神经后内侧支，深层为腰丛。

［主治］中医：腰痛、腰酸、腰部不适。

西医：腰椎间盘突出症、腰椎退变性疾病、腰椎管狭窄症、腰段强直性脊柱炎、脊柱相关疾病等。

19. 腰四脊撇穴（L_4' 穴）

［定位］第 3 腰椎棘突旁，两侧椎板中央点在腰后的体表投影点。

［解剖］同腰四脊穴解剖位置。

［主治］中医：同腰四脊穴。

西医：腰四脊穴主治疾病的再治疗或巩固治疗。

20. 腰四脊撇撇穴（L_4'' 穴）

［定位］腰四脊穴与腰四脊撇穴体表连线的中点。

［解剖］同腰四脊穴解剖位置。

［主治］中医：同腰四脊穴主治，是局部穴位注射时选用的穴位。

西医：腰四脊穴主治疾病的再治疗或巩固治疗。

注：只注药，不钩治，防止损伤关节囊或神经、血管。

21. 腰五脊穴（L_5 穴）

［定位］第 1 腰椎棘突旁，两侧下关节突在腰后的体表投影点。

［解剖］有腰背筋膜、骶棘肌；布有第 1 腰动、静脉后支，深层为第 1 腰神经后内侧支。

［主治］中医：腰背僵痛、腹胀、泄泻、便秘、水肿。

西医：腰椎间盘突出症、腰椎退变性疾病、腰椎管狭窄症、腰段强直性脊柱炎、神经性腹泻、神经性便秘。

22. 腰五脊撇穴（L_5' 穴）

［定位］第 2 腰椎棘突旁，两侧椎板中央点在腰后的体表投影点。

［解剖］同腰五脊穴解剖位置。

［主治］中医：同腰五脊穴。

西医：腰五脊穴主治疾病的再治疗或巩固治疗。

23. 腰五脊撇撇穴（L_5'' 穴）

［定位］腰五脊穴与腰五脊撇穴体表连线的中点。

［解剖］同腰五脊穴解剖位置。

［主治］中医：同腰五脊穴主治，是局部穴位注射时选用的穴位。

西医：腰五脊穴主治疾病的再治疗或巩固治疗。

注：只注药，不钩治，防止损伤关节囊或神经、血管。

24. 胸一脊穴（T_1穴）

[定位] 第 12 胸椎棘突旁，两侧下关节突在背后的体表投影点。

[解剖] 有腰背筋膜、骶棘肌；布有肋下动、静脉后支，深层为第 12 胸神经后内侧支。

[主治] 中医：胸胁痛、胃脘痛、呕吐、腹胀、肠鸣。

西医：胸椎退变性疾病（胸椎脊神经受累）、脊源性慢性结肠炎、胸段强直性脊柱炎、脊柱相关疾病等。

25. 胸一脊撇穴（T_1'穴）

[定位] 第 1 腰椎棘突旁，两侧椎板中央点在背后的体表投影点。

[解剖] 同胸一脊穴解剖位置。

[主治] 中医：同胸一脊穴。

西医：胸一脊穴主治疾病的再治疗或巩固治疗。

26. 胸一脊撇撇穴（T_1''穴）

[定位] 胸一脊穴与胸一脊撇穴体表连线的中点。

[解剖] 同胸一脊穴解剖位置。

[主治] 中医：同胸一脊穴，是局部穴位注射时选用的穴位。

西医：胸一脊穴主治疾病的再治疗或巩固治疗。

注：只注药，不钩治，防止损伤关节囊或神经、血管。

27. 胸二脊穴（T_2穴）

[定位] 第 11 胸椎棘突旁，两侧下关节突在背后的体表投影点。

[解剖] 有背阔肌、骶棘肌；布有第 11 肋间动、静脉后支，深层为第 11 胸神经后内侧支。

[主治] 中医：胸胁痛、腹胀、黄疸、呕吐、泄泻。

西医：胸椎退变性疾病（胸椎脊神经受累）、脊源性慢性结肠炎、脊源性慢性胆囊炎、胸段强直性脊柱炎、脊柱相关疾病等。

28. 胸二脊撇穴（T_2'穴）

[定位] 第 12 胸椎棘突旁，两侧椎板中央点在背后的体表投影点。

[解剖] 同胸二脊穴解剖位置。

[主治] 中医：同胸二脊穴。

西医：胸二脊穴主治疾病的再治疗或巩固治疗。

29. 胸二脊撇撇穴（T_2''穴）

[定位] 胸二脊穴与胸二脊撇穴体表连线的中点。

[解剖] 同胸二脊穴解剖位置。

[主治] 中医：同胸二脊穴，是局部穴位注射时选用的穴位。

西医：胸二脊穴主治疾病的再治疗或巩固治疗。

注：只注药，不钩治，防止损伤关节囊或神经、血管。

30. 胸三脊穴（T_3穴）

［定位］第 10 胸椎棘突旁，两侧下关节突在背后的体表投影点。

［解剖］有下后锯肌、骶棘肌；布有第 10 肋间动、静脉后支，深层为第 10 胸神经后内侧支。

［主治］中医：胸胁痛、黄疸、口苦。

西医：胸椎退变性疾病（胸椎脊神经受累）、脊源性慢性胆囊炎、胸段强直性脊柱炎、脊柱相关疾病等。

31. 胸三脊撇穴（T_3'穴）

［定位］第 11 胸椎棘突旁，两侧椎板中央点在背后的体表投影点。

［解剖］同胸三脊穴解剖位置。

［主治］中医：同胸三脊穴。

西医：胸三脊穴主治疾病的再治疗或巩固治疗。

32. 胸三脊撇撇穴（T_3''穴）

［定位］胸三脊穴与胸三脊撇穴体表连线的中点。

［解剖］同胸三脊穴解剖位置。

［主治］中医：同胸三脊穴，是局部穴位注射时选用的穴位。

西医：胸三脊穴主治疾病的再治疗或巩固治疗。

注：只注药，不钩治，防止损伤关节囊或神经、血管。

33. 胸四脊穴（T_4穴）

［定位］第 9 胸椎棘突旁，两侧下关节突在背后的体表投影点。

［解剖］有下后锯肌、骶棘肌；布有第 9 肋间动、静脉后支，深层为第 9 胸神经后内侧支。

［主治］中医：脊背痛、胁痛、黄疸、呕血。

西医：胸椎退变性疾病（胸椎脊神经受累）、脊源性慢性胆囊炎、脊源性慢性胃炎、脊源性慢性胰腺炎、胸段强直性脊柱炎、脊柱相关疾病等。

34. 胸四脊撇穴（T_4'穴）

［定位］第 10 胸椎棘突旁，两侧椎板中央点在背后的体表投影点。

［解剖］同胸四脊穴解剖位置。

［主治］中医：同胸四脊穴。

西医：胸四脊穴主治疾病的再治疗或巩固治疗。

35. 胸四脊撇撇穴（T_4''穴）

［定位］胸四脊穴与胸四脊撇穴体表连线的中点。

［解剖］同胸四脊穴解剖位置。

［主治］中医：同胸四脊穴，是局部穴位注射时选用的穴位。

西医：胸四脊穴主治疾病的再治疗或巩固治疗。

注：只注药，不钩治，防止损伤关节囊或神经、血管。

36. 胸五脊穴（ T_5 穴）

［定位］第 8 胸椎棘突旁，两侧下关节突在背后的体表投影点。

［解剖］有骶棘肌；布有第 8 肋间动、静脉后支，深层为第 8 胸神经后内侧支。

［主治］中医：脊背痛、胁痛、黄疸、呕血、胃痛、腹胀、腹泻。

西医：胸椎退变性疾病（胸椎脊神经受累）、脊源性慢性胆囊炎、脊源性慢性胃炎、脊源性慢性胰腺炎、胸段强直性脊柱炎、脊柱相关疾病等。

37. 胸五脊撇穴（ T_5' 穴）

［定位］第 9 胸椎棘突旁，两侧椎板中央点在背后的体表投影点。

［解剖］同胸五脊穴解剖位置。

［主治］中医：同胸五脊穴。

西医：胸五脊穴主治疾病的再治疗或巩固治疗。

38. 胸五脊撇撇穴（ T_5'' 穴）

［定位］胸五脊穴与胸五脊撇穴体表连线的中点。

［解剖］同胸五脊穴解剖位置。

［主治］中医：同胸五脊穴，是局部穴位注射时选用的穴位。

西医：胸五脊穴主治疾病的再治疗或巩固治疗。

注：只注药，不钩治，防止损伤关节囊或神经、血管。

39. 胸六脊穴（ T_6 穴）

［定位］第 7 胸椎棘突旁，两侧下关节突在背后的体表投影点。

［解剖］有骶棘肌；布有第 7 肋间动、静脉后支，深层为第 7 胸神经后内侧支。

［主治］中医：胁痛、胸痛、腹胀、腹泻。

西医：胸椎退变性疾病（胸椎脊神经受累）、脊源性结肠炎、胸段强直性脊柱炎、脊柱相关疾病等。

40. 胸六脊撇穴（ T_6' 穴）

［定位］第 8 胸椎棘突旁，两侧椎板中央点在背后的体表投影点。

［解剖］同胸六脊穴解剖位置。

［主治］中医：同胸六脊穴。

西医：胸六脊穴主治疾病的再治疗或巩固治疗。

41. 胸六脊撇撇穴（ T_6'' 穴）

［定位］胸六脊穴与胸六脊撇穴体表连线的中点。

［解剖］同胸六脊穴解剖位置。

［主治］中医：同胸六脊穴，是局部穴位注射时选用的穴位。

西医：胸六脊穴主治疾病的再治疗或巩固治疗。

注：只注药，不钩治，防止损伤关节囊或神经、血管。

42. 胸七脊穴（T_7穴）

［定位］第6胸椎棘突旁，两侧下关节突在背后的体表投影点。

［解剖］有斜方肌、骶棘肌；布有第6肋间动、静脉后支，深层为第6胸神经后内侧支。

［主治］中医：胁痛、脊背痛、胃痛、腹胀。

西医：胸椎退变性疾病（胸椎脊神经受累）、脊源性胃炎、脊源性肠炎、胸段强直性脊柱炎、脊柱相关疾病等。

43. 胸七脊撇穴（T_7'穴）

［定位］第7胸椎棘突旁，两侧椎板中央点在背后的体表投影点。

［解剖］同胸七脊穴解剖位置。

［主治］中医：同胸七脊穴。

西医：胸七脊穴主治疾病的再治疗或巩固治疗。

44. 胸七脊撇撇穴（T_7''穴）

［定位］胸七脊穴与胸七脊撇穴体表连线的中点。

［解剖］同胸七脊穴解剖位置。

［主治］中医：同胸七脊穴，是局部穴位注射时选用的穴位。

西医：胸七脊穴主治疾病的再治疗或巩固治疗。

注：只注药，不钩治，防止损伤关节囊或神经、血管。

45. 胸八脊穴（T_8穴）

［定位］第5胸椎棘突旁，两侧下关节突在背后的体表投影点。

［解剖］有斜方肌、菱形肌，深层为骶棘肌；布有第5肋间动、静脉后支，深层为第5胸神经后内侧支。

［主治］中医：背痛、心痛、惊悸。

西医：胸椎退变性疾病（胸椎脊神经受累）、脊源性心绞痛、脊源性冠心病、胸段强直性脊柱炎、脊柱相关疾病等。

46. 胸八脊撇穴（T_8'穴）

［定位］第6胸椎棘突旁，两侧椎板中央点在背后的体表投影点。

［解剖］同胸八脊穴解剖位置。

［主治］中医：同胸八脊穴。

西医：胸八脊穴主治疾病的再治疗或巩固治疗。

47. 胸八脊撇撇穴（T_8''穴）

［定位］胸八脊穴与胸八脊撇穴体表连线的中点。

［解剖］同胸八脊穴解剖位置。

［主治］中医：同胸八脊穴，是局部穴位注射时选用的穴位。

西医：胸八脊穴主治疾病的再治疗或巩固治疗。

注：只注药，不钩治，防止损伤关节囊或神经、血管。

48. 胸九脊穴（T_9穴）

[定位]第4胸椎棘突旁，两侧下关节突在背后的体表投影点。

[解剖]有斜方肌、菱形肌，深层为骶棘肌；布有第4肋间动、静脉后支，深层为第4胸神经后内侧支。

[主治]中医：背痛、乳房胀痛、乳房肿块结节、心痛、胸闷。

西医：胸椎退变性疾病（胸椎脊神经受累）、脊源性乳腺增生症、脊源性冠心病、胸段强直性脊柱炎、脊柱相关疾病等。

49. 胸九脊撇穴（T_9'穴）

[定位]第5胸椎棘突旁，两侧椎板中央点在背后的体表投影点。

[解剖]同胸九脊穴解剖位置。

[主治]中医：同胸九脊穴。

西医：胸九脊穴主治疾病的再治疗或巩固治疗。

50. 胸九脊撇撇穴（T_9''穴）

[定位]胸九脊穴与胸九脊撇穴体表连线的中点。

[解剖]同胸九脊穴解剖位置。

[主治]中医：同胸九脊穴，是局部穴位注射时选用的穴位。

西医：胸九脊穴主治疾病的再治疗或巩固治疗。

注：只注药，不钩治，防止损伤关节囊或神经、血管。

51. 胸十脊穴（T_{10}穴）

[定位]第3胸椎棘突旁，两侧下关节突在背后的体表投影点。

[解剖]有斜方肌、菱形肌，深层为骶棘肌；布有第3肋间动、静脉后支，深层为第3胸神经后内侧支。

[主治]中医：肩背痛、鼻塞、流涕、头痛、咳嗽、气喘。

西医：胸椎退变性疾病（胸椎脊神经受累）、脊源性鼻炎、脊源性支气管炎、胸段强直性脊柱炎、脊柱相关疾病等。

52. 胸十脊撇穴（T_{10}'穴）

[定位]第4胸椎棘突旁，两侧椎板中央点在背后的体表投影点。

[解剖]同胸十脊穴解剖位置。

[主治]中医：同胸十脊穴。

西医：胸十脊穴主治疾病的再治疗或巩固治疗。

53. 胸十脊撇撇穴（T_{10}''穴）

[定位]胸十脊穴与胸十脊撇穴体表连线的中点。

[解剖]同胸十脊穴解剖位置。

[主治]中医：同胸十脊穴，是局部穴位注射时选用的穴位。

西医：胸十脊穴主治疾病的再治疗或巩固治疗。

注：只注药，不钩治，防止损伤关节囊或神经、血管。

54. 胸十一脊穴（T_{11}穴）

［定位］第2胸椎棘突旁，两侧下关节突在背后的体表投影点。

［解剖］有斜方肌、菱形肌、上后锯肌，深层为骶棘肌；布有第2肋间动、静脉后支，深层为第2胸神经后内侧支。

［主治］中医：胸背痛、咳嗽、发热、喘憋、头痛。

西医：胸椎退变性疾病（胸椎脊神经受累）、脊源性支气管炎、脊源性哮喘、胸段强直性脊柱炎、脊柱相关疾病等。

55. 胸十一脊撇穴（T_{11}'穴）

［定位］第3胸椎棘突旁，两侧椎板中央点在背后的体表投影点。

［解剖］同胸十一脊穴解剖位置。

［主治］中医：同胸十一脊穴。

西医：胸十一脊穴主治疾病的再治疗或巩固治疗。

56. 胸十一脊撇撇穴（T_{11}''穴）

［定位］胸十一脊穴与胸十一脊撇穴体表连线的中点。

［解剖］同胸十一脊穴解剖位置。

［主治］中医：同胸十一脊穴，是局部穴位注射时选用的穴位。

西医：胸十一脊穴主治疾病的再治疗或巩固治疗。

注：只注药，不钩治，防止损伤关节囊或神经、血管。

57. 胸十二脊穴（T_{12}穴）

［定位］第1胸椎棘突旁，两侧下关节突在背后的体表投影点。

［解剖］有斜方肌、菱形肌、上后锯肌，深层为骶棘肌；布有第1肋间动、静脉后支，深层为第1胸神经后内侧支。

［主治］中医：肩背痛、臂痛、指麻、咳嗽、痰多、气短、鼻塞、发热。

西医：颈椎病（臂丛神经受累）、胸椎退变性疾病（胸椎脊神经受累）、脊源性支气管炎、脊源性鼻炎、胸段强直性脊柱炎、脊柱相关疾病等。

58. 胸十二脊撇穴（T_{12}'穴）

［定位］第2胸椎棘突旁，两侧椎板中央点在背后的体表投影点。

［解剖］同胸十二脊穴解剖位置。

［主治］中医：同胸十二脊穴。

西医：胸十二脊穴主治疾病的再治疗或巩固治疗。

59. 胸十二脊撇撇穴（T_{12}''穴）

［定位］胸十二脊穴与胸十二脊撇穴体表连线的中点。

［解剖］同胸十二脊穴解剖位置。

［主治］中医：同胸十二脊穴，是局部穴位注射时选用的穴位。

西医：胸十二脊穴主治疾病的再治疗或巩固治疗。

注：只注药，不钩治，防止损伤关节囊或神经、血管。

60. 颈一脊穴（C₁ 穴）

［定位］第 7 颈椎棘突旁，两侧下关节突在颈后的体表投影点。

［解剖］有斜方肌、头夹肌、颈夹肌，深层为骶棘肌、头半棘肌；布有椎动脉、椎静脉，深层为第 8 颈神经后内侧支。

［主治］中医：肩背痛、上肢痛、指痛、咳嗽、气喘、发热、头痛、项强、鼻塞、流涕。

西医：颈椎病（以臂丛神经受累为主）、颈段强直性脊柱炎、脊柱相关疾病等。

61. 颈一脊撇穴（C₁′ 穴）

［定位］第 1 胸椎棘突旁，两侧椎板中央点在颈后的体表投影点。

［解剖］同颈一脊穴解剖位置。

［主治］中医：同颈一脊穴。

西医：颈一脊穴主治疾病的再治疗或巩固治疗。

62. 颈一脊撇撇穴（C₁″ 穴）

［定位］颈一脊穴与颈一脊撇穴体表连线的中点。

［解剖］同颈一脊穴解剖位置。

［主治］中医：同颈一脊穴，是局部穴位注射时选用的穴位。

西医：颈一脊穴主治疾病的再治疗或巩固治疗。

注：只注药，不钩治，防止损伤关节囊或神经、血管。

63. 颈二脊穴（C₂ 穴）

［定位］第 6 颈椎棘突旁，两侧下关节突在颈后的体表投影点。

［解剖］有斜方肌、头夹肌、颈夹肌，深层为骶棘肌、头半棘肌；布有椎动脉、椎静脉，深层为第 7 颈神经后内侧支。

［主治］中医：肩背痛、上肢痛、指痛、头晕、头痛、恶心、呕吐、项强、咽部异物感、咳喘、心悸。

西医：颈椎病（以臂丛神经、交感神经受累为主）、颈段强直性脊柱炎、脊柱相关疾病等。

64. 颈二脊撇穴（C₂′ 穴）

［定位］第 7 颈椎棘突旁，两侧椎板中央点在颈后的体表投影点。

［解剖］同颈二脊穴解剖位置。

［主治］中医：同颈二脊穴。

西医：颈二脊穴主治疾病的再治疗或巩固治疗。

65. 颈二脊撇撇穴（C₂″ 穴）

［定位］颈二脊穴与颈二脊撇穴体表连线的中点。

[解剖]同颈二脊穴解剖位置。

[主治]中医：同颈二脊穴，是局部穴位注射时选用的穴位。

西医：颈二脊穴主治疾病的再治疗或巩固治疗。

注：只注药，不钩治，防止损伤关节囊或神经、血管。

66. 颈三脊穴（C_3 穴）

[定位]第5颈椎棘突旁，两侧下关节突在颈后的体表投影点。

[解剖]有斜方肌、头夹肌、颈夹肌，深层为骶棘肌、头半棘肌；布有椎动脉的横突部与该部椎静脉的丛环，深层为第6颈神经后内侧支。

[主治]中医：肩背痛、臂痛、指痛、颈痛、颈僵、项强、头晕、头痛、失眠、健忘、不寐。

西医：颈椎病（以臂丛神经、交感神经受累为主）、颈段强直性脊柱炎、脊柱相关疾病等。

67. 颈三脊撇穴（C_3' 穴）

[定位]第6颈椎棘突旁，两侧椎板中央点在颈后的体表投影点。

[解剖]同颈三脊穴解剖位置。

[主治]中医：同颈三脊穴。

西医：颈三脊穴主治疾病的再治疗或巩固治疗。

68. 颈三脊撇撇穴（C_3'' 穴）

[定位]颈三脊穴与颈三脊撇穴体表连线的中点。

[解剖]同颈三脊穴解剖位置。

[主治]中医：同颈三脊穴，是局部穴位注射时选用的穴位。

西医：颈三脊穴主治疾病的再治疗或巩固治疗。

注：只注药，不钩治，防止损伤关节囊或神经、血管。

69. 颈四脊穴（C_4 穴）

[定位]第4颈椎棘突旁，两侧下关节突在颈后的体表投影点。

[解剖]有斜方肌，深层为骶棘肌、头半棘肌；布有椎动脉的横突部与该部椎静脉的丛环，深层为第5颈神经后内侧支。

[主治]中医：项强、项痛、头晕、头痛、呕吐、鼻塞、流涕、胸闷、失眠。

西医：颈椎病（以颈丛神经、交感神经受累为主）、颈段强直性脊柱炎、脊柱相关疾病等。

70. 颈四脊撇穴（C_4' 穴）

[定位]第5颈椎棘突旁，两侧椎板中央点在颈后的体表投影点。

[解剖]同颈四脊穴解剖位置。

[主治]中医：同颈四脊穴。

西医：颈四脊穴主治疾病的再治疗或巩固治疗。

71. 颈四脊撇撇穴（C_4''穴）

［定位］颈四脊穴与颈四脊撇穴体表连线的中点。

［解剖］同颈四脊穴解剖位置。

［主治］中医：同颈四脊穴，是局部穴位注射时选用的穴位。

西医：颈四脊穴主治疾病的再治疗或巩固治疗。

注：只注药，不钩治，防止损伤关节囊或神经血管。

72. 颈五脊穴（C_5穴）

［定位］第 3 颈椎棘突旁，两侧下关节突在颈后的体表投影点。

［解剖］有斜方肌，深层为骶棘肌、头半棘肌；布有椎动脉的横突部与该部椎静脉的丛环，深层为第 4 颈神经后内侧支。

［主治］中医：头项痛、项强、眩晕、耳鸣、目痛、鼻塞。

西医：颈椎病（以颈丛神经受累为主）、颈段强直性脊柱炎、脊柱相关疾病等。

73. 颈五脊撇穴（C_5'穴）

［定位］第 4 颈椎棘突旁，两侧椎板中央点在颈后的体表投影点。

［解剖］同颈五脊穴解剖位置。

［主治］中医：同颈五脊穴。

西医：颈五脊穴主治疾病的再治疗或巩固治疗。

74. 颈五脊撇撇穴（C_5''穴）

［定位］颈五脊穴与颈五脊撇穴体表连线的中点。

［解剖］同颈五脊穴解剖位置。

［主治］中医：同颈五脊穴，是局部穴位注射时选用的穴位。

西医：颈五脊穴主治疾病的再治疗或巩固治疗。

注：只注药，不钩治，防止损伤关节囊或神经、血管。

75. 颈六脊穴（C_6穴）

［定位］第 2 颈椎棘突旁，两侧下关节突在颈后的体表投影点。

［解剖］有斜方肌，深层为骶棘肌、头半棘肌；布有椎动脉的横突部与该部椎静脉的丛环，深层为第 3 颈神经后内侧支。

［主治］中医：颈痛、头项痛、项强、眩晕、耳鸣、目痛、鼻塞。

西医：颈椎病（以颈丛神经受累为主）、颈段强直性脊柱炎、脊柱相关疾病等。

76. 颈六脊撇穴（C_6'穴）

［定位］第 3 颈椎棘突旁，两侧椎板中央点在颈后的体表投影点。

［解剖］同颈六脊穴解剖位置。

［主治］中医：同颈六脊穴。

西医：颈六脊穴主治疾病的再治疗或巩固治疗。

77. 颈六脊撇撇穴（C_6''穴）

［定位］颈六脊穴与颈六脊撇穴体表连线的中点。

［解剖］同颈六脊穴解剖位置。

［主治］中医：同颈六脊穴，是局部穴位注射时选用的穴位。

西医：颈六脊穴主治疾病的再治疗或巩固治疗。

注：只注药，不钩治，防止损伤关节囊或神经、血管。

78. 颈七脊穴（C_7穴）

［定位］寰椎后结节旁，两侧下关节面后缘在颈后的体表投影点。

［解剖］有斜方肌，深层为骶棘肌、椎枕肌；布有椎动脉的横突部与该部椎静脉的丛环，深层为第 2 颈神经。

［主治］中医：头项痛、项强、眩晕、耳鸣、目痛、鼻塞、癫、狂、痫、热病。

西医：颈椎病（以颈丛神经受累为主）、颈段强直性脊柱炎、脊柱相关疾病等。

注：慎钩治。原因：没有椎弓下椎间孔，第 2 颈神经裸露在寰椎后结节旁，操作安全性低，不建议钩治；如钩治，只选微类内板 1.2 型钩鍉针。

79. 颈七脊撇穴（C_7'穴）

［定位］枢椎棘突旁，两侧上关节面后缘在颈后的体表投影点。

［解剖］同颈七脊穴解剖位置。

［主治］中医：同颈七脊穴。

西医：颈七脊穴主治疾病的再治疗或巩固治疗。

注：只注药，不钩治。原因：两侧寰枢关节囊后缘下方有椎动脉和第 2 颈神经通过，易误伤椎动脉、脊神经或关节囊。

80. 颈七脊撇撇穴（C_7''穴）

［定位］颈七脊穴与颈七脊撇穴体表连线的中点。

［解剖］同颈七脊穴解剖位置。

［主治］中医：同颈七脊穴，是局部穴位注射时选用的穴位。

西医：颈七脊穴主治疾病的再治疗或巩固治疗。

注：只注药，不钩治。原因：两侧寰枢关节囊后缘下方有椎动脉和第 2 颈神经通过，易误伤椎动脉、脊神经或关节囊。

81. 颈八脊穴（C_8穴）

［定位］寰椎后结节旁，两侧枕骨髁后缘在枕后部的体表投影点。

［解剖］有斜方肌，深层为骶棘肌止点、椎枕肌；布有椎内静脉丛和来自颈深部的小静脉，深层为第 1 颈神经。

［主治］中医：头晕、目眩、耳鸣、头痛、失眠、多梦、心悸、健忘、精神抑郁、胆怯、烦躁、热病、癫、狂、痫。

西医：颈椎病（以椎动脉受累为主）、寰枢关节紊乱综合征、脊柱相关疾病等。

注：慎钩治。原因：没有椎弓下椎间孔，第 2 颈神经裸露在寰椎后结节旁，操作安全性低，不建议钩治；如钩治，只选微类内板 1.2 型钩鍉针。

82. 颈八脊撇穴（C_8' 穴）

［定位］寰椎后结节旁，寰椎两侧上关节凹后缘在颈后的体表投影点。

［解剖］同颈八脊穴解剖位置。

［主治］中医：同颈八脊穴。

西医：颈八脊穴主治疾病的再治疗或巩固治疗。

注：只注药，不钩治。原因：寰椎后结节两侧上关节面后缘下方有椎动脉、第 1 颈神经通过，易误伤椎动脉、脊神经。

83. 颈八脊撇撇穴（C_8'' 穴）

［定位］颈八脊穴与颈八脊撇穴体表连线的中点。

［解剖］同颈八脊穴解剖位置。

［主治］中医：同颈八脊穴，是局部穴位注射时选用的穴位。

西医：颈八脊穴主治疾病的再治疗或巩固治疗。

注：只注药，不钩治。原因：两侧寰枕关节囊后缘下方有椎动脉和第 1 颈神经通过，易误伤椎动脉、脊神经或关节囊。

【按语】

①穴位：按骶、腰、胸、颈椎椎骨的序数呈倒序排列。

②脊穴：脊柱两侧枕骨髁后缘、寰椎下关节面后缘、颈 2~腰 5 椎骨的下关节突、各骶骨棘突下与两侧中间嵴交点在正后部的体表投影点，共 29 个穴位。

③脊撇穴：脊柱两侧寰椎上关节凹后缘、枢椎上关节面后缘、颈 2~腰 5 下方椎体椎板中央点在正后部的体表投影点，共 25 个穴位。

④脊撇撇穴：脊柱两侧同一序数脊穴与脊撇穴在体表连线的中点，共 29 个穴位。脊撇撇穴只注药，不钩治，防止损伤关节囊或神经、血管。

⑤同一序数的脊穴、脊撇穴、脊撇撇穴在同一条竖线上（图 1-2-1）。

⑥椎骨侧摆、旋转及脊柱侧凸时，按坐标定位取穴法定位新（魏氏）夹脊穴。

二、骨关节特定穴定位及主治

魏氏骨关节特定穴是根据肩关节、肘关节、腕关节、髋关节、膝关节、踝关节的局部解剖位置，以及各关节功能、易损部位、病理特点、十二经筋的生理病理、六淫外邪易侵的经络等定位选穴的，属软组织、骨关节特定腧穴。

（一）肩三穴

1. 喙突穴

［定位］锁骨中、外 1/3 交点下约 2cm 处的骨性标志。

［解剖］皮肤、皮下组织、肱二头肌短头起点、喙肱肌起点、胸小肌起点，深部为

喙肱韧带、喙锁韧带、喙肩韧带、斜方韧带、锥状韧带。

　　　〔主治〕中医：肩痛、肩动不利、肩部冷凉、肩痹。

　　　　　　　西医：肩周炎、肩峰撞击综合征。

2. 肩峰下滑囊穴

　　〔定位〕肩峰下凹陷中。

　　〔解剖〕皮肤、皮下组织、三角肌、肩袖、肩峰下滑囊。

　　〔主治〕中医：肩痛、肩痹、肩部痿证。

　　　　　　　西医：肩峰下滑囊炎、肩周炎、肩峰撞击综合征、糖尿病性肩部疼痛、糖尿病性肩部神经炎。

3. 结节间沟穴

　　〔定位〕肱骨大结节与小结节之间的凹陷中。

　　〔解剖〕皮肤、皮下组织、三角肌、肩袖、肱二头肌长头腱鞘。

　　〔主治〕中医：肩痛、肩损、肩痹、项痛。

　　　　　　　西医：肱二头肌长头肌腱炎、肩峰撞击综合征、颈肩综合征、肩周炎。

【小结】

　　根据肩部的特殊结构取穴定位，肩三穴治疗肩周围疾病，可联合应用，也可单独钩治。临床辨证取穴配伍，一般取 1~3 个穴位。

（二）肘三穴

1. 肱骨内上髁穴

　　〔定位〕肱骨下端肘关节尺侧骨性突起处。

　　〔解剖〕皮肤、皮下组织、前臂屈腕肌群的起点。

　　〔主治〕中医：肘痛、肘僵、肘痹、肘部筋伤。

　　　　　　　西医：肱骨内上髁炎、退行性肘关节炎、创伤性肘关节炎。

2. 肱骨外上髁穴

　　〔定位〕肱骨下端肘关节桡侧骨性突起处。

　　〔解剖〕皮肤、皮下组织、肱二头肌止点。

　　〔主治〕中医：肘痹、肘部筋伤。

　　　　　　　西医：肱骨外上髁炎、退行性肘关节炎、创伤性肘关节炎。

3. 尺骨鹰嘴上穴

　　〔定位〕肘关节屈曲，肱骨鹰嘴窝处。

　　〔解剖〕皮肤、皮下组织、肱三头肌止点。

　　〔主治〕中医：肘痹、肘僵。

　　　　　　　西医：退行性肘关节炎，创伤性肘关节炎。

【小结】

　　根据肘部的特殊结构取穴定位，肘三穴治疗肘周围疾病，可联合应用，也可单独钩治。根据辨证取穴配伍，一般取单穴，特殊情况联合取穴。

（三）腕三穴

1. 腕内穴

［定位］内关穴延伸至掌心部与腕横纹的交点，掌长肌与桡侧腕屈肌腱之间。

［解剖］皮肤、皮下组织、掌长肌腱外缘、屈肌支持带、腕横韧带。

［主治］中医：腕痹、腕痛、呕吐、心悸、胸闷。

西医：腕管综合征、神经性呕吐、神经性心悸、心动过速、心动过缓、腕关节炎。

2. 腕外穴

［定位］外关穴延伸至掌背部与腕横纹的交点，指伸肌腱外缘，与腕内穴相对。

［解剖］皮肤、皮下组织、伸肌支持带、腕背伸肌腱鞘。

［主治］中医：腕痛、伤风、头痛、头晕、目眩。

西医：腕背伸肌腱鞘炎、神经性头痛、抑郁症、腕关节炎。

3. 腕上穴

［定位］列缺穴向拇指延伸与腕横纹交点的凹陷内，拇长展肌与拇短伸肌肌腱外缘。

［解剖］皮肤、皮下组织、伸肌支持带、腱鞘。

［主治］中医：局部筋伤、腕痹。

西医：桡骨茎突狭窄性腱鞘炎、腱鞘囊肿、腕关节炎。

【小结】

根据腕部的特殊结构取穴定位，腕三穴不仅治疗腕关节周围疾病，也是近病远取的特殊部位，治疗相关的交感性疾病、自主神经紊乱性疾病等。三穴可联合应用，也可单独钩治。根据辨证取穴配伍，一般选取 2 个穴位，如腕内穴＋腕上穴，或腕外穴＋腕上穴等。

（四）髋三穴

1. 股骨大转子穴

［定位］股骨大转子外侧高点的体表投影处。

［解剖］皮肤、皮下组织、臀中肌及臀小肌起点、梨状肌止点。

［主治］中医：髋痛、痹证。

西医：大转子疼痛综合征、大转子滑囊炎、梨状肌综合征、强直性脊柱炎、弹响髋、股骨头坏死、髋关节退变性关节炎。

2. 股骨颈穴

［定位］转子间嵴中点内上 1cm 的体表投影处。

［解剖］皮肤、皮下组织、臀大肌、梨状肌、轮匝带。

［主治］中医：髋痛、痹证。

西医：梨状肌综合征、股骨头坏死、髋关节退变性关节炎、强直性脊柱炎。

3. 股骨头穴

［定位］髋臼唇后上缘的体表投影处。

［解剖］皮肤、皮下组织、臀大肌、梨状肌。

［主治］中医：髋痛、痹证。

西医：股骨头坏死、髋关节退变性关节炎、强直性脊柱炎。

【小结】

根据髋部的特殊结构取穴定位，髋三穴治疗髋周围疾病，同时对股骨头坏死、强直性脊柱炎累及骶髂关节及股骨头有很好的疗效。三穴可联合应用，也可单独钩治。根据辨证取穴配伍，一般取 1~2 个穴位。

（五）梨三穴

1. 梨一穴（股骨头穴向外 1cm）

［定位］髋臼唇后上缘的体表投影向外平移 1cm。

［解剖］皮肤、皮下组织、臀大肌、梨状肌。

［主治］中医：髋痛、坐骨神经痛、痹证。

西医：梨状肌综合征、坐骨神经出口综合征。

2. 梨二穴（股骨颈穴向外 1cm）

［定位］转子间嵴中点内上 1cm 的体表投影向外平移 1cm。

［解剖］皮肤、皮下组织、臀大肌、梨状肌、轮匝带。

［主治］中医：髋痛、坐骨神经痛、痹证。

西医：梨状肌综合征、坐骨神经出口综合征。

3. 梨三穴（股骨大转子穴）

［定位］股骨大转子外侧高点的体表投影处。

［解剖］皮肤、皮下组织、臀中肌及臀小肌起点、梨状肌止点。

［主治］中医：髋痛、痹证。

西医：梨状肌综合征、坐骨神经痛、坐骨神经出口综合征、大转子疼痛综合征、大转子滑囊炎、强直性脊柱炎、弹响髋、股骨头坏死、髋关节退变性关节炎。

【小结】

根据梨状肌的解剖位置取穴定位，梨三穴治疗梨状肌综合征和坐骨神经出口综合征。三穴可联合应用，也可单独钩治。根据辨证取穴配伍，一般取 1~2 个穴位。

（六）膝三穴

1. 内侧副韧带穴

[定位] 膝关节屈曲，胫骨内侧平台与股骨内侧髁之间，内侧副韧带中点处。

[解剖] 皮肤、皮下组织、内侧副韧带。

[主治] 中医：膝部筋伤、劳损、膝部顽痹。

西医：髌骨软骨软化症、膝骨关节炎、慢性膝关节内侧副韧带劳损、陈旧性半月板损伤、膝类风湿关节炎。

2. 股骨外上髁穴

[定位] 膝关节屈曲，股骨外侧髁上缘处。

[解剖] 皮肤、皮下组织、股四头肌、髌上滑囊。

[主治] 中医：膝部筋伤、膝部痹证。

西医：膝骨关节炎、膝部滑囊炎、慢性半月板损伤、髌骨软骨软化症、膝类风湿关节炎。

3. 髌骨下穴

[定位] 膝关节屈曲，髌骨下缘的中点。

[解剖] 皮肤、皮下组织、髌韧带、髌下脂肪垫。

[主治] 中医：膝部筋伤、劳损、痹证。

西医：膝部滑囊炎、膝骨关节炎、慢性膝关节内侧副韧带劳损、髌骨软骨软化症、膝类风湿关节炎、陈旧性膝关节劳损。

【小结】

根据膝部的特殊结构取穴定位，膝三穴治疗膝关节周围疾病，可联合应用，也可单独钩治。根据辨证取穴配伍，一般取 2 个穴位，如内侧副韧带穴＋髌骨下穴，或股骨外上髁穴＋髌骨下穴，或股骨外上髁穴＋内侧副韧带穴。

膝三穴治疗疾病的范围基本相同，但在临床上各有侧重，内侧副韧带穴侧重于内侧副韧带劳损，股骨外上髁穴侧重于膝关节滑膜炎，髌骨下穴侧重于髌下脂肪垫劳损。

（七）踝三穴

1. 踝关节内上髁后穴

[定位] 胫骨体内侧面下端突起处，踝关节内侧凸隆的后缘。

[解剖] 皮肤、皮下组织、屈肌支持带。

[主治] 中医：踝痹证、踝部筋伤及劳损、失眠。

西医：跖（踝）管综合征、踝关节损伤综合征、跟腱炎、踝关节炎。

2. 踝关节外上髁后穴

[定位] 腓骨下端，踝关节外侧凸隆的后缘。

[解剖] 皮肤、皮下组织、腓侧副韧带。

［主治］中医：踝部筋伤、踝痛、腹胀、腰痛。

西医：跟腱炎、踝关节损伤综合征、踝关节炎。

3. 踝关节前穴

［定位］踝关节前方，内踝与外踝连线上，趾长伸肌与踇长伸肌之间。

［解剖］皮肤、皮下组织、伸肌上支持带、前跗管。

［主治］中医：踝部劳损、踝痹证。

西医：前跗管综合征、踝关节损伤综合征、陈旧性局部韧带劳损或损伤。

【小结】

根据踝部的特殊结构取穴定位，踝三穴治疗踝关节周围疾病，同时对腹部疼痛、腰部疼痛、抑郁、失眠等也有一定的疗效。三穴可联合应用，也可单独钩治。根据辨证取穴配伍，一般取 1~2 个穴位。

三、钩活骨减压穴定位及主治

国家中医药管理局、中医医疗技术协作组编写的《中医医疗技术手册》（2013 普及版）第七篇中医微创技术指出，骨减压针定点不要求非常精确，只要在一个部位的某个点刺入即可，但点的要求是"避实就虚"。也就是说在远离神经、血管的情况下，选择骨皮质较薄的骨松质且易于穿刺的部位即可进行定点。

1. 跟骨钩活骨减压穴

［定位］仰卧位，下肢微屈外展（充分暴露内踝下部），内踝后缘纵线与内踝下缘横线交点下 4cm 左右的赤白肉际处。

［解剖］皮肤、皮下组织、韧带、跟骨骨面。

［主治］跟骨骨内高压症、跟痛症、跟骨骨质增生症。

2. 膝关节钩活骨减压穴

（1）胫骨外（内）侧髁钩活骨减压穴

［定位］伸膝位，根据关节变形情况，腘窝下可垫 3~5cm 的软枕，胫骨外（内）侧髁正中。

［解剖］皮肤、皮下组织、韧带、胫骨外（内）侧髁骨面。

［主治］胫骨骨内高压症、膝部痹证（久治不愈、畸形）；膝骨关节炎久治难愈、膝类风湿关节炎引起的疼痛。

（2）腓骨头钩活骨减压穴

［定位］伸膝位，根据关节变形情况，腘窝下可垫 3~5cm 的软枕，腓骨头正中。

［解剖］皮肤、皮下组织、韧带、腓骨头骨面。

［主治］腓骨骨内高压症、膝部痹证（久治不愈、畸形）；膝骨关节炎久治难愈、膝类风湿关节炎引起的疼痛。

（3）股骨外（内）侧髁钩活骨减压穴

［定位］伸膝位，根据关节变形情况，腘窝下可垫 3~5cm 的软枕，股骨外（内）

侧髁正中。

［解剖］皮肤、皮下组织、股四头肌外（内）缘、股骨外（内）侧髁。

［主治］股骨骨内高压症、膝部痹证（久治不愈、畸形）；膝骨关节炎久治难愈、膝类风湿关节炎引起的疼痛。

3. 股骨大转子钩活骨减压穴

股骨大转子钩活骨减压穴包括股骨大转子钩活骨减压Ⅰ、Ⅱ、Ⅲ穴。

［定位］俯卧位，小腹下可垫 5~8cm 的软枕，大转子正中为Ⅰ穴，Ⅰ穴向头侧平移 1cm 处为Ⅱ穴，Ⅰ穴向足侧平移 1cm 处为Ⅲ穴。

［解剖］皮肤、皮下组织、韧带、大转子骨面。

［主治］股骨头无菌性坏死、股骨骨内高压症。

4. 髂骨钩活骨减压穴

髂骨钩活骨减压穴包括髂骨钩活骨减压Ⅰ、Ⅱ、Ⅲ穴。

［定位］俯卧位，小腹下可垫 5~8 ㎝的软枕，髂嵴正中为Ⅰ穴，Ⅰ穴向内平移 1cm 骨面处为Ⅱ穴，Ⅰ穴向外平移 1cm 骨面处为Ⅲ穴。或根据压痛取穴。

5. 脊椎钩活骨减压穴

（1）椎弓根钩活骨减压穴

［定位］俯卧位，小腹下或胸下可垫 3~5cm 的软枕，各椎骨椎弓根体表投影处（寰椎、尾椎除外）。

［解剖］皮肤、皮下组织、浅筋膜、相应软组织、韧带、椎弓根骨面。

［主治］骨内高压症、骨质增生症。

（2）椎板钩活骨减压穴

［定位］俯卧位，小腹下或胸下可垫 3~5cm 的软枕，各椎骨椎板正中体表投影处（寰椎、尾椎除外），左右各一。

［解剖］皮肤、皮下组织、浅筋膜、相应软组织、韧带、椎板骨面。

［主治］骨内高压症、骨质增生症、椎管狭窄症。

（3）棘突钩活骨减压穴

［定位］俯卧位，小腹下或胸下可垫 3~5cm 的软枕，各椎骨棘突体表投影处（寰椎、尾椎除外）。

［解剖］皮肤、皮下组织、浅筋膜、棘上韧带、棘突骨面。

［主治］骨内高压症、骨质增生症、顽固性头晕、肢体疼痛及功能障碍。

6. 肩胛骨钩活骨减压穴

（1）肩胛冈钩活骨减压穴：包括肩胛冈钩活骨减压Ⅰ、Ⅱ、Ⅲ穴。

［定位］俯卧位，胸下垫 5~8 ㎝的软枕，肩胛冈正中为Ⅰ穴，Ⅰ穴向内平移 1cm 肩胛冈骨面处为Ⅱ穴，Ⅰ穴向外平移 1cm 肩胛冈骨面处为Ⅲ穴。

［解剖］皮肤、皮下组织、相应软组织、肩胛冈骨面。

［主治］肩胛骨骨内高压症、因骨内高压引起的臂丛神经痛、顽固性肩胛痛、顽固性背痛。

（2）喙突钩活骨减压穴

［定位］坐位，锁骨中、外 1/3 交点下约 2cm 处的骨性标志。

［解剖］皮肤、皮下组织、肱二头肌短头起点、喙肱肌起点、胸小肌起点，深部为喙肱韧带、喙锁韧带、喙肩韧带、斜方韧带、锥状韧带。

［主治］喙突高压症、因骨内高压引起的肩关节功能障碍、顽固性肩痛。

7. 肱骨钩活骨减压穴（肱骨大、小结节）

［定位］侧卧位（暴露肩部），肱骨大、小结节的骨性突起处。

［解剖］皮肤，皮下组织，浅筋膜，三角肌、冈上肌、冈下肌、小圆肌及肩胛下肌的肌腱、肱骨大结节、小结节骨面。

［主治］肱骨骨内高压症、肩痛症。

8. 乳突钩活骨减压穴

［定位］俯卧位（充分暴露乳突部位），耳垂后上骨性隆起处。

［解剖］皮肤，皮下组织，胸锁乳突肌、头夹肌等肌腱，乳突骨面。

［主治］乳突骨内高压症、顽固性头晕头痛。

第三节　一次性使用钩活术钩鍉针

一、一次性使用钩活术钩鍉针钩针概述

（一）一次性使用钩活术钩鍉针钩针的萌芽和发展

1. 针具萌芽　1984 年，钩活术创始人魏玉锁初入临床，接诊中老年患者较多，患者常被颈痛、肩痛、腰痛、腿痛、膝关节疼痛、行走困难、间歇性跛行、晨僵等病痛困扰。应用传统的中医疗法——针灸、按摩、拔罐、热疗、电疗、中药内服外敷、熏蒸等综合调理，虽然获得一定的效果，但也发现了很多问题，如症状缓解不明显或无效。夜深人静时，魏玉锁反复思考，此类问题经中医辨证属于风、寒、湿、热、瘀阻滞经络，为痹证，不通则痛，通则不痛，不通是关键，用传统的毫针刺和灸法，通或补的力度远远不够。于是他查阅针灸相关书籍，收获颇丰。魏玉锁认为不能单用毫针，因为通和补的力度均不足，要强通、强补，由此想到古九针中的锋针放血和传统的骨减压针，又由锋针想到山西省针灸研究所所长师怀堂的锋勾针，于是开始在临床应用锋勾针治疗各种痹证。采用锋勾针技术后，表皮络脉的疼痛问题迎刃而解，但治疗深部粘连病灶（经脉的瘀阻）尚力不从心，深则锋勾针易变形，甚至有拉断之虞。

一次翻阅医学杂志时，魏玉锁了解到一种新针具——小针刀，于是立即购买并反复学习其使用方法。果然，针刀的铲切力度大、解除粘连充分，能有效解决肩关节、肘关节及膝关节疼痛的难题，有一定的疗效。

经过反复实践，魏玉锁突发奇想——锋勾针可刺、挑、割，但硬度不足，治疗深部粘连病灶有一定困难；小针刀可切可铲，能直达深部病灶，但不能钩、挑。如能做

一把既能钩、割、挑，又能针刺和放血的粗大针具，必然会提高疗效。经反复思考，反复研究古九针、新九针，魏玉锁对针具轮廓有了初步设想——有弧的弯针，在操作中既拉不直，又拉不断，硬度和韧性适中。于是在 1986 年有了巨钩针的萌芽，利用金属材料简单制作初始的针具，经过一次又一次设计改造，终于确定了较满意的外形，然后用家犬、家兔进行反复研究试验，经过 6 年时间，形成了巨钩针。

2. 巨钩针产生 精心打造、反复试验研制成功针具只是完成了第一步，还应该给这个针具起一个合适的名称。由于针具的外形为弧形，加上针具庞大，又受师怀堂先生"锋勾针"名称的影响，故魏玉锁将该针具命名为"巨钩针"。

3. 钩鍉针产生 自 1992 年起，魏玉锁在巨钩针的基础上发展钩鍉针，完成了整套软组织类系列钩鍉针的研制，分为巨、中、微、水液 4 类钩鍉针，不同钩形、不同型号的针具可用于治疗不同部位的疾病。随着针具的飞速发展，钩鍉针的治疗范围逐步扩大，由脊柱病、脊柱相关疾病、骨关节病扩展到十二正经疾病、奇经八脉疾病。这是软组织类钩鍉针向硬组织（骨）类钩鍉针的发展。

4. 标准化进程 2003 年，巨钩针获批国家医疗器械准字号产品（药监械准字 2005 第 1100387 号）。初期巨钩针是钩活术治疗颈椎病、腰椎病的唯一针具，随着治病需要，巨钩针有了飞速发展，至 2006 年，巨类钩九针外形设计制造全部完成，并用于临床，且获国家实用新型专利。针具型号的增多象征着钩活术的发展，一些顽疾迎刃而解。临床实践中，魏玉锁发现不同部位的疾病需用不同大小的钩类针具才能得心应手，由此又研发出钩活骨减压钩鍉针。

5. 钩活骨减压钩鍉针产生 至 2017 年，魏玉锁相继研发出骨减压、超微类钩鍉针。尤其是骨减压类钩鍉针，由软组织类治疗迈向了硬组织治疗，由软组织减压减张到硬组织减压减张，可用于治疗骨质退变和骨坏死。不同型号的钩活骨减压钩鍉针用于治疗不同部位的疾病，分为颈型、腰型、髂胛型、关节型。超微类钩鍉针可不用麻醉直接进行软组织治疗。

6. 一次性使用钩活术钩鍉针钩针 钩活术软组织类钩鍉针在申请Ⅱ类医疗器械过程中，在命名方面不符合国家医疗器械命名标准，根据国家食品药品监督管理总局令第 19 号《医疗器械通用名称命名规则》的要求，将"一次性软组织钩鍉针"更命为"一次性使用钩活术钩鍉针钩针"。

（二）一次性使用钩活术钩鍉针钩针简介

钩鍉针属中医特异针的范畴，由新九针中的锋勾针演变而来，是"钩针"和"鍉针"的科学组合体，是具有特殊结构的系列产品。钩鍉针不同程度有带钩、带弯的部分，或直针部分带有弯针。钩鍉针由针头、针身、针柄、针尾组成，钩尖、钩刃、钩弧、钩板构成针头，月牙形钩弧较锋勾针粗大而宽为其特点。一次性使用钩活术钩鍉针钩针（钩活术 1G 技术钩鍉针）分为 4 类，即巨类、中类、微类、超微类。

一次性使用钩活术钩鍉针钩针于 2023 年全面用于临床，改变了多用钩鍉针高压灭菌的烦琐过程，提高了临床安全性，使钩活术在规范化、标准化、无菌化方面又提升了一个高度。一次性使用钩活术钩鍉针钩针为金属头、塑料柄（图1-3-1），分为巨类、中类、微类、超微类，共4类86型。一次性使用无菌软组织类钩鍉针即一次性使用钩活术钩鍉针钩针。

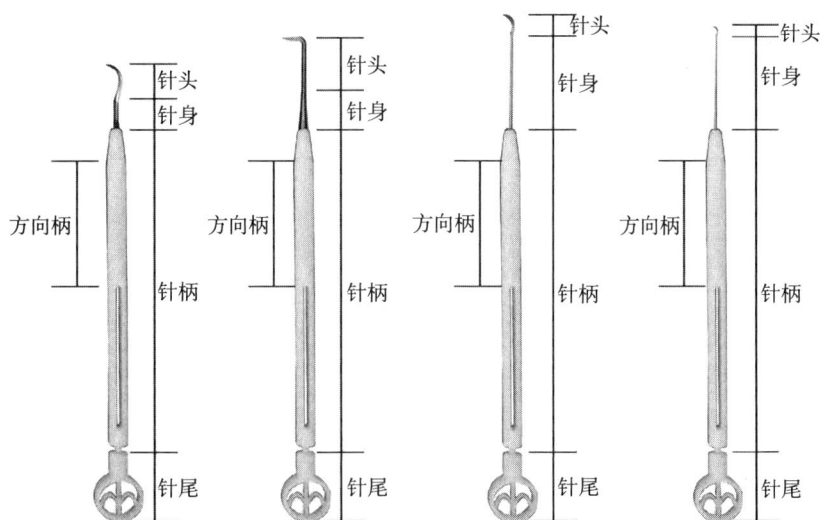

图1-3-1　一次性使用钩活术钩鍉针钩针

一次性使用钩活术钩鍉针钩针的有关标准如下。

1. 用途和规格

（1）用途：用于钩活术疗法中钩割软组织。

（2）型号规格

巨类：JL—01；JL—02；JL—03；JL—04；JL—05；JL—06；JL—07；JL—08；JL—09；JL—10；JL—11；JL—12；JL—13；JL—14；JL—15；JL—16；JL—17；JL—18；JL—19；JL—20；JL—21。

中类：ZL—01；ZL—02；ZL—03；ZL—04；ZL—05；ZL—06；ZL—07；ZL—08；ZL—09；ZL—10；ZL—11；ZL—12；ZL—13；ZL—14；ZL—15；ZL—16；ZL—17；ZL—18；ZL—19；ZL—20；ZL—21；ZL—22；ZL—23；ZL—24；ZL—25；ZL—26；ZL—27；ZL—28；ZL—29；ZL—30；ZL—31。

微类：WL—01；WL—02；WL—03；WL—04；WL—05；WL—06；WL—07；WL—08；WL—09；WL—10；WL—11；WL—12；WL—13；WL—14；WL—15；WL—16；WL—17；WL—18；WL—19；WL—20；WL—21；WL—22；WL—23；WL—24；WL—25；WL—26。

超微类：CW—01；CW—02；CW—03；CW—04；CW—05；CW—06；CW—07；CW—08。

2. 产品结构特征 产品分为头柄装配和管钻装配。

3. 使用与操作方法 检查需要钩治的部位，选择适合的产品规格，具备有效期内钩活术操作资质的医务人员在不低于治疗室标准的环境中进行无菌操作。取下产品头部的护套，手持针柄，用针头进行操作。

4. 产品的维护与保养

（1）使用前、使用中应注意保护产品，避免碰撞损坏。使用后毁形按医疗废物处理。

（2）保存和运输过程中应避免器械头部相互碰撞。

5. 贮存 包装后的产品应贮存在相对湿度不超过 80%、无腐蚀性气体和通风良好的室内。

6. 承诺 包装后未经拆封的产品在遵守贮存规则的条件下，保证在有效期 2 年内不生锈。

7. 注意事项

（1）禁忌证：感染或血液病患者，或其他不能耐受治疗的患者。

（2）使用注意：包装破损、保护套脱落、超过有效期、封口不完整、产品异常，禁忌使用。

（3）销毁：本产品为一次性使用，用后请销毁，按医疗废物处理。

（4）本产品使用必须符合医疗部门相关操作规范和相关法规要求。

（5）本产品仅限具备有效期内钩活术操作资质的医务人员治疗时使用。没有取得钩活术操作资质的人员请勿操作；在超出适用范围的情况下请勿使用；产品超出有效期请勿使用。

8. 灭菌方式 本产品采用环氧乙烷灭菌。

9. 有效期 2 年。

10. 相关图形、符号说明 ⊗：表示不得二次使用。 STERILE ：表示无菌。 STERILE EO ：表示经环氧乙烷灭菌。

二、一次性使用钩活术钩鍉针钩针的结构及应用

一次性使用钩活术钩鍉针钩针的结构包括两个"四位"，一是针头的 4 个不同位置，包括钩尖、钩刃、钩弧、钩板，即"针头四位"，这是钩鍉针的关键部位，4 个不同的位置，各具不同的作用，它们之间既有所属关系，又互相配合，取长补短，同步一体，共同施治；二是"针具四位"，即针头、针身、针柄、针尾，由 4 个结构组合而成。

1. 针头四位（图 1-3-2）

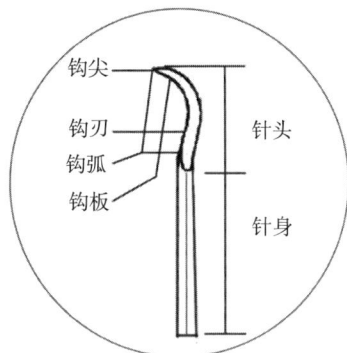

图 1-3-2　针头四位

（1）钩尖（君）：是钩鍉针针头的最顶端，外形为三棱锥形，锐利而易进入皮肤，相当于一个三棱针，其外形特点决定其治疗后皮损的外形是"∧"形，有利于皮瓣的修复，不易留瘢痕而美观。

机理：钩尖刺破表皮和真皮，进入皮下，向腧穴的深部刺入，在刺入过程中钩尖能够分离肌纤维、韧带和筋膜组织，有疏导畅通的功能，同时，它像眼睛一样引导针头向深部刺入。

作用：畅通气机，疏通经络，引导针头前进的方向，有针刺和放血的作用。

君位：钩尖锋利而居首位，直进腧穴，寻找病灶，冲破阻力，引导钩刃、钩弧、钩板向前进入，因而有"领导"的作用，且有针刺法和放血法的功能，所以钩尖为"君位"。

（2）钩刃（臣）：是单钩板两侧或双钩板之间的弧形棱刃，有单、双刃之分。位于单钩板两侧者为双刃，就像两个弧形的镰刀，同时产生治疗作用；位于双钩板之间者为单刃，就像一个弧形而锐利的镰刀，具有良好的割治作用。根据临床需要，钩刃的长短和弧度会有变化。

机理：锐利的钩刃能够割断钙化、粘连、瘢痕，以及退变的肌肉、韧带、肌腱、筋膜等，调整软组织之间的张力，使其重新组合，建立新的平衡。

作用："破字当头，立在其中"，破坏非正常组织、破坏恶性环境、破坏病理状态，保护正常组织、创造良性环境、建立生理状态，达到割治法的目的。

臣位：割断钙化、粘连、瘢痕，以及退变的肌肉、韧带、肌腱、筋膜等组织，在钩尖（君）的指挥和领导下充分完成任务，所以钩刃为"臣位"。

（3）钩弧（佐）：指针头的外形为弧形，由两个弧组合而成。不同规格钩鍉针钩弧的弧度和弧长有所变化。

机理：向皮肤外提拉，松解和调节肌肉与肌肉之间、韧带与韧带之间、筋膜与筋膜之间的压力。属提插捻转中的提法和插法。使腧穴得气（进针插法），之后泻实祛瘀、畅通气机、疏通经络（提针提法）。

作用：提拉的过程使局部软组织松解，减除局部的压力，破坏原来的病理状态，随之建立新的生理平衡状态，达到钩治法的目的。

佐位：通过弯弧在钩提时调节局部压力的功能是在钩尖（君）的指挥和领导下完成的，并配合钩刃（臣）的割治作用，通过调整软组织压力而达到泻实祛瘀、畅通气机的治疗目的，所以钩弧为"佐位"。

（4）钩板（使）：是钩弧内面月牙形弧板，有单、双钩板之分。两棱刃之间是一个渐尖形弧板，为单板，单板都是双刃，在各型中稍有变化；钩弧下方是一个弧形的单刃，单刃两侧与钩弧之间形成两个弧形渐尖的侧板，为双板，双板都是单刃，在各型中稍有变化。

机理：针头进入皮肤肌层后，在拉提过程中，光滑的单钩板识别正常与非正常组织，具有很好的辨别"是非"能力，光滑而弯曲的双钩板有分离组织的功能。

作用：因钩板是一个弯曲的弧板，在提拉过程中，能辨别正常与非正常组织，既有钩治法的作用，又有挑治法的作用，双钩板还有割治分离的作用。

使位：具有良好分离选择性的钩板，使钩刃和钩弧不会误伤正常组织，是对钩刃、钩弧功能的辅佐，所以钩板为"使位"。

在钩治过程中，钩尖在前穿越障碍，同时针刺和分离病灶，直达腧穴，紧跟其后的钩刃、钩弧、钩板发现病灶，进行钩治，君臣佐使，隶属分明，分工明确，各司其责，钩尖钩提强刺法、钩刃钩提割治法、钩弧钩提钩治法、钩板钩提挑治法，四位一体，密切合作，互为补充，同步实施，钩治、割治、挑治、针刺、放血五法同用，共达畅通气机、疏通经络、祛除瘀血、扶正祛邪、调理脏腑、平衡阴阳之目的。

以上介绍了腰型（Y-J2）巨钩针的针头四位，63 型钩鍉针的针头都有钩尖、钩刃、钩弧、钩板四位，根据弧形和大小不同而分型，针头四位依然是钩尖位君、钩刃位臣、钩弧位佐、钩板位使的配伍关系。在实施过程中，依然是钩治法、割治法、挑治法、针刺法、放血法五法并用，因弧形和大小不同，各型钩鍉针五法各有所侧重。

2. 针具四位（图 1-3-3）

（1）针头（君）：是钩针最顶端的弧形结构，由钩尖、钩刃、钩弧、钩板组成，在各型中有弧形和大小的变化。

机理：针头即钩针的头顶部分，钩尖锋利穿透组织，钩刃紧跟其后割治钙化粘连、解除周围软组织张力，钩弧钩提牵拉组织、解除周围压力，钩板识别"是非曲直"、帮助钩刃和钩弧选择正常与非正常组织。

作用：钩针治疗的关键是通过针头四位达到五法并用的效果和平衡阴阳、消除疼痛的目的。

君位：针头位于钩针顶端，钩、割、挑、刺功能是关键，"头领"是也，自然为"君位"。

（2）针身（臣）：指针头与针柄之间的结构，在各型中有粗细长短的变化。

机理：针身是连接针头和针柄的枢纽，针头在前，针柄在后，施术者用力于针柄，通过针身把力和法施于针头，操作针头治疗疾病。

作用：连接针头和针柄，传导针柄的力。

臣位：针身是针头和针柄间的桥梁和纽带，有传导之功，为"臣位"。

（3）针柄（佐）：针柄为针身与针尾之间的结构，在巨钩针中为最庞大之部分。柄乃手柄，是操作医师手持的部分。针柄又分为柄头、柄向、柄身、柄尾4个部分（图1-3-4），在各型中有所变化。

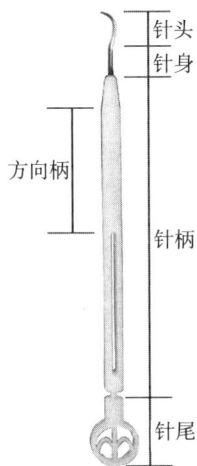

图 1-3-3　针具四位　　　　　图 1-3-4　针柄

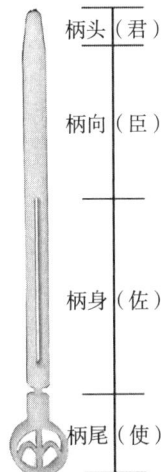

机理：操作医师手持针柄，确定钩治的方向（柄向），灵巧用力、施法，通过针身传导于针头治疗疾病。

作用：使医师方便用力、施术，连接针身、针头和针尾。

佐位：针柄是医师直接手持的部位，是施术用力的结构，为"佐位"。

（4）针尾（使）：位于钩针尾部，主要起装饰作用，在各型中没有变化。

使位：外形美观，在钩针尾部，为"使位"。

针头、针身、针柄、针尾君臣佐使结构配伍，相互配合，构成既美观、大方、时尚、坚固、耐用、安全、方便，又钩、割、挑、刺、放五法同施的钩锃针具，四位一体，五法并用，效果卓著。

（一）一次性使用钩活术钩锃针钩针巨类的结构及应用

1. 颈胸型巨钩针（JL-01）（图1-3-5）　针头、针身、针柄、针尾总长15.19cm。针柄与针身注塑镶嵌。

（1）针柄和针尾的结构：针柄与针尾为医用ABS塑料材质注塑而成，所有型号大小相同。

（2）针头和针身的结构：针头由钩尖、钩刃、钩弧、钩板组成。钩弧为双弧形；钩板为渐尖形弧板；钩刃为弧形双锐刃。

（3）操作方法：拇、示指持针，钩尖垂直于皮肤，由浅入深，做钩提动作，即通即止。

（4）钩治部位：颈、胸部新（魏氏）夹脊穴、华佗夹脊穴、膀胱经腧穴。

（5）治疗范围：头晕，头痛，心痛，胁痛，胸部胀满，肩背部寒冷疼痛，肩臂肘痛，胃脘痛，四肢痹证，痿证，乳癖，乳痛，以及颈椎病、颈椎管狭窄症、颈源性疾病、胸椎病、胸椎管狭窄症、脊源性乳腺增生症、胸韧带骨化症、强直性脊柱炎等。

（6）注意事项

①包装破损、保护套脱落、超过有效期、封口不完整、产品异常，禁忌使用。

②钩尖的方向与神经走行一致。

③手法轻柔，切忌用蛮力，以免损伤正常组织。

④钩治深度 1.5cm 左右，不能超过椎骨横突前缘。

⑤操作过程中及时与患者交流，以免损伤神经及小血管。

⑥一次性使用，用后销毁。

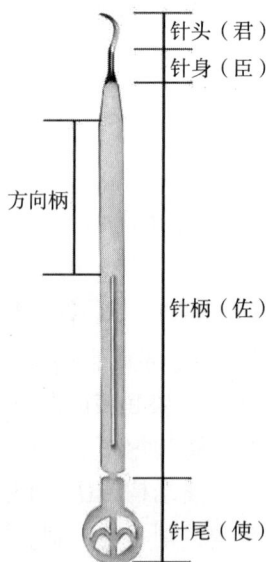

图 1-3-5　颈胸型巨钩针

2. 肩关节型巨钩针（JL-02）（图 1-3-6）　针头、针身、针柄、针尾总长 16.37cm。针柄与针身注塑镶嵌。

（1）针柄和针尾的结构：同颈胸型巨钩针。

（2）针头和针身的结构：针头由钩尖、钩刃、钩弧、钩板组成。钩弧为双弧形；

钩板为渐尖形弧板；钩刃为弧形双锐刃。

（3）操作方法：拇、示指持针，钩尖垂直于皮肤，由浅入深，直达骨面。用鸟啄法和划圆法，即通即止。

（4）钩治部位：喙突穴、肩峰下滑囊穴、肱骨大结节穴、肱骨小结节穴、结节间沟穴、阿是穴。

（5）治疗范围：颈项拘挛，肩背痛，肩臂挛痛不遂，上肢痹痛，肘臂酸痛、麻木、挛急，以及肩周炎、颈肩综合征、肩峰下滑囊炎、肱二头肌长头肌腱炎、肩峰撞击综合征、糖尿病性肩周神经炎等。

（6）注意事项

①包装破损、保护套脱落、超过有效期、封口不完整、产品异常，禁忌使用。

②手法轻柔，切忌用蛮力，以免损伤正常组织。

③钩治深度1~2cm，谨防钩鍉针刺入关节腔及胸腔。

④划圆法和鸟啄法钩割切忌离开骨面。

⑤操作过程中及时与患者交流，以免损伤神经及小血管。

⑥一次性使用，用后销毁。

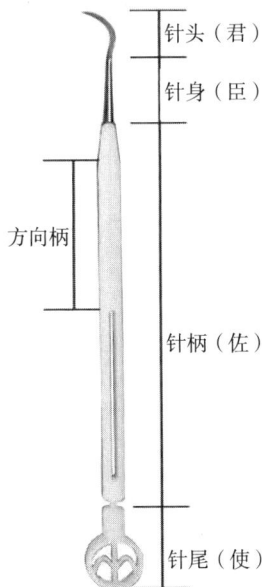

图1-3-6 肩关节型巨钩针

3. 腰型巨钩针（JL-03）（图1-3-7） 针头、针身、针柄、针尾总长16.19cm。针柄与针身注塑镶嵌。

（1）针柄和针尾的结构：同颈胸型巨钩针。

（2）针头和针身的结构：针头由钩尖、钩刃、钩弧、钩板组成。钩弧为双弧形；

钩板为渐尖形弧板；钩刃为弧形双锐刃。

（3）操作方法：拇、示指持针，钩尖垂直于皮肤，由浅入深，做钩提动作，即通即止。

（4）钩治部位：腰部新（魏氏）夹脊穴、华佗夹脊穴、膀胱经腧穴。

（5）治疗范围：腰痛，脊柱僵痛，臀部痛，股及下肢外侧痛，足外侧痛，下肢痿弱，下肢痹证，遗尿，大便秘结，以及腰椎间盘突出症、腰椎管狭窄症、腰椎骨质增生症、腰椎韧带骨化症、腰椎术后综合征、强直性脊柱炎等。

（6）注意事项

①包装破损、保护套脱落、超过有效期、封口不完整、产品异常，禁忌使用。

②钩尖的方向与神经走行一致。

③手法轻柔，切忌用蛮力，以免损伤正常组织。

④钩治深度 1.5cm 左右，不能超过椎骨横突前缘。

⑤操作过程中及时与患者交流，以免损伤神经及小血管。

⑥一次性使用，用后销毁。

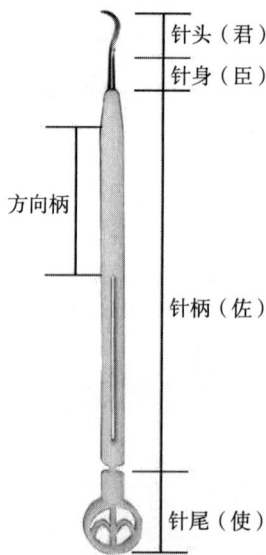

图 1-3-7　腰型巨钩针

4. 膝关节型巨钩针（JL-04）（图 1-3-8）　针头、针身、针柄、针尾总长 16.19cm。针柄与针身注塑镶嵌。

（1）针柄和针尾的结构：同颈胸型巨钩针。

（2）针头和针身的结构：针头由钩尖、钩刃、钩弧、钩板组成。钩弧为直角形；渐尖形直双钩板；钩刃为两板之间的单钝刃。

（3）操作方法：拇、示指持针，钩尖垂直于皮肤，由浅入深，直达骨面，使两钩板上方紧贴骨面，扇形操作。

（4）钩治部位：内侧副韧带中点穴。

（5）治疗范围：膝痛，足胫无力，腿脚重痛，膝痹，以及膝骨关节炎、膝部滑囊炎、膝关节侧副韧带陈旧损伤、半月板陈旧损伤、髌骨软骨软化症、膝类风湿关节炎、膝关节陈旧创伤性关节炎等。

（6）注意事项

①包装破损、保护套脱落、超过有效期、封口不完整、产品异常，禁忌使用。

②钩尖垂直进入皮肤，方向与内侧副韧带垂直。

③手法轻柔，切忌用蛮力，以免损伤正常组织。

④钩治深度 1~2cm，谨防钩鍉针刺入关节腔。

⑤操作过程中及时与患者交流，以免损伤神经及小血管。

⑥不能钩提，扇形操作。

⑦一次性使用，用后销毁。

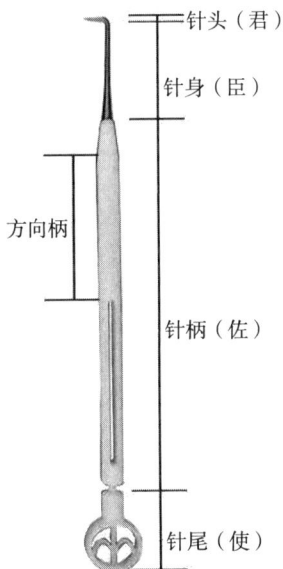

针头（君）

针身（臣）

方向柄

针柄（佐）

针尾（使）

图 1-3-8　膝关节型巨钩针

5. 深软型巨钩针（JL-05）（图 1-3-9） 针头、针身、针柄、针尾总长 21.19cm。针柄与针身注塑镶嵌。

（1）针柄和针尾的结构：同颈胸型巨钩针。

（2）针头和针身的结构：针头由钩尖、钩刃、钩弧、钩板组成。小针头，占腰型巨钩针针头的 1/5，与微类钩鍉针的针头类同；钩弧为双弧形；钩板为渐尖形弧板；钩刃为弧形双锐刃。

（3）操作方法：在 X 线或 CT 引导下，治疗深部软组织粘连。

（4）钩治部位：新（魏氏）夹脊脊穴、脊撇穴及其他特殊腧穴的深部软组织。

（5）治疗范围：腰痛，臀痛，足外侧痛，下肢痿证，以及腰椎侧隐窝狭窄症、椎间孔狭窄症、黄韧带肥厚或钙化后椎骨大孔狭窄症。

（6）注意事项

①包装破损、保护套脱落、超过有效期、封口不完整、产品异常，禁忌使用。

②定位准确，勿损伤硬膜囊、神经根、神经根鞘和马尾神经。

③手法轻柔，切忌用蛮力，以免损伤周围组织。

④因椎管内结构复杂，一定要在 X 线或 CT 引导下操作。

⑤熟练掌握局部解剖结构，深软型巨钩针进入椎管有危险性。

⑥一次性使用，用后销毁。

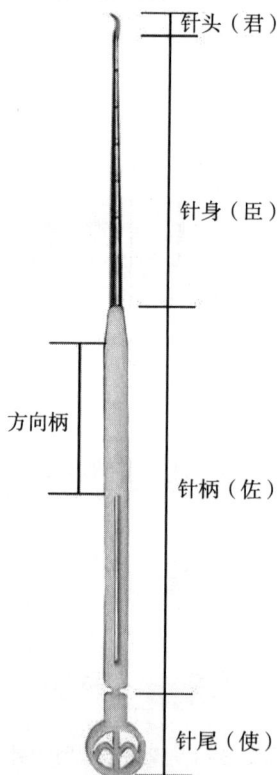

图 1-3-9　深软型巨钩针

6. 肘关节巨钩针（JL-08） 针头、针身、针柄、针尾总长 16.37cm。针柄与针身注塑镶嵌。

（1）针柄和针尾的结构：同颈胸型巨钩针。

（2）针头和针身的结构：针头由钩尖、钩刃、钩弧、钩板组成。钩弧为三弧形；钩板为渐尖形长弧板，较肩关节型巨钩针短 2mm；钩刃为弧形双锐刃。

（3）操作方法：拇、示指持针，钩尖垂直于皮肤，由浅入深，可达骨面，做钩挠手法，即通即止。

（4）钩治部位：肱骨外上髁穴、肱骨内上髁穴、尺骨鹰嘴上穴（肘三穴）、阿是穴。

（5）治疗范围：肘臂疼痛、挛痛，以及肱骨外上髁炎、肱骨内上髁炎、退变性肘关节病。

（6）注意事项

①钩尖的方向与神经走行一致。

②手法轻柔，切忌用蛮力，以免损伤正常组织。

③钩治深度0.5~1cm，可达骨面，谨防钩鍉针刺入关节腔。

④操作过程中及时与患者交流，以免损伤神经及小血管。

⑤一次性使用，用后销毁。

7. 汗腺型巨钩针（JL-06） 针头、针身、针柄、针尾总长21.19cm。针柄与针身注塑镶嵌。

（1）针柄和针尾的结构：同颈胸型巨钩针。

（2）针头和针身的结构：针头由钩尖、钩刃、钩弧、钩板组成。钩弧为直角形；钩板为渐尖形单直平板；钩刃为钩板两侧的双直刃。

（3）操作方法：拇、示指持针，钩鍉针沿皮下分离，破坏腋下汗腺组织。

（4）钩治部位：腋下大汗腺。

（5）治疗范围：腋臭。

（6）注意事项

①钩尖沿皮下走行，以免损伤腋神经、腋动脉及正常的腋下韧带组织等。

②手法轻柔，切忌用蛮力，以免损伤周围组织。

③一次性使用，用后销毁。

8. 肛门型巨钩针（JL-07） 针头、针身、针柄、针尾总长16.19cm。针柄与针身注塑镶嵌。

（1）针柄和针尾的结构：同颈胸型巨钩针。

（2）针头和针身的结构：针头由钩尖、钩刃、钩弧、钩板组成。钩弧为双弧形；钩板为渐尖弧形双板；钩刃为双板之间弧形单锐刃。

（3）操作方法：拇、示指持针，顺肛裂的方向钩开栉膜带，钩开肛裂下方的部分内、外括约肌和肌筋膜，达到解除肛内压的目的。

（4）钩治部位：肛管裂口处。

（5）治疗范围：裂肛、便血、便秘、排便疼痛，以及陈旧性肛裂、急性肛裂。

（6）注意事项

①自肛裂基底部钩割，勿留死腔，以免假愈合形成瘘管。

②手法轻柔，切忌用蛮力，勿钩断全部括约肌，防止肛门松弛。

③治疗后的处置同常规肛门手术处理换药，预防形成假愈合。

④一次性使用，用后销毁。

9.穴位型巨钩针（JL-09） 针头、针身、针柄、针尾总长 16.19cm。针柄与针身注塑镶嵌。

（1）针柄和针尾的结构：同颈胸型巨钩针。

（2）针头和针身的结构：针头由钩尖、钩刃、钩弧、钩板组成。钩弧为双弧形；钩板为渐尖形弧板，宽度小于腰型巨钩针；钩刃为弧形双锐刃。

（3）操作方法：同腰型巨钩针。

（4）钩治部位：肌肉、筋膜较丰富的四肢、关节、躯干部穴位。

（5）治疗范围：头面、五官、心、胸、胃疾病，神志病、热病，背、腰、四肢关节痛，取穴主治的内脏疾病，四肢痹证、痿证，以及消化系统、神经系统、内分泌系统等部分疾病。

（6）注意事项

①钩尖的方向与神经走行一致。

②手法轻柔，切忌用蛮力，以免损伤正常组织。

③钩治深度因具体穴位而定，谨防钩鍉针刺入胸腔、腹腔。

④操作过程中及时与患者交流，以免损伤神经及小血管。

⑤熟悉穴位的局部解剖结构，做到心中有数。特殊部位、特殊穴位不能钩治，如面部腧穴、乳中穴、神阙穴、十宣穴、八风穴、八邪穴等。

⑥一次性使用，用后销毁。

【小结】

一次性使用钩活术钩鍉针巨类钩针是钩针中最大的类型，针头的外形有月牙形、直角形、双弧形等变化，针身和针柄的直径最大，针身长度最短者 1cm，最长者 7.8cm，变化范围较大。巨类钩针具有以下特点：

（1）钩中带尖带刃。

（2）钩中带板带突。

（3）钩尖为三棱形。

（4）针头粗大兼有钩弧。

（5）针头坚韧而难以变形。

（6）针头为月牙形、直角形。

（7）针头有大有小。

（8）针头单板。

（9）针头双刃。

（10）针身带有刻度。

（11）针身长短不一，1~7.8cm 不等。

（12）针柄带有方向性。

（二）一次性使用钩活术钩鍉针钩针中类的结构及应用

随着临床实践逐渐丰富，钩活术的治疗范围逐渐扩大，针具也要随之发生变化。魏玉锁根据临床需要，又研发出中类钩针，其针头大小介于腰型巨钩针和微内板型钩针之间，分为内板型和内刃型。根据治疗部位的深浅选择不同规格的中类钩针。由于针头变小、针身变细，钩治力度自然减小，适用于中度疼痛疾病。

1. 中类内板型钩针（ZL-01~ZL-09）（图1-3-10） 针头、针身、针柄、针尾总长14.39~22.19cm。针柄与针身注塑镶嵌。

（1）针柄和针尾的结构：同颈胸型巨钩针。

（2）针头和针身的结构：针头由钩尖、钩刃、钩弧、钩板组成。钩弧为双弧形；钩板为渐尖形单弧板；钩刃为弧形双锐刃。

（3）操作方法：拇、示指持针，钩尖垂直于皮肤，由浅入深，做钩提动作，根据穴位的特点确定进针深度，即通即止。

（4）钩治部位：新（魏氏）夹脊穴。

（5）治疗范围：脊柱及四肢关节病。

（6）注意事项

①包装破损、保护套脱落、超过有效期、封口不完整、产品异常，禁忌使用。

②钩尖的方向与神经、肌腱、肌肉、经络的走行一致。

③手法轻柔，切忌用蛮力，以免损伤正常组织。

④熟悉穴位局部解剖，操作过程中及时与患者交流，以免损伤神经及小血管。

⑤一次性使用，用后销毁。

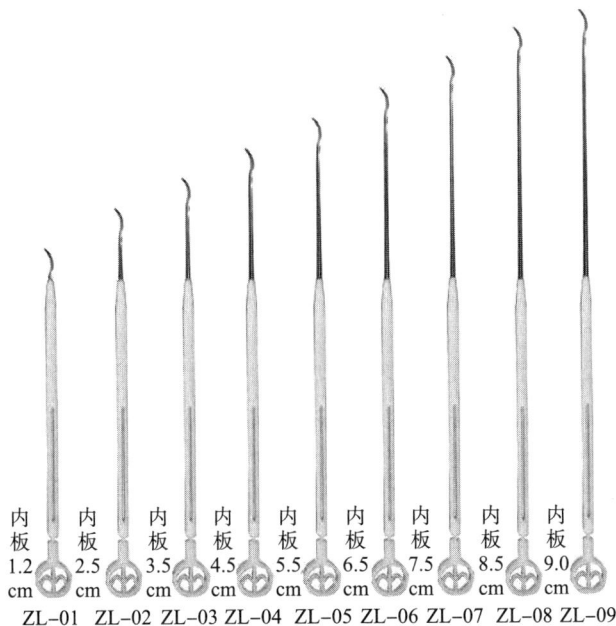

内板 1.2cm	内板 2.5cm	内板 3.5cm	内板 4.5cm	内板 5.5cm	内板 6.5cm	内板 7.5cm	内板 8.5cm	内板 9.0cm
ZL-01	ZL-02	ZL-03	ZL-04	ZL-05	ZL-06	ZL-07	ZL-08	ZL-09

图1-3-10 中类内板型钩针

2. 中类内刃型钩针（ZL-18~ZL-26）（图1-3-11） 针头、针身、针柄、针尾总长14.39~22.19cm。针柄与针身注塑镶嵌。

（1）针柄和针尾的结构：同颈胸型巨钩针。

（2）针头和针身的结构：针头由钩尖、钩刃、钩弧、钩板组成。钩弧为单锐刃；钩板为渐尖形双弧板。

（3）操作方法：拇、示指持针，钩尖垂直于皮肤，由浅入深，做钩提动作，根据穴位的特点确定进针深度，即通即止。

（4）钩治部位：新（魏氏）夹脊穴。

（5）治疗范围：脊柱及四肢关节病。

（6）注意事项

①包装破损、保护套脱落、超过有效期、封口不完整、产品异常，禁忌使用。

②钩尖的方向与神经、肌腱、肌肉、经络的走行一致。

③手法轻柔，切忌用蛮力，以免损伤正常组织。

④熟悉穴位局部解剖，操作过程中及时与患者交流，以免损伤神经及小血管。

⑤一次性使用，用后销毁。

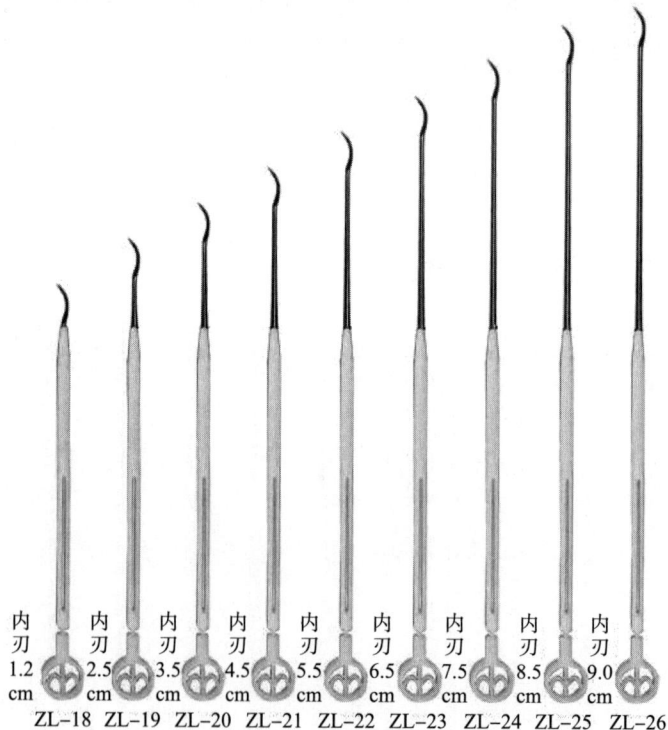

内刃	内刃	内刃	内刃	内刃	内刃	内刃	内刃	内刃
1.2 cm	2.5 cm	3.5 cm	4.5 cm	5.5 cm	6.5 cm	7.5 cm	8.5 cm	9.0 cm
ZL-18	ZL-19	ZL-20	ZL-21	ZL-22	ZL-23	ZL-24	ZL-25	ZL-26

图1-3-11 中类内刃型钩针

【小结】

一次性使用钩活术钩鍉针中类钩针是钩针中较大的类型。其共同点是针头大小一致，长 0.75cm，针柄的长度和外形一致；不同点在于针头＋针身的长度由 1.2cm 逐渐增长至 9.0cm，分为 9 型，针头有内板型和内刃型之分，内板型针头为双刃单板型，内刃型针头为单刃双板型。中类钩针主要用于脊柱穴位的钩治，具有以下特点：

（1）钩中带尖带刃（单、双）。

（2）钩中带板带突。

（3）钩尖为三棱形。

（4）针头较大兼有钩弧。

（5）针头坚韧而难以变形。

（6）针头为月牙形，分内板型和内刃型。

（7）针头的大小介于巨类和微类之间。

（8）针身不带有刻度。

（9）根据针身的长短分为 9 型。

（10）针柄带有方向性，长短、大小统一。

（11）针柄顶端带有针尾。

（三）一次性使用钩活术钩鍉针钩针微类的结构及应用

新（魏氏）夹脊穴用巨类或中类钩针钩治，四肢及末端和胸背部穴位比较表浅，一般不需要强刺激，则选用微类钩针钩治。微类钩针分为内板型、内刃型，用于胸背部、四肢及末端十二正经、奇经八脉、经外奇穴等穴位的钩治。根据穴位解剖位置和深度，选择适宜长度的微类钩针。微类内板型钩针适用于胸背部穴位的钩治，微类内刃型钩针适用于四肢末端穴位的钩治。四肢末端有特殊标志，通常是肌肉、韧带的起止点，可作为钩治点，手法以刺法为主，钩治法为辅，注意钩尖的方向与较大的神经、血管走行一致，或与肌肉、韧带走行一致，谨防损伤正常组织和折断钩鍉针。

1. 微类内板型钩针（WL-01~WL-09）（图 1-3-12） 针头、针身、针柄、针尾总长 14.39~22.19cm。针柄与针身注塑镶嵌。

（1）针柄和针尾的结构：同颈胸型巨钩针。

（2）针头和针身的结构：针头由钩尖、钩刃、钩弧、钩板组成。钩弧为双弧形；钩板为渐尖形单弧板；钩刃为弧形双锐刃。

（3）操作方法：拇、示指持针，钩尖垂直于皮肤，由浅入深，少做钩提动作，以刺进为主，根据穴位的特点确定进针深度，即通即止。

（4）钩治部位：新（魏氏）夹脊穴、四肢关节特定穴、十二正经穴、奇经八脉穴、经外奇穴。

（5）治疗范围：脊柱及四肢关节病。需强刺激者用微类内板型钩针。

（6）注意事项

①包装破损、保护套脱落、超过有效期、封口不完整、产品异常，禁忌使用。

②钩尖的方向与神经、肌腱、肌肉、经络的走行一致。

③手法轻柔，切忌用蛮力，以免损伤正常组织和钩鍉针折断。

④以刺法为主，钩治法为辅。

⑤钩治比较表浅的穴位。

⑥操作过程中及时与患者交流，以免损伤神经及小血管。

⑦一次性使用，用后销毁。

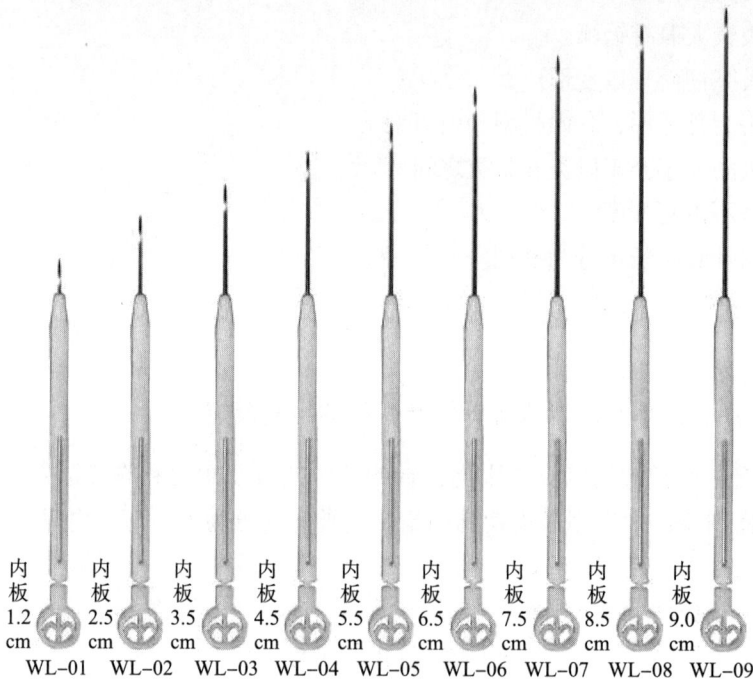

内板	内板	内板	内板	内板	内板	内板	内板	内板
1.2 cm	2.5 cm	3.5 cm	4.5 cm	5.5 cm	6.5 cm	7.5 cm	8.5 cm	9.0 cm
WL-01	WL-02	WL-03	WL-04	WL-05	WL-06	WL-07	WL-08	WL-09

图 1-3-12　微类内板型钩针

2. 微类内刃型钩针（WL-14~WL-22）（图 1-3-13） 针头、针身、针柄、针尾总长 14.39~22.19cm。针柄与针身注塑镶嵌。

（1）针柄和针尾的结构：同颈胸型巨钩针。

（2）针头和针身的结构：针头由钩尖、钩刃、钩弧、钩板组成。钩弧为单锐刃；钩板为渐尖形双弧板。

（3）操作方法：拇、示指持针，钩尖垂直于皮肤，由浅入深，少做钩提动作，以刺进为主，根据穴位的特点确定进针深度，即通即止。

（4）钩治部位：新（魏氏）夹脊穴、四肢关节特定穴、十二正经穴、奇经八脉穴、经外奇穴。

（5）治疗范围：脊柱及四肢关节病。弱刺激而需割治者用微类内刃型钩针。

（6）注意事项

①包装破损、保护套脱落、超过有效期、封口不完整、产品异常，禁忌使用。

②钩尖的方向与神经、肌腱、肌肉、经络的走行一致。

③手法轻柔，切忌用蛮力，以免损伤正常组织和钩鍉针折断。

④以刺法为主，钩治法为辅。

⑤钩治比较表浅的穴位。

⑥操作过程中及时与患者交流，以免损伤神经及小血管。

⑦一次性使用，用后销毁。

内刃1.2 cm　内刃2.5 cm　内刃3.5 cm　内刃4.5 cm　内刃5.5 cm　内刃6.5 cm　内刃7.5 cm　内刃8.5 cm　内刃9.0 cm

WL-14　WL-15　WL-16　WL-17　WL-18　WL-19　WL-20　WL-21　WL-22

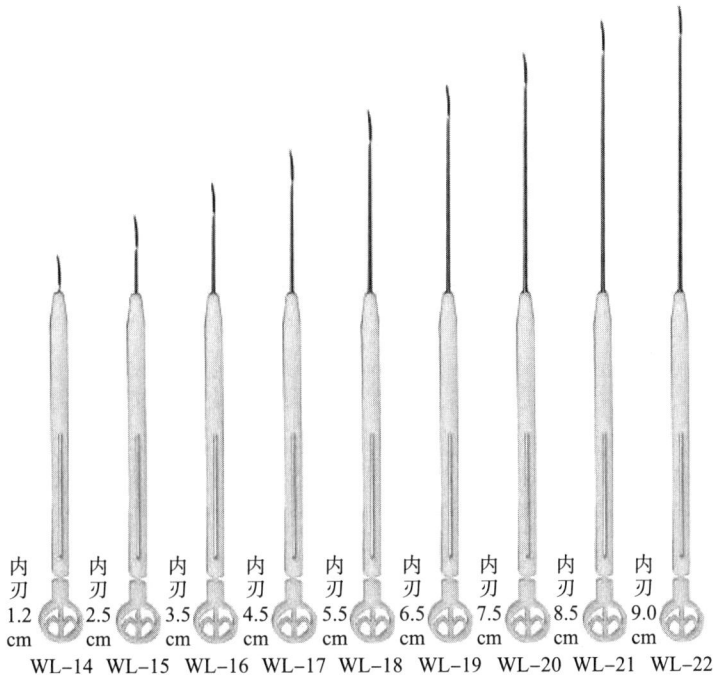

图 1-3-13　微类内刃型钩针

【小结】

一次性使用钩活术钩鍉针微类钩针是钩针中较小的类型。其共同点是针头大小一致，长 0.5cm，针柄的长度和外形一致；不同点在于针头 + 针身的长度由 1.2cm 逐渐增长至 9.0cm，分为 9 型，针头有内板型和内刃型之分，内板型针头为双刃单板型，内刃型针头为单刃双板型。微类钩针主要用于四肢表浅部位和胸背腹部穴位的钩治，具有以下特点：

（1）钩中带尖带刃（单、双）。

（2）钩中带板带突。

（3）钩尖为三棱形。

（4）针头较小兼有钩弧，针头长 0.5cm。

（5）针头坚韧而难以变形。

（6）针头为月牙形，分内板型和内刃型。

（7）针头、针身相应变小，为微类钩针区别于中类钩针的关键。

（8）针身不带有刻度。

（9）根据针身的长短分为9型。

（10）针柄带有方向性，长短、大小统一。

（11）针柄顶端带有针尾。

（四）一次性使用钩活术钩鍉针钩针超微类的结构及应用

多年的临床实践发现，一些病症需要更小力度的钩治，同时发现配合阿是穴、十二正经穴、奇经八脉穴、经外奇穴的钩治可收到更好的疗效，继之又研发出超微类钩针，其针头、针身较微类钩针更细小，分为弧超微型钩针和直超微型钩针。由于针头最小、针身微细，故超微类钩针适于轻度疼痛疾病。

1. 弧超微型钩针（CW-01~CW-04）（图1-3-14） 针头、针身、针柄、针尾总长15.69~18.69cm。针柄与针身注塑镶嵌。

（1）针柄和针尾的结构：同颈胸型巨钩针。

（2）针头和针身的结构：针头由钩尖、钩刃、钩弧、钩板组成。

（3）操作方法：拇、示指持针，钩尖垂直于皮肤，由浅入深，少做钩提动作，以刺进为主，根据穴位的特点确定进针深度，即通即止。

（4）钩治部位：新（魏氏）夹脊穴、阿是穴、十二正经穴、奇经八脉穴、经外奇穴。

（5）治疗范围：脊柱及四肢关节病。需强刺激者用弧超微型钩针。

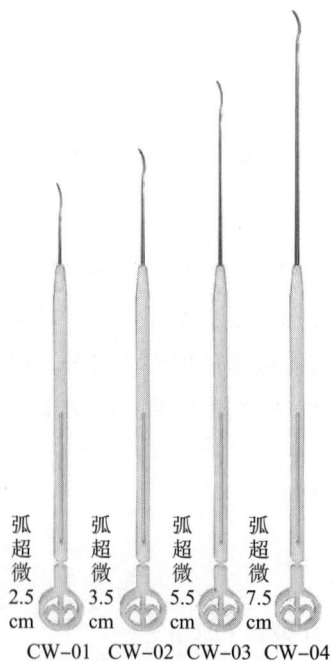

图1-3-14 弧超微型钩针

（6）注意事项

①包装破损、保护套脱落、超过有效期、封口不完整、产品异常，禁忌使用。

②钩尖的方向与神经、肌腱、肌肉、经络的走行一致。

③手法轻柔，切忌用蛮力，以免损伤正常组织和钩鍉针折断。

④以刺法为主。

⑤钩治比较表浅的穴位。

⑥操作过程中及时与患者交流，以免损伤神经及小血管。

⑦一次性使用，用后销毁。

2. 直超微型钩针（CW-05~CW-08）（图1-3-15） 针头、针身、针柄、针尾总长15.69~18.69cm。针柄与针身注塑镶嵌。

（1）针柄和针尾的结构：同颈胸型巨钩针。

（2）针头和针身的结构：针头由钩尖、钩刃、钩弧、钩板组成。

（3）操作方法：拇、示指持针，钩尖垂直于皮肤，由浅入深，少做钩提动作，以刺进为主，根据穴位的特点确定进针深度，即通即止。

（4）钩治部位：新（魏氏）夹脊穴、阿是穴、十二正经穴、奇经八脉穴、经外奇穴。

（5）治疗范围：脊柱及四肢关节病。需弱刺激者用直超微型钩针。

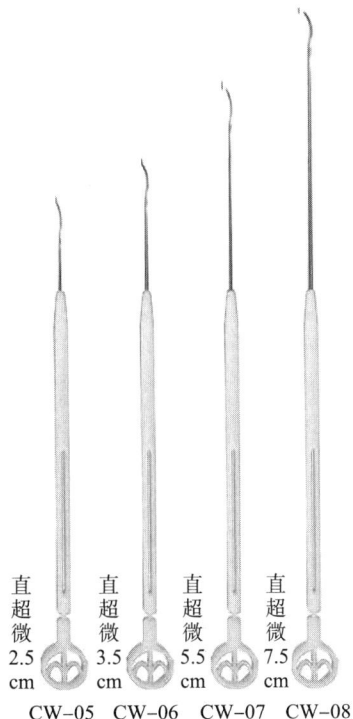

直超微 2.5 cm   直超微 3.5 cm   直超微 5.5 cm   直超微 7.5 cm

CW-05   CW-06   CW-07   CW-08

图1-3-15 直超微型钩针

（6）注意事项

①包装破损、保护套脱落、超过有效期、封口不完整、产品异常，禁忌使用。

②钩尖的方向与神经、肌腱、肌肉、经络的走行一致。

③手法轻柔，切忌用蛮力，以免损伤正常组织和钩鍉针折断。

④以刺法为主。

⑤钩治比较表浅的穴位。

⑥操作过程中及时与患者交流，以免损伤神经及小血管。

⑦一次性使用，用后销毁。

【小结】

一次性使用钩活术钩鍉针超微类钩针是钩针中最小的类型。其共同点是针头大小一致，长 0.25cm，针柄的长度和外形一致；不同点在于针头有弧超微型和直超微型之分。超微类钩针具有以下特点：

（1）钩中带尖。

（2）钩中带板带突。

（3）针头最小兼有钩弧，针头长 0.25cm。

（4）针头坚韧而难以变形。

（5）针头为月牙形，分弧超微型和直超微型，直超微型钩尖延长 0.1cm。

（6）针头最小，针身最细。

（7）针身不带有刻度。

（8）针柄带有方向性，长短、大小统一。

（9）针柄顶端带有针尾。

（五）各类一次性使用钩活术钩鍉针钩针的区别

1. 针头的区别　巨类钩针的针头最大，腰型巨钩针和颈胸型巨钩针的针头等大，长 1cm，其他 7 型针头各不相同；中类钩针的针头较大，长 0.75cm；微类钩针的针头较小，长 0.5cm；超微类钩针的针头最小，长 0.25cm（图 1-3-16）。

2. 针身的区别　针身长短不一，粗细不等。巨类钩针、中类钩针、微类钩针、超微类钩针的针身逐渐变细；巨类钩针延长的针身是逐渐变细的，中类钩针、微类钩针和超微类钩针各自的针身粗细相等。

3. 针柄的区别　巨类钩针的针柄最大，也较粗；中类钩针、微类钩针和超微类钩针的针柄较巨类钩针细，其外形相同。

4. 针尾的区别　巨类钩针的针尾最大，中类钩针、微类钩针、超微类钩针的针尾较巨类钩针小。

5. 持针用力方法的区别　四类钩针的持针方法基本相同，但因钩针的型号不同，用力的大小、方向各不相同。如微类钩针、超微类钩针以快刺用力法为主，而巨类钩针（以腰型巨钩针为例）以钩提用力法为主。

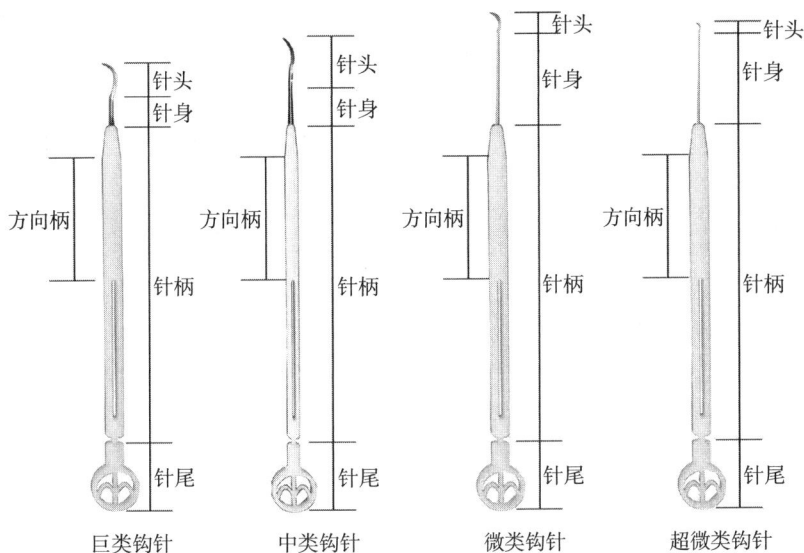

图1-3-16 巨类钩针、中类钩针、微类钩针、超微类钩针的区别

6.手法的区别 根据疾病的不同特点，四类钩针的手法各不相同。如腰型巨钩针采用钩提法，肩关节型巨钩针采用划圆法，微类、超微类钩针采用刺法等。

7.刺法程度的区别 四类钩针都有刺法，其程度由重到轻依次为巨类钩针、中类钩针、微类钩针、超微类钩针，点刺选用微类钩针、超微类钩针最合适。

8.五法并用的区别 巨类钩针五法基本均有使用；中类钩针、微类钩针各有所偏；微类钩针、超微类钩针以刺法为主，中类内刃型钩针以割治法为主。

9.透穴功能的区别 微类钩针WL-02~WL-09及WL-15~WL-22型都可透穴使用，但巨类钩针、中类钩针、超微类钩针不能透穴，因巨类钩针、中类钩针损伤太大，超微类钩针针具太细。

（六）一次性使用钩活术钩鍉针钩针的性能特点

1.设计新颖，主体弯弧，类型明确，软硬结合 一次性使用钩活术钩鍉针钩针都带钩、带弯，针头上的"弯弧"是钩针的纲领。根据弧形的大小分为巨类钩针、中类钩针、微类钩针、超微类钩针，根据临床需要选择合适的钩针钩治相应的穴位。

2.系统性，整体性，连贯性，科学性 一次性使用钩活术钩鍉针钩针是一个有机整体，虽然类别各不相同，但针头中的钩尖、钩刃、钩弧、钩板又有类同，既各自独立，又相互联系、互相补充，构成一个完整的钩活术针具体系，钩尖（君）＋钩刃（臣）＋钩弧（佐）＋钩板（使）＝针头。针头是钩针的关键，由于针头外形、大小不同，其功能各不相同。钩针的系统性、整体性、连贯性、科学性反映出中医特异针具的新体系。

3.整体观念，辨证用钩，君臣佐使，巧妙配伍 巨类钩针，针头最大，针身的直径最粗，因此治病的力度最大，治疗病位深在（筋骨）、病变在经脉、病程顽固、瘀积日久的疾病，属强通法的特异针具，在整体配伍中为"君"。

中类钩针，针头较大、钩弧固定，针身长短不一，因此治病的力度较大，治疗病位较深（经筋）、病变在经络之间、病程较顽固、瘀积较久的疾病，为以强通法为主的特异针具，在整体配伍中为"臣"。

微类钩针，针头较小、钩弧固定，针身长短不一，因此治病的力度较小，治疗病位较浅（肌肤）、病变在络、病程较短、瘀积较短的疾病，是以通法为主、荣法为辅的特异针具，在整体配伍中为"佐"。

超微类钩针，针身最细，带有弯弧，作用力最小，因而刺激性最小，可以免麻醉进行治疗，在整体配伍中为"使"。

巨类钩针（君）+ 中类钩针（臣）+ 微类钩针（佐）+ 超微类钩针（使）= 一次性使用钩活术钩鍉针钩针。

巨类钩针、中类钩针、微类钩针、超微类钩针分别治疗相应经筋（深）、肌肉（中）、皮毛（浅）部疾病，超微类钩针适用于非麻醉性治疗或补充治疗，体现了中医学"整体观念"。钩针的不同类别、不同型号，其作用各具特色，钩治的疾病、钩治的部位、选择的穴位、达到的疗效各有侧重，体现了"辨证用钩"。钩针中的针头四位相互配合、主次分明、互为因果、协同互补，形成智能化组合，体现了中医学"君臣佐使"配伍原则。各类钩针中的针头四位相应发挥钩、刺、割、挑、推、钻、弹、剥、捣、抽等作用，四位之间的配伍科学合理，体现了"智能化巧妙配伍"。

4. 打破常规，多法并用，筋骨并治，四位平衡　每一型钩针都有独特的选穴特点、操作特点、施治手法、治疗部位、取穴穴位、最佳适应证等，针对性非常强，可充分发挥不同类型钩针的特异性治疗作用。同时，各类各型钩针又是一个有机整体，在治疗过程中可实现辨证选钩、辨证选穴、辨证选法、辨证选位。基于钩针的特异性（尖、刃、弧、板），在操作过程中钩治法、割治法、挑治法、针刺法、放血法、减压法、减张法、疏通法、温补法、平衡法等多法并用，诸法之间相互配合、协同互补、互为因果、有机联系、智能组合，构建出既注重局部又强调整体统一的治疗体系——中华钩活术。

5. 一次使用，杜绝污染，确保安全　一次性使用钩活术钩鍉针钩针使用方便、快捷，无污染，显著提升钩活术的规范化、标准化、无菌化程度。一次性使用钩活术钩鍉针钩针用后应毁形，不能再次使用。

一次性使用钩活术钩鍉针钩针临床使用方便，减少交叉感染的机会，有效提升操作安全性。虽然增加了成本，但显著提升了疗效，有效控制医疗风险。

三、一次性使用钩活术钩鍉针刺探针概述

一次性使用钩活术钩鍉针刺探针是钩活骨减压术专用针具。钩鍉针属中医特异针范畴，硬组织类钩鍉针即一次性使用钩活术钩鍉针刺探针，包括颈胸型、腰椎型、髂

胛型、关节型。

一次性使用钩活术钩鍉针刺探针是由套管针和直锥针组成的用于刺骨、钻骨、抽髓的针具，是钩活骨减压术的专用针具，主要用于硬组织的治疗，针对骨质退变、骨坏死、骨内高压症、顽固性疼痛、静息痛等病症。

一次性使用钩活术钩鍉针刺探针套管针的钩翼可限定钩活骨减压术的进针深度。在直锥针的引导下进入骨质并进行瘀血抽吸，达到降低骨内高压的目的，同时，钩翼分离软组织和刺激骨膜，从而实现皮、肉、筋、骨的四位平衡，充分体现了中医学整体观念和阴阳平衡的特点。钩活骨减压术的出现无疑对中医骨伤学科的发展起到了巨大的推进作用。

1. 中医刺骨术的渊源及考证　"病在骨，骨重不可举，骨髓酸痛，寒气至，名曰骨痹，深者刺，无伤脉肉为故，其道大分小分，骨热病已止。"（《素问·长刺节论》）

"人有身寒，汤火不能热，厚衣不能温……病名曰骨痹，是人当挛节也。"（《素问·逆调论》）

中医古籍所载刺骨止痛、刺骨术、久痛入骨、骨内瘀血、骨放血等理论和治法，为钩活骨减压术奠定了坚实的基础和理论支持。

2. 骨减压针的历史　20世纪90年代初，我国学者许振华首先提出"骨内高压症"的概念，指出骨内高压症是以骨内高压为病理生理改变，表现为局部骨关节顽固性疼痛的一种病症，往往出现在某些疾病的早期，具有典型的静息痛或夜间痛等特点。骨内高压症理论为临床诊断和治疗骨关节疼痛开辟了一条新途径。因此，如能阻止骨内高压的发生和发展，将对这类疾病的治疗和预后产生重要影响。

骨减压针从骨科所用的克氏针演变而来。克氏针的头部为三角形或多棱形锐端，能够钻入骨内，或用坚硬的锐性针头进行钻入，实施骨减压治疗。受克氏针和针头的启发，研制出T形骨减压针。T形骨减压针操作方便，不用骨钻即可完成，但抽吸骨髓减除骨内压力时需另换针头，给操作带来困难。受骨髓活检穿刺针的影响，研制出套管骨减压针，由套管和针芯组成。

3. 钩活骨减压针的设计成就

（1）经考证，早在《黄帝内经》中就载有刺骨法，用于治疗现西医学之骨内高压症，比西医学对骨内高压症的认识和骨钻孔减压治疗早2000余年。

（2）强调骨与软组织的密切关系，体现"筋骨并重"的学术思想。

（3）为保守治疗方案开辟新途径。

（4）使部分骨与关节疾病从不可治变为可治、将慢治变为快治、将间接治疗变为直接治疗、将手术治疗变为保守治疗，开创现代骨病治疗新纪元。

四、一次性使用钩活术钩鍉针刺探针的结构及应用

一次性使用钩活术钩鍉针刺探针属于硬组织类钩鍉针。

（一）一次性使用钩活术钩鍉针刺探针的结构

一次性使用钩活术钩鍉针刺探针由针头、针身、针柄、针尾4个部分组成，四部分之间构成君、臣、佐、使配伍关系。其结构特征为套管针、直锥针、吻合向、钩翼四位匹配组合，以钻、管、钩、翼为结构特点。完整的一次性使用钩活术钩鍉针刺探针由套管针和直锥针精密嵌合组成。

套管针部分和直锥针部分分别为独立组件，其设计仍遵循君、臣、佐、使配伍原则。

针柄与直锥针为一体结构，其柄头即直锥针的针向和针尾部分，与套管针针尾结构精密吻合，针柄整体设计仍遵循君、臣、佐、使配伍原则（图1-3-17）。

1. 直锥针 一次性使用钩活术钩鍉针刺探针的直锥针为刺探针主体，操作时与套管针精密吻合。直锥针由针头、针身、针柄、针尾4个部分组成，四者构成君、臣、佐、使配伍关系。根据针头和针身的长度及直径差异分为4种型号（图1-3-18）。

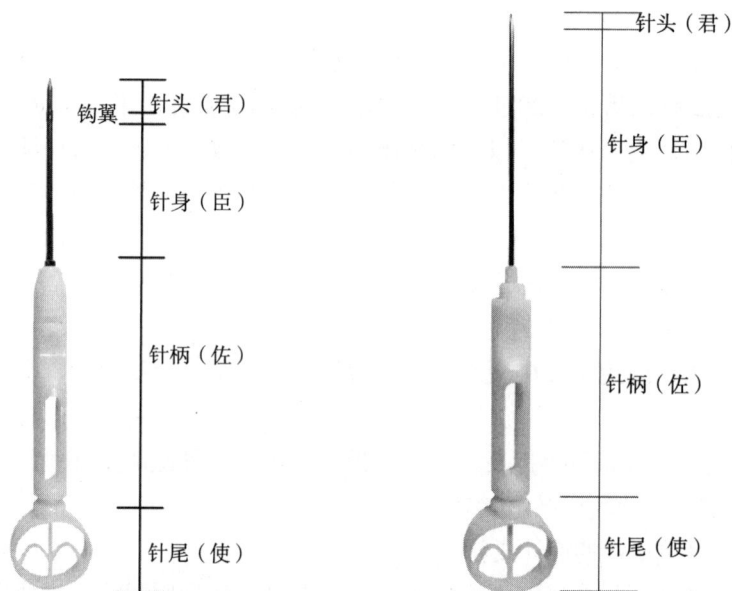

图 1-3-17 一次性使用钩活术
钩鍉针刺探针的结构

图 1-3-18 直锥针

2. 套管针 一次性使用钩活术钩鍉针刺探针的套管针为直锥针的外套部分，两者工作时精密吻合。套管针由针头、钩翼、针身、针尾4个部分组成，四者构成君、臣、佐、使配伍关系（图1-3-19）。

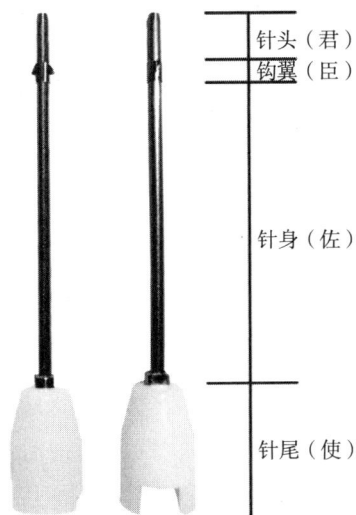

图 1-3-19　套管针

3.针头 针头由头尖、头刃、头柱、钩翼组成，四者构成君、臣、佐、使配伍关系。头尖为直锥针的针头，头刃包含直锥针的三棱刃和套管针的斜刃，头柱由直锥针的针身顶端和套管针钩翼以上部分内外组合构成，钩翼即套管针的钩翼。采用医用不锈钢材质精制而成。

4.针身 针身由直锥针的针身和套管针钩翼以下部分内外组合构成。

5.针柄 一次性使用钩活术钩鍉针刺探针的针柄采用医用高分子材料制成，与直锥针相连构成一个整体，设有方向和握环，有利于操作和定向。针柄由柄头、柄向、柄身、柄尾 4 个部分组成，四者构成君、臣、佐、使配伍关系（图 1-3-20）。

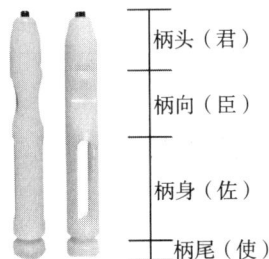

图 1-3-20　针柄

6.针尾 一次性使用钩活术钩鍉针刺探针的针尾即针柄的柄尾，外形呈圆环状，圆环内部有"W"形标识，即中华钩活术流派标识。针尾与柄部连接处非常薄弱，用于毁形。

（二）一次性使用钩活术钩鍉针刺探针的分型与编码（表 1-3-1）

表 1-3-1　一次性使用钩活术钩鍉针刺探针分型与编码表

分型	编码	分型	编码
（骨减压类） 关节型	GJ-01 （君）	（骨减压类） 髂胛型	GJ-03 （佐）
（骨减压类） 腰骶型	GJ-02 （臣）	（骨减压类） 颈胸型	GJ-04 （使）

注：编码：GJ 代表骨减压类，G 代表骨，J 代表减，根据部位不同而产生 4 个型号，关节型 GJ-01、腰骶型 GJ-02、髂胛型 GJ-03、颈胸型 GJ-04。

根据套管针和直锥针的大小差异，一次性使用钩活术钩鍉针刺探针分为颈胸型、腰骶型、髂胛型、关节型 4 种类型，四者构成君、臣、佐、使配伍关系（图 1-3-21）。

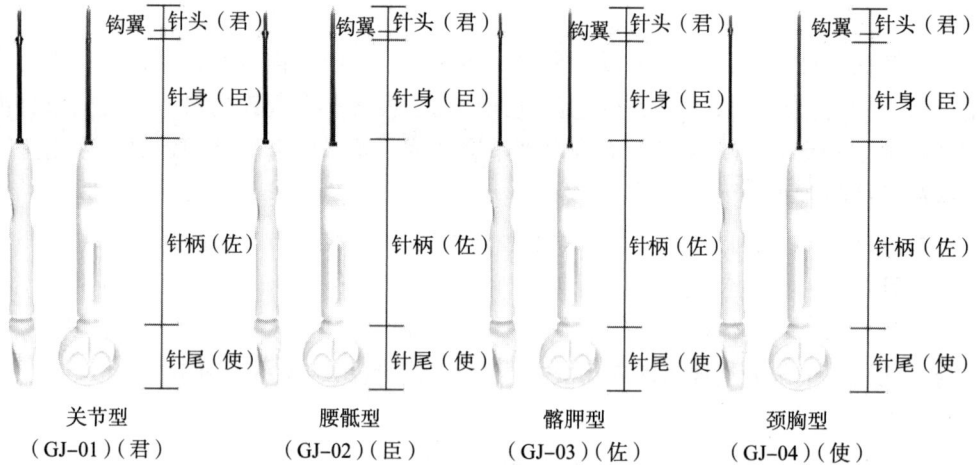

关节型	腰骶型	髂胛型	颈胸型
（GJ-01）（君）	（GJ-02）（臣）	（GJ-03）（佐）	（GJ-04）（使）

图 1-3-21　4 种类型的一次性使用钩活术钩鍉针刺探针

（三）一次性使用钩活术钩鍉针刺探针技术规范与质量控制标准

1. 设计配伍要求

（1）整体结构：由套管针、直锥针、方向柄三部分组成。

（2）配伍关系

一次性使用钩活术钩鍉针刺探针：针头（君）、针身（臣）、针柄（佐）、针尾（使）。

套管针部分：针头（君）、钩翼（臣）、针身（佐）、针尾（使）。

直锥针部分：针头（君）、针身（臣）、针柄（佐）、针尾（使）。

针柄部分：柄头（君）、柄身（臣）、柄向（佐）、柄尾（使）。

2. 制造技术要求及工艺要求

（1）对接光滑，工艺美观，协调大方。

（2）刃口锋利，无缺口、卷口。

（3）除工作部位外，外表无锋棱、毛刺和裂纹。

（4）硬组织类钩鍉针的头部应经热处理，其硬度为510~580HV。

（5）硬组织类钩鍉针应有良好的耐腐蚀性，表面粗糙度要求：刃口部位 Ra 值≤1.6μm，头颈部位 Ra 值≤0.8μm。

（6）头部与柄部、钩翼与套管针的连接应牢固，能经受180N的拉力而不松动。

（7）直锥针头身部材料为32Cr 13Mo 钢；套管针头身部材料为12Cr 18Ni9 钢。

（8）柄部尾部材料为ABS 塑料。

3. 灭菌要求和包装储运要求

（1）灭菌符合Ⅱ类医疗器械标准，取得Ⅱ类医疗器械注册证编号；每批次执行 GB/T 15981—1995《消毒与灭菌效果的评价方法与标准》。

（2）包装储运符合达到GB/T 191—2008《包装储运图示标志》要求。

4. 优势

（1）套管针、直锥针、方向柄三部分智能化组合。

（2）整体与部分均遵循君臣佐使配伍原则，尺寸大小和编码清晰明了。

（3）直锥针锐形与套管针钝楔形组合，锐性中有钝性，钝性中有锐性，锐性和钝性结合。

（4）钻骨的中途形成阻力段，既增强操作者的手感，又强化了对骨膜的刺激。

（5）钩翼限定了进针深度，同时对软组织进行钝性锐性分离和减压减张，体现十针法的组合应用。钩翼大小与型号相匹配。

（6）材料方面，针柄舍弃了反复高温灭菌的金属材料，改用塑料材质，针头为硬质合金与韧化处理的医用钢材。

（四）一次性使用钩活术钩鍉针刺探针的应用

1. 操作人员　根据钩活术技术诊疗方案、临床路径、感控指南、操作规范的要求，施术人员必须具备以下条件：

（1）有国家中医药管理局医政司颁发的《钩活术师资授课教师证书》的钩活术技术持有人进行培训并签名，或持有培训资质证书和技术持有人委派的培训人员培训并签名，获得中国民间中医医药研究开发协会钩活术专业委员会颁发的年度三证——《钩活术年度培训证书》《钩活术钩鍉针专利授权年度许可使用证书》《钩活术感控指南知识年度培训证书》。

（2）在门诊部、乡镇卫生院及以上的综合性医疗机构或专科医疗机构注册的中医（临床）执业医师、中医（临床）执业助理医师。

钩活术操作人员须同时满足上述两项资质要求，方可开展钩活骨减压术操作。

2. 操作方法　左手固定腧穴局部皮肤，确保破皮刺入的位置准确。破皮后，右手持一次性使用钩活术钩鍉针刺探针，使钩尖垂直穿透皮肤，进入皮下组织，然后调整针具，使其相对皮肤表面垂直方向左右 15° 旋转到达骨面，使针具与骨面的角度尽量达到 90°，继而使用均等力量左右旋转 15° 开始钻骨，钻入骨皮质的深度以一次性使用钩活术钩鍉针刺探针钩翼的深度为限。待针具刺入预定深度后，退出直锥针，留置套管针。将一次性无菌无针头注射器与套管针尾部衔接吻合，抽取骨髓液 2.0~18.0mL

完成钻骨抽吸后，左手固定腧穴局部皮肤，右手固定套管针尾部，左右旋转 15° 按进针路线原路退针。"封口"后行无菌包扎。

3. 适应证　脊柱及关节退行性变（增生）、骨坏死等引起的骨内高压症，以及静息痛、夜间痛、顽固性疼痛、痛有定处或固定不移，或顽固性头晕、耳鸣、耳聋等。

4. 注意事项

（1）根据疾病解剖部位差异，合理选择一次性使用钩活术钩鍉针刺探针的型号。

（2）使用前检查针具包装有无破损、针具有无变形、有效期、针具编码。

（3）手法轻柔，切忌用蛮力，顺应组织层次进针，以免造成损伤，严防钩翼脱落。

（4）严格把控进针深度和角度，谨防刺探针刺入胸腔、腹腔、关节腔。

（5）严格执行"一人一针一用一销毁"制度。

（6）与患者充分交流，观察不良反应，及时对症处理。

（7）使用后毁形，按《医疗废物管理条例》要求规范处置。

【附】

（一）一次性使用钩活术钩鍉针刺探针医疗器械注册证（图 1-3-22）

中华人民共和国医疗器械注册证

注册证编号：冀械注准 20232020197

注册人名称	河北真仁钩活术医学技术发展有限公司
注册人住所	河北省石家庄市新华区中华北大街 357 号 3 楼 311 室
生产地址	河北省衡水市深州市王家井镇王家井村
代理人名称	不适用
代理人住所	不适用
产品名称	一次性使用钩活术钩鍉针刺探针
型号、规格	GJ-02 61×2.2
结构及组成	见附表 1
适用范围	用于钩活骨减压术使用操作时特定穴位下探、拨、挑、刺组织。
附　件	产品技术要求
其他内容	环氧乙烷灭菌。
备　注	受托生产企业名称：河北沃德普克医疗器械有限公司

审批部门：河北省药品监督管理局

批准日期：2023 年 05 月 19 日
生效日期：2023 年 05 月 19 日
有效期至：2028 年 05 月 18 日

河北省药品监督管理局 医疗器械注册专用章

附表 1

注册证编号：冀械注准 20232020197

结构及组成：

刺探针由直锥针和套管针、保护套组成：

（1）直锥针：针头、针身为 32Cr13Mo 钢，针身圆柱尖状，针头为三棱锥形；针柄、针尾为本色医用 ABS 塑料，针柄为圆柱状，内中空，针尾为椭圆状，内为"W"形。

（2）套管针：针头、针身、钩翼为 12Cr18Ni9 钢，针身管形，针头为圆孔形，与直锥针吻合；针柄为本色医用 ABS 塑料，圆锥形，与直锥针针柄契合。

保护套：为医用 PVC 塑料软管，套在套管针针头和针身处保护针头。

河北省药品监督管理局 医疗器械注册专用章

图 1-3-22　一次性使用钩活术钩鍉针刺探针医疗器械注册证

（二）硬组织类钩鍉针君臣佐使配伍图（图 1-3-23）

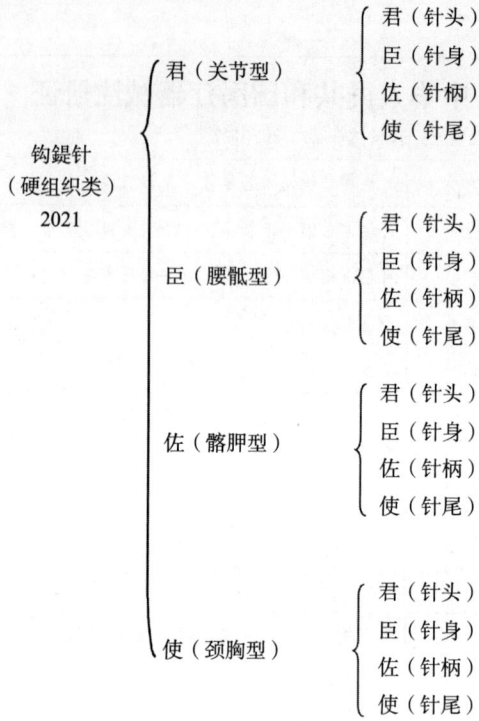

```
                                        ┌ 君（针头）
                      ┌ 君（关节型）  ┤ 臣（针身）
                      │                │ 佐（针柄）
                      │                └ 使（针尾）
                      │
                      │                ┌ 君（针头）
钩鍉针                │ 臣（腰骶型）  ┤ 臣（针身）
（硬组织类） ┤                │ 佐（针柄）
2021                  │                └ 使（针尾）
                      │
                      │                ┌ 君（针头）
                      │ 佐（髂胛型）  ┤ 臣（针身）
                      │                │ 佐（针柄）
                      │                └ 使（针尾）
                      │
                      │                ┌ 君（针头）
                      └ 使（颈胸型）  ┤ 臣（针身）
                                       │ 佐（针柄）
                                       └ 使（针尾）
```

图 1-3-23　硬组织类钩鍉针君臣佐使配伍图

（三）系统钩锶针君臣佐使配伍图（图1-3-24）

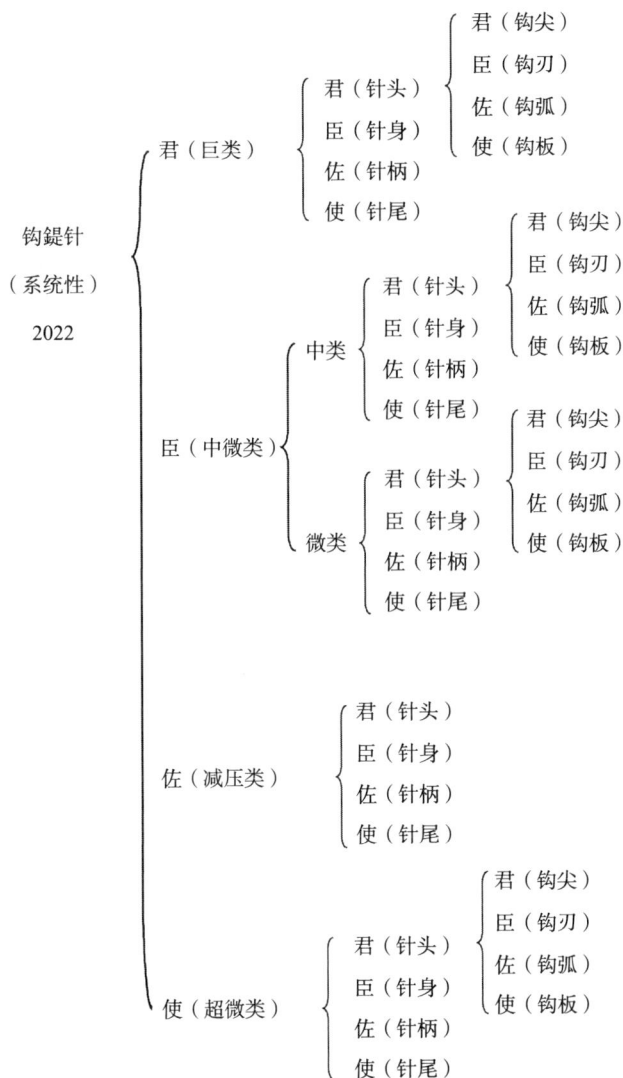

```
                                                              ┌ 君（钩尖）
                                              ┌ 君（针头）┤ 臣（钩刃）
                                              │            │ 佐（钩弧）
                                  ┌ 君（巨类）┤ 臣（针身）└ 使（钩板）
                                  │            │ 佐（针柄）
                                  │            └ 使（针尾）
                                  │                                      ┌ 君（钩尖）
                                  │                          ┌ 君（针头）┤ 臣（钩刃）
                                  │                          │            │ 佐（钩弧）
                                  │              ┌ 中类 ─────┤ 臣（针身）└ 使（钩板）
钩锶针                            │              │            │ 佐（针柄）
（系统性）┤                      │              │            └ 使（针尾）
2022                              ├ 臣（中微类）┤                          ┌ 君（钩尖）
                                  │              │            ┌ 君（针头）┤ 臣（钩刃）
                                  │              │            │            │ 佐（钩弧）
                                  │              └ 微类 ─────┤ 臣（针身）└ 使（钩板）
                                  │                           │ 佐（针柄）
                                  │                           └ 使（针尾）
                                  │                          ┌ 君（针头）
                                  │            佐（减压类）┤ 臣（针身）
                                  │                          │ 佐（针柄）
                                  │                          └ 使（针尾）
                                  │                                        ┌ 君（钩尖）
                                  │                          ┌ 君（针头）┤ 臣（钩刃）
                                  │                          │            │ 佐（钩弧）
                                  └ 使（超微类）┤ 臣（针身）└ 使（钩板）
                                                │ 佐（针柄）
                                                └ 使（针尾）
```

图1-3-24　系统钩锶针君臣佐使配伍图

（四）一次性使用系统钩锡针君臣佐使配伍图（图 1-3-25）

古九针　新九针　钩锡针

古九针

（夏朝时期）　镵针

　　　　　　　磁圆梅针

　　　　　　　锡针

新九针　　　　锋勾针　　钩锡针

（1986 年）　　铍针　　　（2021）

　　　　　　　圆利针

　　　　　　　毫针

　　　　　　　火针

　　　　　　　梅花针

软组织（钩锡针）（君）

巨类（君）

JL-01；JL-02；JL-03；
JL-04；JL-05；JL-06；
JL-07；JL-08；JL-09；
JL-10；JL-11；JL-12；
JL-13；JL-14；JL-15；
JL-16；JL-17；JL-18；
JL-19；JL-20；JL-21。

中类（臣）

ZL-01；ZL-02；ZL-03；ZL-04；
ZL-05；ZL-06；ZL-07；ZL-08；
ZL-09；ZL-10；ZL-11；ZL-12；
ZL-13；ZL-14；ZL-15；ZL-16；
ZL-17；ZL-18；ZL-19；ZL-20；
ZL-21；ZL-22；ZL-23；ZL-24；
ZL-25；ZL-26；ZL-27；ZL-28；
ZL-29；ZL-30；ZL-31。

微类（佐）

WL-01；WL-02；WL-03；
WL-04；WL-05；WL-06；
WL-07；WL-08；WL-09；
WL-10；WL-11；WL-12；
WL-13；WL-14；WL-15；
WL-16；WL-17；WL-18；
WL-19；WL-20；WL-21；
WL-22；WL-23；WL-24；
WL-25；WL-26。

超微类（使）

CW-01；CW-02；
CW-03；CW-04；
CW-05；CW-06；
CW-07；CW-08。

注：JL 为巨类
　　ZL 为中类
　　WL 为微类
　　GJ 为骨减压类
　　CW 为超微类

硬组织（钩锡针）（臣）

GJ-01；（君）

GJ-02；（臣）

GJ-03；（佐）

GJ-04。（使）

钩锡针 90 型

图 1-3-25　一次性使用系统钩锡针君臣佐使配伍图

第四节　理论与操作

　　钩活术是以中医基础理论为指导，运用中医特异钩锡针治疗疾病的技术，根据患者的具体情况进行辨证论治，以证为纲，以病为目。虽然疾病的发生、发展和临床证候表现错综复杂，但究其原因，不外乎人体阴阳失去相对平衡，主要反映为人体脏腑、经络功能的失调。钩活术乃根据阴阳、脏腑、经络学说，运用四诊方法诊察疾病，以获取病情资料，进行辨证，明确疾病的病因病机、所在部位、性质和病情的标本缓急，在此基础上采用相应的钩法与手法、治法（补法与泻法、平补平泻法），以通畅经脉、调和血气，使脊柱左右平衡、椎管内外平衡，阴阳归于相对平衡，从而达到治愈疾病的目的。通过钩鍉针的四位实现钩、割、挑、刺、推、钻、剥、弹、捣、抽，通过手法（如钩治法、割治法、挑治法、针刺法、放血法、减压法、减张法、疏松法、温补法、平衡法等）达到治病的目的，10种治法的组合形成中华钩活术特定治法。

一、特点

钩活术是利用钩鍉针针头的4个不同部位（钩尖、钩刃、钩弧、钩板），直接刺入穴位进行钩提，在治疗过程中完成钩、割、挑、刺、推、钻、剥、弹、捣、抽的操作（图1-4-1）。

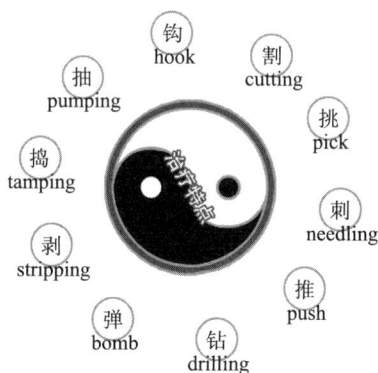

图 1-4-1　中华钩活术治疗特点

1. 钩　利用钩弧和钩板的组合钩提、钩拨软组织。

2. 割　利用钩刃割开、割断软组织。

3. 挑　挑开表皮、真皮和皮下组织。

4. 刺　利用钩针的钩尖刺入软组织或骨质。

5. 推　钩针进入软组织后，推进钩针顶端。

6. 钻　利用钩活骨减压针直锥针针头和套管针的组合，既钻皮、筋、肉，又钻骨膜和骨松质。

7. 剥　钩针进入软组织后，通过操作剥开粘连的病变组织。

8. 弹　钩治后将钩针暂时存留于组织内，操作者微微震动针尾，使其左右或前后震颤。

9. 捣　利用钩针钩尖、钩弧的组合捣划软组织。

10. 抽　钩活骨减压针进入骨松质后，利用套管针的尾部抽吸骨内瘀血。

二、组合与联合

（一）组合

从 n 个不同元素中任取 m（$m \le n$）个元素并成一组，叫作从 n 个不同元素中取出 m 个元素的一个组合；从 n 个不同元素中取出 m（$m \le n$）个元素的所有组合的个数，叫作从 n 个不同元素中取出 m 个元素的组合数，用符号 c（n，m）表示。

人的生理和病理都是组合存在的，治法上也应该组合和联合应用，组合或联合应用才能增效。中华钩活术特点组合如下。

1. 双组合 钩割组合、挑刺组合、钩挑组合、钩刺组合、钩推组合、钩弹组合、钩剥组合、钩捣组合、推钻组合、钻抽组合、捣剥组合、弹推组合、割剥组合、挑捣组合、弹剥组合。共 15 项组合，其中包含钩的组合占 7 项。由此可见"钩"的重要性，钩针替代传统直针的必要性。

2. 多组合

（1）钩割挑组合、钩割挑刺组合、钩割挑刺推组合、钩割挑刺推弹组合、钩割挑刺推弹剥组合、钩割挑刺推弹剥捣组合、钩割挑刺推弹剥捣钻组合、钩割挑刺推弹剥捣钻抽组合。

（2）挑刺弹组合、挑刺弹剥组合、挑刺弹剥捣组合、挑刺弹剥捣钻组合、挑刺弹剥捣钻抽组合。

（3）推钻弹组合、推钻弹剥组合、推钻弹剥捣组合、推钻弹剥捣钻组合、推钻弹剥捣钻抽组合。

（4）刺推弹组合、刺推弹剥组合、刺推弹剥捣组合、刺推弹剥捣钻组合、刺推弹剥捣钻抽组合。

（5）捣钻抽组合、推钻抽组合。

以上共 25 个联合，其中包含钩的组合最多，有 8 个。

3. 链锁组合

（1）锐性与钝性组合：钩针是四位一体的弧形针具，由钩尖（三菱针）、钩刃（割治针）、钩弧（钩治针）、钩板（挑治针）组成。

在操作过程中，需割治的利用钩刃锐性割治，需钩治的利用钩弧进行钩治，需挑治的利用钩板进行挑治，需撑开的利用钩弧顶端的钝性弧度和由钩尖逐渐扩大的特殊结构科学地进行撑、涨、推、分，撑、涨、推、分都是钝性分离。

针具根据病理的需要自动科学化定制，是锐性分离与钝性分离的完美组合，操作者无须考虑分离度的大小，只考虑钩度即可，简单易行，安全极效。

（2）曲线与直线组合

①人体的组成是直线与曲线的组合，如脊柱正、侧面观，正面观呈直线而侧面观为曲线。

②钩活术的操作采取比类取象的形式，首先弧形进入（针刺法、钝性分离法、弧形挑治法）软组织，触及软组织病灶后直线拉出（割治法、挑治法、减压法、锐性分离法、病理性和生理性组织辨认法）。

③曲线与直线的操作过程是各种治法及辨认法的组合。

（3）横与竖组合

①人体软组织的排列是横线与竖线的组合，如肌肉之间、筋膜之间等。

②钩活术的操作有横钩和竖钩、横透和竖透（适用于强直性脊柱炎）。

③横和竖的操作过程是各种治法及辨认法的组合。

（4）左与右组合

①人体有左有右，是左与右的组合。

②根据具体情况，钩活术的操作采取钩治左侧治右侧、钩治右侧治左侧、左右侧同时钩治的组合形式。

③左与右的操作过程是辨认法的组合。

（5）上与下组合

①人体的上下是一个组合体，如头颅与四肢、脊柱上段与脊柱下段等。

②钩活术的操作下病上取运用最广，上病下取亦常施用，上下组合的形式在钩活术治疗中时时出现。

③上与下的治疗过程是各种治法及辨认法的组合。

（6）脊柱与四肢组合

①人体的脊柱乃一身之脊梁，《灵枢·骨度》云："脊者，身之大关节也。"四肢的神经都来源于脊柱。

②钩活术的辨证治疗是根据人体的生理情况而选取脊柱旁的新（魏氏）夹脊穴，新（魏氏）夹脊穴与四肢关节的穴位同时钩治，形成一个组合。

③脊柱与四肢组合是钩活术辨证施钩、辨证选穴的具体体现。

（7）软组织与软组织间组合

①人体软组织与软组织之间是非常默契的组合。

②钩活术通过钩治的过程达到 10 种治法的综合使用，使不协调的软组织之间形成的病理性组合重新恢复生理性组合。

③软组织与软组织的操作过程调节了它们之间的组合。

（8）软组织与骨膜之间组合

①人体的软组织是附着在骨膜上的一种组合。

②钩活术的操作是既钩治软组织又刺激骨膜的治病形式。

（9）骨膜与硬组织组合

①人体的骨膜覆于骨表面，与骨松质形成一个紧密的组合。

②钩活术在钻骨时首先锐性刺激骨膜，然后锐性刺激骨松质，最后钝性刺激骨膜与骨松质，使骨膜与骨松质更加协调、更加默契。

③骨膜与硬组织的同时操作过程是各种治法及辨证法的组合。

（10）软组织与硬组织（骨）组合

①人体是软组织与硬组织的组合体。

②钩活术的操作过程既钩治软组织又钩治硬组织，使它们固有的组合更加生理化、匹配化。

③软组织与硬组织（骨）的组合操作是中医学整体观念的体现。

（二）联合

联合指联结和闭合同时出现，把某一个组合或几个单位放在一起，形成一个新单位。

①链锁组合中的各种组合是联合的体现，联合又会生成不同的组合。

②联合中有组合，组合是联合的基础。所以联合与组合是辩证关系。

③钩活术的操作是组合联合、联合组合的复杂变化。

（三）集合

集合指具有某种特定性质的、具体的或抽象的对象汇总成的集体，这些对象称为该集合的元素。

通过集合的定义，分析人体病灶形成，尤其是生物力学异常应力释放至某一个部位汇总成一个集体，符合集合的定义，在钩活术理论中称为病理性集合。钩活术疗法利用多种特定针法和特定治法联合，破坏病理性集合，建立新的生理平衡，是其最终目的。

三、中华钩活术特定治法（图1-4-2）

1. 钩治法　指钩鍉针进入软组织，利用钩弧和钩板的组合钩提局部软组织，以降低局部软组织压力或缓解张力，从而治疗疾病的方法。

2. 割治法　包括割脂法和割膜法。利用钩针钩尖和钩板的组合进入皮肤行割脂之术，利用钩针钩尖和钩刃的组合割开皮下"白膜"而行割膜之术，达到调整局部软组织而治病的目的。

3. 挑治法　指钩针进入软组织，利用钩尖和钩板的组合挑拨局部软组织，尤其侧重对浅筋膜的挑治，达到挑而调的目的。

4. 针刺法　包括软组织刺法和硬组织刺法。软组织刺法指钩针的钩尖刺入表皮、真皮、浅筋膜、肌肉等软组织；硬组织刺法指用钩针的针尖和直锥针刺入骨膜及骨松质，实施刺法（强刺、中刺、弱刺）而治疗疾病。

5. 放血法　包括软组织放血和硬组织放血。软组织放血指钩针治疗后，挤压针孔周围软组织，排出局部软组织瘀血；硬组织放血指骨减压针钻透骨松质，进入骨髓腔，利用套管针负压抽吸红褐色骨髓液若干，达到排出瘀血、骨内减压而治病的目的。

6. 减压法 包括软组织减压和硬组织减压。软组织减压指钩针进入软组织，通过钩弧和钩板的组合提拉局部软组织，使局部肌纤维、筋膜等软组织之间压力减小；硬组织减压指钩活骨减压针进入骨松质后，利用套管针抽吸若干褐色骨髓液，借此降低骨内压，进一步降低软组织和硬组织之间的压力，达到软组织和硬组织同时减压而治病的目的。

7. 减张法 包括软组织减张和硬组织减张。软组织减张指钩针进入软组织，通过钩刃的割治作用，使局部肌纤维等软组织断开回缩，张力减小；硬组织减张指钩活骨减压针进入骨松质，造孔减张，达到减缓局部软组织和硬组织的张力而调理治病的目的。

8. 疏松法 包括软组织疏松和硬组织疏松。软组织疏松指钩针进入软组织，通过钩弧和钩板提拉、钩刃割开、针身提插及钝性锐性分离，达到疏通和松解软组织而治病的目的；硬组织疏松指钩活骨减压针进入骨松质后，通过锐性强刺骨膜、骨松质减张、骨内减压，达到疏通调理的目的。

9. 温补法 包括软组织温补和硬组织温补。软组织温补指钩针进入皮肤后，由浅入深为补法，深入过程中或有停顿，如常用的"烧山火"法；硬组织温补指钩针钩弧的顶端抵触骨面后，通过钝性按摩刺激骨膜，达到激发阳气以温煦局部的温补目的。

10. 平衡法 指钩鍉针进入软组织，通过钩尖强刺、钩弧钩板提拉、钩刃割开、针身提插弹剥、钩活骨减压，以及治法的组合与联合，既平衡软组织，又平衡硬组织，达到调软、调硬、软硬平衡、（管）内外平衡的目的，重建人体生物力学平衡体系。

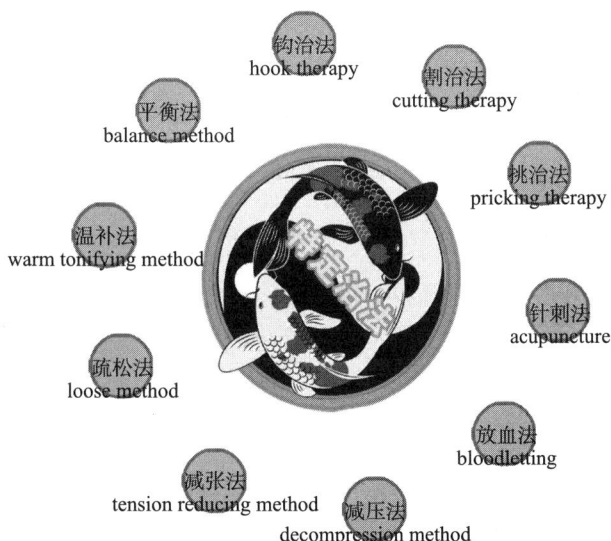

图 1-4-2　中华钩活术特定治法

四、钩速

钩速即钩活术进针与出针操作的速度，包括弧形进针的速度、出针速度及直线拉出速度。根据临床研究，将适宜钩速确定为 6~12 秒（抛物线上升轨迹耗时 2 秒，抛物线下降轨迹耗时 2 秒，直线拉出耗时 2 秒，单次操作最短时程为 6 秒）。超过该时限者为超速，低于该时限者为低速。

浅单软钩法操作时程为常规的 3 倍，即 18~36 秒（抛物线上升轨迹耗时 6 秒，抛物线下降轨迹耗时 6 秒，直线拉出耗时 6 秒，单次操作最短时程为 18 秒）。其技术特征体现为弧线钩迹速度"轻"，直线钩迹速度"慢"，钩量（1/3）"少"。

五、钩角

钩角是钩活术操作过程中进针、钩治、出针时钩鍉针与皮肤之间的角度，包括抬起角和钩进角。

1. 抬起角　指以钩弧与针身交界点为基准点，按照相应的进钩角度进入皮下组织后，所抬起弧形进针的角度，抬起角一般掌握在 45°~50°（图 1-4-3）。

2. 钩进角　指钩针与所钩治腧穴表皮形成的进针角度，由钩进角形成倒八字钩治法。新（魏氏）夹脊穴的钩角参数可查阅钩活术度量图。

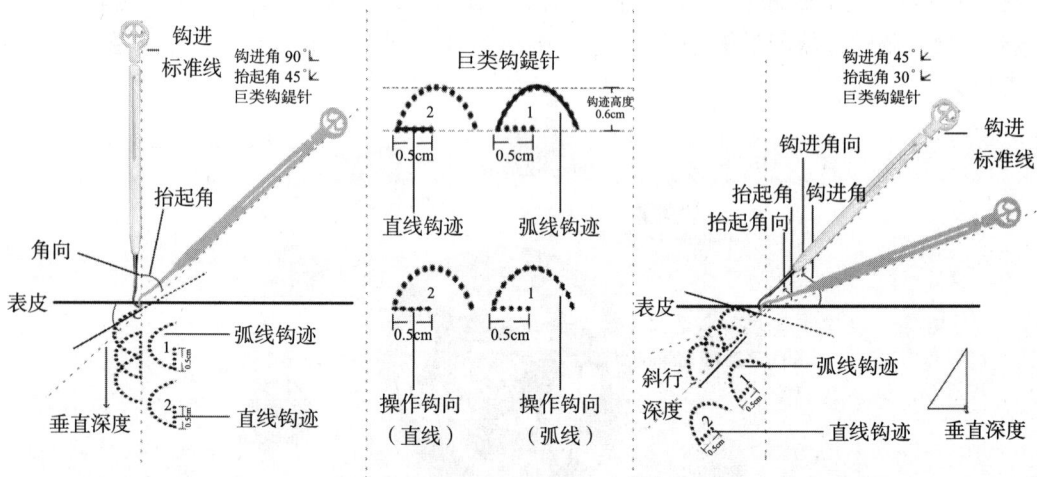

图 1-4-3　钩角和钩深

六、钩向

钩向指钩活术操作过程中的方向，包括操作向（前进直向、前进弧向、正向、反向、提拉直向、拉出弧向）、抬起角向、钩进角向等（图 1-4-3）。

1. 操作向　指钩鍉针进入皮肤后操作过程中钩尖的方向。

2.抬起角向 指钩鍉针进入皮肤后准备操作时钩尖的方向。

3.钩进角向 指未进入皮肤、准备钩治时钩鍉针与所钩治腧穴表皮形成角度的方向。

七、钩迹

钩活术操作过程中，钩鍉针是呈弧形进入软组织的，达到深度后进行直线提拉。钩迹指钩鍉针由弧线进入直线提拉的轨迹，分为弧线形、直线形两种。因操作需重复弧形进针与直线提拉，故同一穴位操作的钩迹基本相同。弧线与直线的夹角即钩角中的抬起角。直线形钩迹的长度 ≤ 0.5cm，弧线形钩迹的长度依圆周长公式 $C = \pi d$ 计算得 ≤ 1.57cm（图 1-4-3）。

八、钩量

钩量即操作过程中所钩治病灶组织的量值。浅单软钩法遵循"轻、慢、少"原则，其钩量较常规减少 2/3。量化标准：钩抬角 45° 弧形（各类钩鍉针）进入一定的垂直深度，垂直向外提拉 0.5cm 时，钩量定为 5 分量。无论手感模拟有无病灶（钩下有无阻力），都定为 5 分钩量，按此标准成比例地增加或缩小，形成以下钩量数轴，即手感模拟钩量（图 1-4-4）。

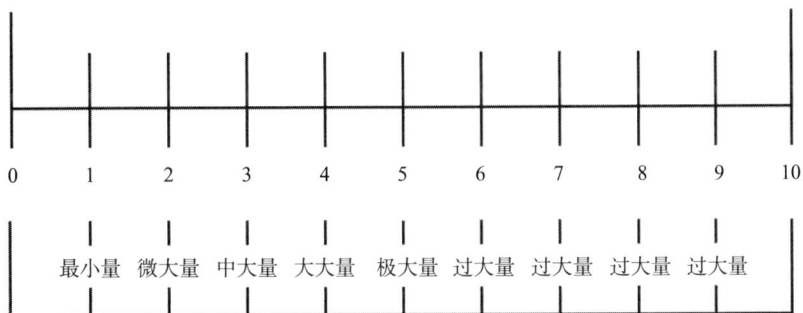

| 0 | 1 | 2 | 3 | 4 | 5 | 6 | 7 | 8 | 9 | 10 |

| 最小量 | 微大量 | 中大量 | 大大量 | 极大量 | 过大量 | 过大量 | 过大量 | 过大量 |

图 1-4-4　手感模拟钩量

九、钩深

钩深即钩活术操作进入皮肤的深度，钩深包括两个方面：一是进针的深度，即倾斜进针深度；二是垂直深度，即以腧穴皮肤表面为基准的垂直入针深度，依勾股定理计算（图 1-4-3）。不同部位及针具类型对应不同的进深标准，熟练掌握钩深是保障操作安全的前提。

十、钩度

钩度包括钩的深度、钩起的度、割开的度、分离的度、钩着的量度、钩速的刺激度等，是钩活术的技术核心，也是各种量度的总和，用手感模拟钩度法来表示。

十一、钩欲

钩欲指钩活术操作者大脑思维中钩治的欲望值。欲望值过大，会引起过度操作；欲望值过小，会影响疗效。在钩活术的不及与太过原理中，明确欲望值"宁小勿大"的原则，是为保证临床安全而设定的。

十二、钩活术量表

（一）视觉模拟评分法

"疼"的医学含义是躯体的不适感，"痛"则兼具躯体不适感与心理不适或障碍。疼痛的程度难以用语言准确描述，目前普遍用视觉模拟评分法（visual analogue scale，VAS）评价疼痛程度（图1-4-5）。视觉模拟评分法以数轴的形式表示疼痛的程度，该程度是患者的自我感觉，无痛为零分度，疼痛不能忍受为拾分度。其优势在于受试者易懂、实时记录快而简单、适用人群广，故在临床诊疗与教学研究中广泛应用。因此，钩活术的钩度、巨中微类钩锃针的使用、钩活术中的补泻法，以及痛、麻、木、凉等症状，均参照视觉模拟评分法量化模式进行分级评估，通过量表体现钩活术的度量制。

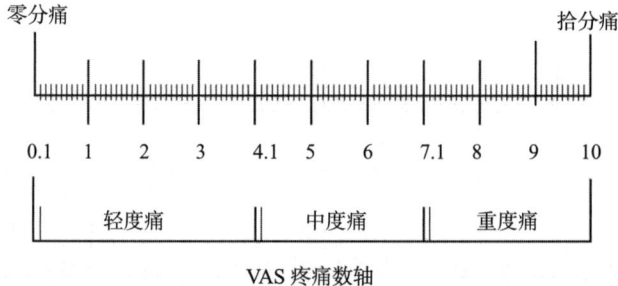

图 1-4-5　视觉模拟评分法

注：0分：无痛；0.1~4分：轻度疼痛（能忍受，睡眠不受影响）；4.1~7分：中度疼痛（疼痛明显，不能忍受，要求服用镇痛药，睡眠受影响）；7.1~10分：重度疼痛（疼痛剧烈，不能忍受，需服用镇痛药，睡眠严重受影响，可伴有自主神经紊乱或强迫体位）。

（二）视觉模拟麻感评分法

麻感既包含躯体不适或功能敏感度下降，又包括心理不适或障碍。视觉模拟麻感评分法（visual analogue anesthesia measurement，VAM））以数轴的形式表示麻感的程度，该程度是患者的自我感觉，无麻感为零分度，麻感至最大程度或有憋胀为拾分度（图1-4-6）。

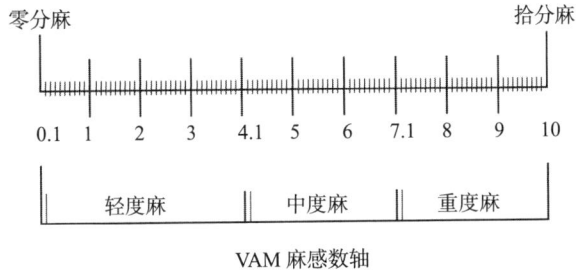

零分麻　　　　　　　　　　　　　　　　　　　　　拾分麻

0.1　1　　2　　3　　4.1　5　　6　　7.1　8　　9　　10

轻度麻　　　　中度麻　　　重度麻

VAM 麻感数轴

图 1-4-6　视觉模拟麻感评分法

注：0分：无麻感；0.1~4分：轻度麻感（能忍受，工作、生活不受影响）；4.1~7分：中度麻感（麻感明显，影响工作、生活，要求治疗）；7.1~10分：重度麻感（麻感严重或生活不能自理，不能忍受，甚至影响睡眠或强迫体位，迫切要求治疗）。

（三）视觉模拟木感评分法

木感指敏感度下降或消失，或有身体局部不适及功能和心理不适，患者对木感的表述是以健康的肢体去触摸非健康的部位而获得的一种感觉。视觉模拟木感评分法（visual analogue wood sense measurement，VAM））以数轴的形式表示木感的程度，该程度是患者的自我感觉，无木感为零分度，木感至最大程度甚至失去感觉，甚至切开皮肤仍无痛感为拾分度（图 1-4-7）。

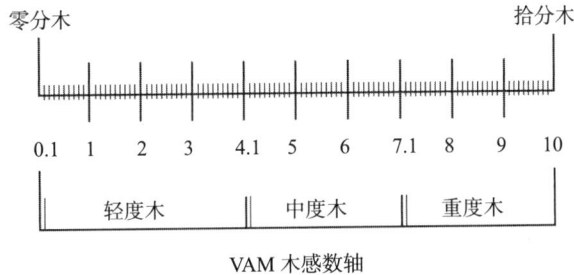

零分木　　　　　　　　　　　　　　　　　　　　　拾分木

0.1　1　　2　　3　　4.1　5　　6　　7.1　8　　9　　10

轻度木　　　　中度木　　　重度木

VAM 木感数轴

图 1-4-7　视觉模拟木感评分法

注：0分：无木感；0.1~4分：轻度木感（能忍受，工作、生活不受影响）；4.1~7分：中度木感（木感明显，影响工作、生活，要求治疗）；7.1~10分：重度木感（木感严重或生活受影响，或失去感觉，迫切要求治疗）。

（四）视觉模拟冷凉测量法

冷凉指脊柱退变性疾病引起的下肢冷凉，与寒战高热不同。患者对冷凉感的表述是一种自主感觉，包括实际皮肤温度下降和皮肤温度正常但感觉冷凉。视觉模拟冷凉评分法（visual analogue cooling measurement method，VCM）以数轴的形式表示自感冷凉的程度，无冷凉感为零分度，感觉像贴在冰块上（冷凉感最大程度）为拾分度（图 1-4-8）。

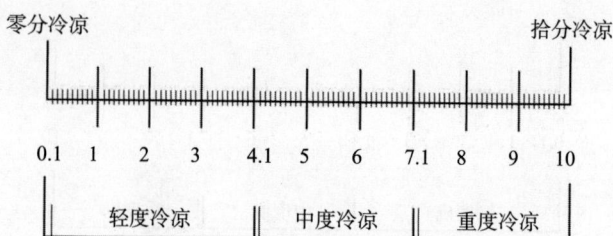

图1-4-8 视觉模拟冷凉评分法

注：0分：无冷凉感；0.1~4分：轻度冷凉，较常人穿衣稍有增加，自感冷凉，夏季也不能接受冷风凉气而穿长衣长衫；4.1~7分：中度冷凉，穿衣较常人增加一季；7.1~10分：重度冷凉，几乎达到夏天穿棉衣、冬天不出门的程度。

西医学认为疼是躯体的不适感；痛兼具躯体不适感与心理不适或障碍；麻感既包含躯体不适或功能敏感度下降，又包括心理不适或障碍；木感指敏感度下降或消失，或有身体局部不适及功能和心理不适。疼无心理不适或障碍，痛有心理不适或障碍，痛比疼程度重；麻有感觉，木无感觉，木比麻程度重。从医学角度分析，疼、痛、麻、木、无力依次加重。

中医学认为疼病位在肌肉，属腠理不通；痛是筋脉、骨骼不通，痛必然引起肝郁而有心理和情绪改变；麻和木都是气血不足、运行不畅所致。故不通则痛、痛则不通、气虚则麻、血虚则木。腰椎管狭窄症初期多表现为疼，逐渐加重表现为痛，病程迁延则麻，失治或误治进而为木，木久则无力，症状逐渐加重。

麻木涵盖范围很广，包括浅感觉障碍（皮肤感觉减退或丧失等）、深感觉障碍（位置觉缺失，反应、动作障碍等）和精神与心理障碍。常见的麻木或麻木感为浅感觉障碍，肢端麻木是常见临床症状，如神经炎最常出现的手脚麻木、颈椎病引起的上肢麻木、腰椎间盘突出压迫神经导致的下肢疼痛与麻木等。

（五）肌力分级标准

0级：肌肉无收缩力量，关节无活动，肌肉完全瘫痪。

1级：仅有肌肉轻微收缩，但不能带动关节和肢体做任何活动。相当于正常肌力的10%。

2级：肌肉收缩可带动关节活动，但不能在对抗肢体自身重力下活动关节。相当于正常肌力的25%。

3级：肌肉收缩能对抗肢体自身重力活动关节，但不能对抗任何阻力。相当于正常肌力的50%。

4⁻：能够对抗轻度负荷，肌力明显大于3级，稍弱于4级。

4级：肌肉收缩可以对抗一定的阻力使关节活动，但力量较正常稍弱。相当于正常肌力的75%。

4^+：在强负荷下肌肉力量轻度下降，稍大于 4 级，稍弱于 5 级。

5 级：正常肌力。

（六）手感模拟钩度法

手感模拟钩度法（the simulation method of hand hook，TMH）是中医钩活术量化评估钩起、割开、钝推、分离程度的一种方法，简称"钩度"（不包括深度）。钩度作为钩活术手法与钩法的重要理论，推动钩活术理论向科学化、数字化、规范化方向发展，对临床实践与教学培训具有重要指导价值。

手感模拟钩度法是一种以量表的形式通过手感模拟钩度的方法。皮下软组织处于完整无破坏状态为零分度，软组织通过锐性或钝性分离全部豁开（最大程度）为拾分度，参照视觉模拟评分法，借助可视化量表数轴指导临床操作者的手感（图 1-4-9）。

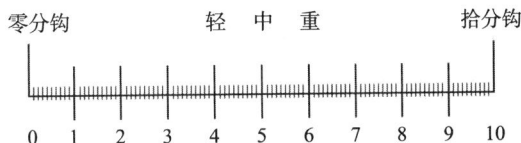

零分钩　　　　　轻 中 重　　　　拾分钩

0　1　2　3　4　5　6　7　8　9　10

图 1-4-9　手感模拟钩度法（钩度数轴）

注：1 分钩度、2 分钩度、3 分钩度，依次类推。

手感模拟钩度法的适用范围限定于软组织层次，不用于硬组织；在钩活术的五手法（钩提法、捣划法、分离法、触骨法、钻骨法）中只针对钩提法；在钩活术的五钩法（浅单软钩法、单软钩法、双软钩法、深双软钩法、重深双软钩法）中，只用于浅单软钩法、单软钩法（轻、中、重）、双软钩法。

十三、手感模拟钩度法与钩鍉针（内板型泻法）

钩活术手感模拟钩度的量与钩鍉针大小有极为密切的关系，下面予以具体介绍。

（一）钩活术手感模拟钩度法与钩鍉针匹配量表

手感模拟钩度法与内板型钩鍉针在钩度上有一个匹配的量表，称为钩活术手感模拟钩度法与钩鍉针匹配量表（TMH），结合钩度与针具大小的关系而列表，同时特别标明过度钩为禁区，提醒操作者严禁超越临床安全范围。内板型钩鍉针临床应用以泻法为主，所以在 TMH 中主要针对泻法，或以泻法为主（图 1-4-10）。

零分钩　　　轻 中 重　　　拾分钩

0　1　2　3　4　5　6　7　8　9　10

微类 中类 浅单 轻单 中单 重单 双软 过度钩

微　　中 巨中 巨 巨 巨 巨 禁 禁 禁

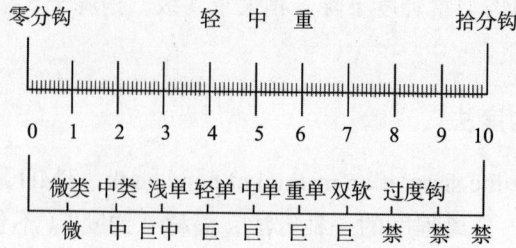

图 1-4-10　手感模拟钩度法（钩度与单双软钩法）

注："微"指微内板和超微类；"中"指中类内板；"巨"指巨类内板型钩鍉针；"禁"指不能达到的钩度。

（二）手感模拟疼痛钩度法

手感模拟疼痛钩度法又称钩活术疼痛强度钩活数字量表（hand feel analog pain hook method，HPM），基于视觉模拟评分法构建 0~10 分疼痛强度分级量表，实现疼痛程度与钩度选择的精准对应，指导临床钩鍉针的选择（辨痛选钩）和辨证选度（图 1-4-11）。

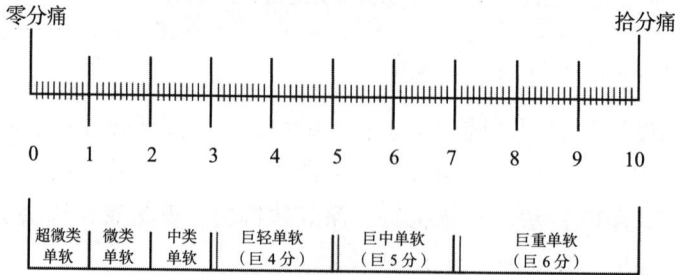

零分痛　　　　　　　　　　　　　　　　　　拾分痛

0　1　2　3　4　5　6　7　8　9　10

| 超微类单软 | 微类单软 | 中类单软 | 巨轻单软（巨4分） | 巨中单软（巨5分） | 巨重单软（巨6分） |

VAS 疼痛数轴与钩度的关系

图 1-4-11　手感模拟疼痛钩度法（钩度与疼痛）

1. 巨类内板型钩鍉针的钩度在钩度数轴上表现为手感模拟钩度法（钩度数轴巨类内板）（图 1-4-12）。

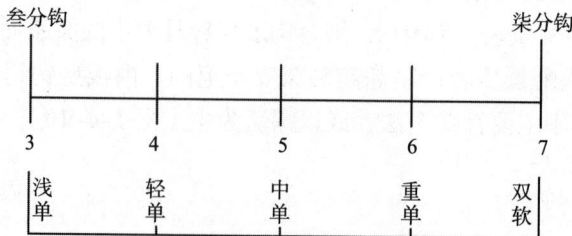

叁分钩　　　　　　　　　　　　柒分钩

3　　4　　5　　6　　7

浅单　轻单　中单　重单　双软

图 1-4-12　手感模拟钩度法（钩度数轴巨类内板）

2.巨类内板型钩鍉针的钩度与疼痛在数轴上的关系为手感模拟疼痛钩度法（巨类）（图 1-4-13）。

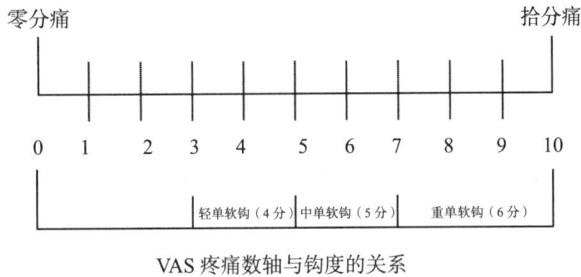

图 1-4-13　手感模拟疼痛钩度法（巨类）

3.中类内板型钩鍉针的钩度在钩度数轴上表现为手感模拟钩度法（钩度数轴中类内板）（图 1-4-14）。

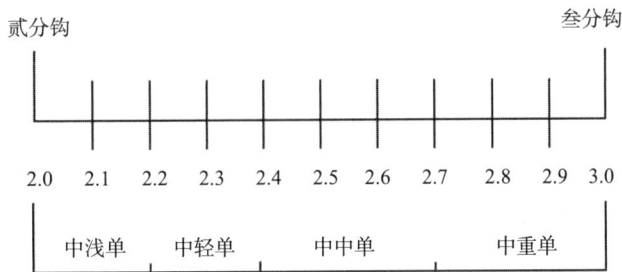

图 1-4-14　手感模拟钩度法（钩度数轴中类内板）

4.中类内板型钩鍉针的钩度与疼痛在数轴上的关系为手感模拟疼痛钩度法（中类）（图 1-4-15）。

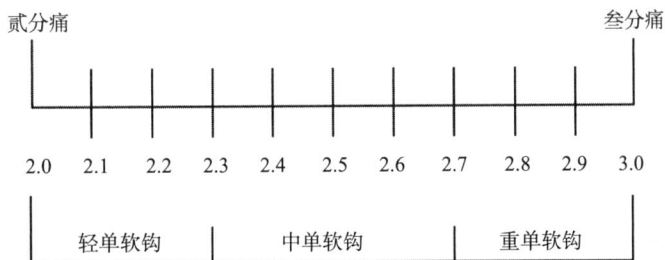

图 1-4-15　手感模拟疼痛钩度法（中类）

5.微类内板型钩鍉针的钩度在钩度数轴上表现为手感模拟钩度法（钩度数轴微类内板）（图 1-4-16）。

壹分钩   贰分钩

1.0 1.1 1.2 1.3 1.4 1.5 1.6 1.7 1.8 1.9 2.0

微浅单   微轻单   微中单   微重单

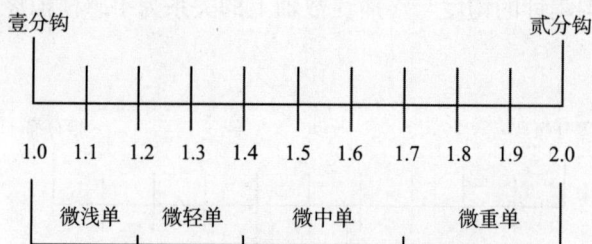

图 1-4-16 手感模拟钩度法（钩度数轴微类内板）

6. 微类内板型钩鎚针的钩度与疼痛在数轴上的关系为手感模拟疼痛钩度法（微类）（图 1-4-17）。

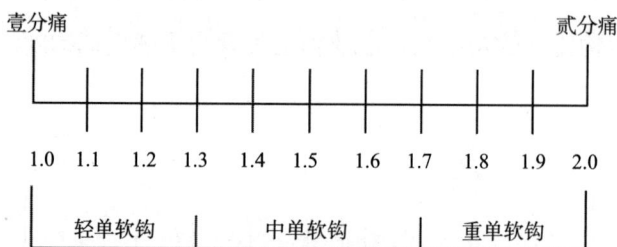

壹分痛   贰分痛

1.0 1.1 1.2 1.3 1.4 1.5 1.6 1.7 1.8 1.9 2.0

轻单软钩   中单软钩   重单软钩

图 1-4-17 手感模拟疼痛钩度法（微类）

7. 超微类内板型钩鎚针的钩度在钩度数轴上表现为手感模拟钩度法（钩度数轴超微类内板）（图 1-4-18）。

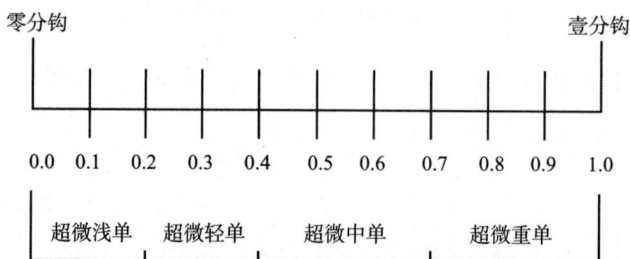

零分钩   壹分钩

0.0 0.1 0.2 0.3 0.4 0.5 0.6 0.7 0.8 0.9 1.0

超微浅单   超微轻单   超微中单   超微重单

图 1-4-18 手感模拟钩度法（钩度数轴超微类内板）

8. 超微类内板型钩鎚针的钩度与疼痛在数轴上的关系为手感模拟疼痛钩度法（超微类）（图 1-4-19）。

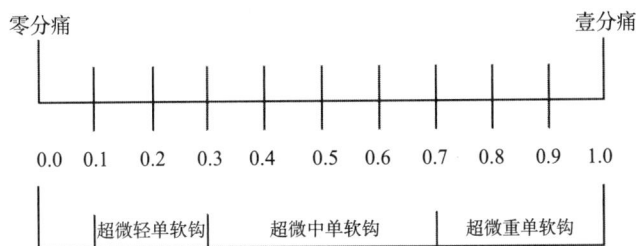

图 1-4-19 手感模拟疼痛钩度法（超微类）

十四、手感模拟钩度法与钩鍉针（内刃型补法）

临床应用内刃型钩鍉针操作时，以针头抵达皮下为零分度，钝性推进插入所产生的最大钝性分离度（或骨面）为拾分度，参照视觉模拟评分法构建量表数轴，通过量表数轴指导临床操作者的手感。以数轴形式呈现的量表为手感模拟钩活补法（handle analog hook live operation repair method，HHM）（图 1-4-20），将手感模拟钩活补法与各类型钩鍉针对应后形成的量表为手感模拟钩活补法（补法数轴巨中微类）（图 1-4-21）。

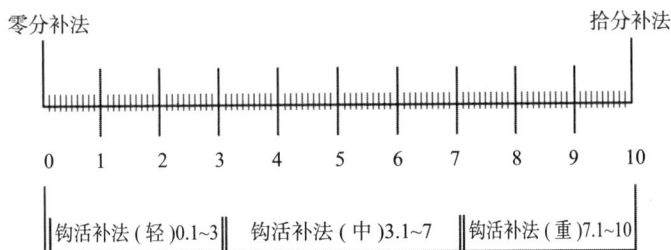

图 1-4-20 手感模拟钩活补法

注：0分：无补泻；1~10分：补法为先浅后深，重推进轻提拉，推进为主，推进力度较大，提拉力度较小，在提拉时稍向钩弧方向抬起，尽量不割断软组织，达到最大补法。

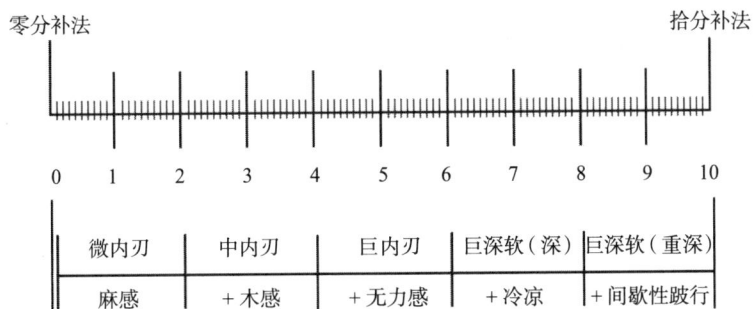

图 1-4-21 手感模拟钩活补法（补法数轴巨中微类）

1. 手感模拟冷凉跛行钩度补法（深软型）（feeling simulation cold claudication hook degree compensation method，FCM）（图 1-4-22）

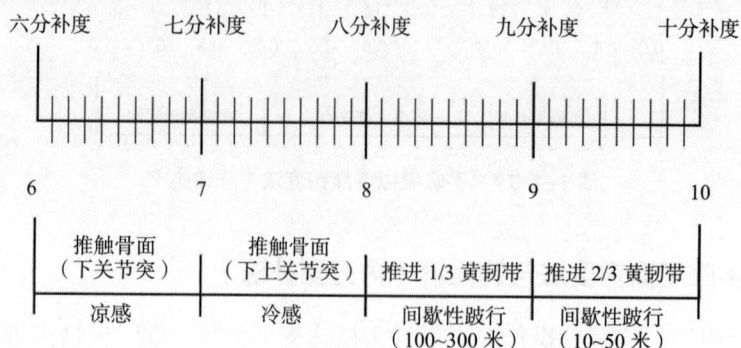

图 1-4-22　手感模拟冷凉跛行钩度补法（深软型）

注：在手感模拟冷凉跛行钩度补法中，根据深浅程度可分为轻补、中补、重补。

2. 手感模拟冷凉跛行钩度补法（深软型）黄韧带分区（图 1-4-23）

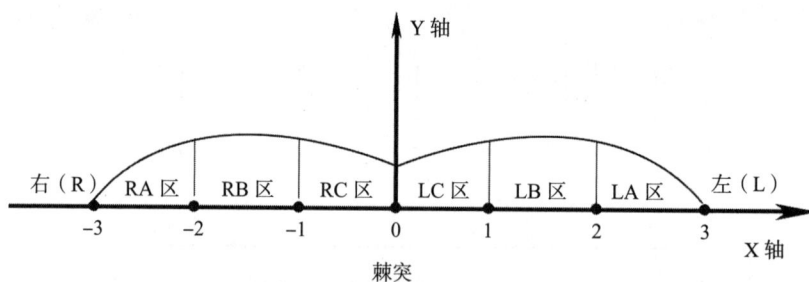

图 1-4-23　手感模拟冷凉跛行钩度补法（深软型）黄韧带分区

3. 手感模拟冷凉跛行钩度补法（深软型）角度及深度量表（表 1-4-1）

表 1-4-1　重深双软深度及角度量表

新（魏氏）夹脊穴	L_1 穴（腰 5 椎）	L_2 穴（腰 4 椎）	L_3 穴（腰 3 椎）	L_4 穴（腰 2 椎）
深度（cm）	2.6~3.2	2.8~3.2	2.5~3.0	2.4~2.8
角度［锐角度（°）］	20~40	30~45	35~45	40~45
深度补量 （分离深度和 补量成正比）	3/10（轻补） 6/10（中补） 9/10（重补）	3/10（轻补） 6/10（中补） 9/10（重补）	3/10（轻补） 6/10（中补） 9/10（重补）	3/10（轻补） 6/10（中补） 9/10（重补）

注：①在手感模拟冷凉跛行钩度补法（深软型）角度量表中，角度指水平抬起的锐角度，称抬起角。重深双软是分离法，根据分离黄韧带的深度分为轻度补法（进入黄韧带 3/10）、中度补法（进入黄韧带 6/10）、重度补法（进入黄韧带 9/10），不能穿透黄韧带。②重深双软无 L_5 穴（腰 1 椎），因腰 1 椎距脊髓较近，防止意外事故发生。

4. 手感模拟无力感钩度补法（巨内刃）（feeling analogue feebleness hook degree compensation method，FFM）（图 1-4-24）

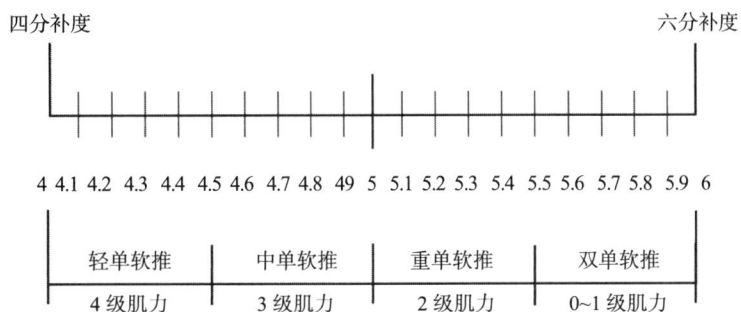

四分补度   六分补度

4 4.1 4.2 4.3 4.4 4.5 4.6 4.7 4.8 49 5 5.1 5.2 5.3 5.4 5.5 5.6 5.7 5.8 5.9 6

轻单软推	中单软推	重单软推	双单软推
4 级肌力	3 级肌力	2 级肌力	0~1 级肌力

图 1-4-24　手感模拟无力感钩度补法（巨内刃）

注：在手感模拟无力感钩度补法中，根据深浅程度可分为轻补、中补、重补。

5. 手感模拟木感钩度补法（中内刃）（hand-feeling simulation wood-feeling hook degree compensation method，HWM）（图 1-4-25）

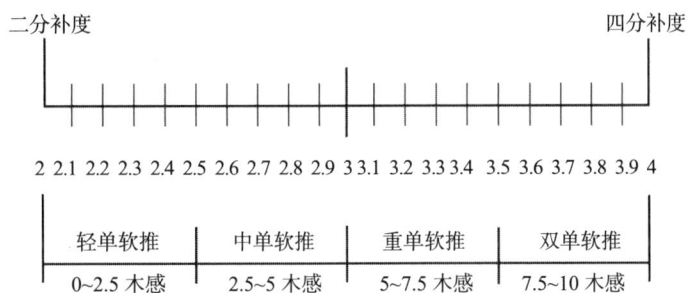

二分补度   四分补度

2 2.1 2.2 2.3 2.4 2.5 2.6 2.7 2.8 2.9 3 3.1 3.2 3.3 3.4 3.5 3.6 3.7 3.8 3.9 4

轻单软推	中单软推	重单软推	双单软推
0~2.5 木感	2.5~5 木感	5~7.5 木感	7.5~10 木感

图 1-4-25　手感模拟木感钩度补法（中内刃）

注：在手感模拟木感钩度补法中，根据深浅程度可分为轻补、中补、重补。

6. 手感模拟麻感钩度补法（微内刃）（hand-feeling analogue numbness hook degree compensation method，HNM）（图 1-4-26）

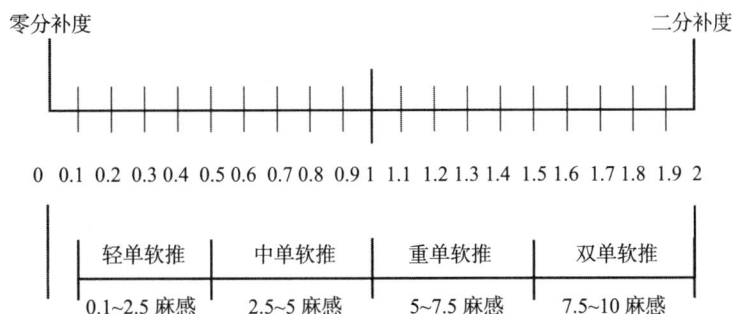

零分补度   二分补度

0 0.1 0.2 0.3 0.4 0.5 0.6 0.7 0.8 0.9 1 1.1 1.2 1.3 1.4 1.5 1.6 1.7 1.8 1.9 2

轻单软推	中单软推	重单软推	双单软推
0.1~2.5 麻感	2.5~5 麻感	5~7.5 麻感	7.5~10 麻感

图 1-4-26　手感模拟麻感钩度补法（微内刃）

注：在手感模拟麻感钩度补法中，根据深浅程度可分为轻补、中补、重补。

【小结】

钩活术独有的理论——手感模拟钩度法是钩活术理论体系的核心。钩活术技术是中医针灸的延伸，是古九针和新九针"守正创新"的结晶，必然存在泻法和补法。

《内经》主要从阴阳、脏腑、经络、病机、诊法、治则、针灸、按摩、方药、疾病、摄生等方面，对人体的生理活动、病理变化，以及诊断、治疗方法做了较为全面而系统的论述，奠定了中医学理论体系的基础。《内经》中关于针法的论述涵盖针刺的器具、持针的法则、刺法的种类、补泻手法的区分、针刺剂量的掌握、针刺的宜忌、针灸医师的应备条件及某些疾病的针刺方法，其中最重要的是刺法中的补泻法。针灸临床必须根据病症的虚实而施行补法或泻法，如《灵枢·经脉》云："盛则泻之，虚则补之，热则疾之，寒则留之，陷下则灸之。"《灵枢·九针十二原》云："凡用针者，虚则实之，满则泄之，菀陈则除之，邪胜则虚之。"《灵枢·官针》记载的各种刺法，主要讨论如何使用九针治疗不同病症，其中有以九针应九变的"九刺"。另根据病变部位的深浅、大小等差异，提出刺浅、刺深和发针多少，以及运用不同的针刺角度以适应十二经各种病症的"十二刺"。"五刺"是针对五脏相关病变而提出的。"三刺"指毫针刺入皮肤后，分浅、中、深 3 种不同深度的分层刺法，后世发展为烧山火、透天凉等综合补泻法。针灸学中还有迎随补泻法、捻转补泻法、徐疾补泻法、提插补泻法、呼吸补泻法、开阖补泻法等。在归纳总结古代针灸各种补泻法的基础上，制定钩活术的补泻法，依然分为针具补泻和手法补泻。

针具补泻：内刃型钩鍉针为补法，巨类为大补、中类为中补、微类为小补；内板型钩鍉针为泻法，巨类为大泻、中类为中泻、微类为小泻。

手法补泻：先浅后深、重推轻提、只推不提、部分钝性或锐性分离法为补法；先深后浅、重提轻推、只提不推、部分锐性或钝性分离法为泻法。如内刃推分补法、菱形分离法、散射分离法、烧山火法、深双软、重深双软、触骨法等为补法；钩提法、捣划法、浅单软、单软、双软等为泻法，扇形分离法、面形分离法、圆形分离法也为泻法。

混合补泻：手感模拟钩度法中的补法和泻法都不是绝对的，补和泻的度是手感模拟出来的理论数字。钩活术手感模拟钩度法的补泻是自中医针灸学补泻理论延伸而来，在操作中是补中有泻、泻中带补的混合补泻过程，体现了阴阳互补、阴中求阳、阳中有阴的哲学智慧，契合人体的生理和病理规律。

十五、手法与钩法

钩活术技术的手法与钩法是构成技术体系的核心要素，包括钩提法、分离法、捣划法、触骨法、钻骨法五手法和浅单软、单软、双软、深双软、重深双软五钩法。疾病不同、部位不同、生理病理不同、病情程度不同，选择的钩法与手法也不同。

（一）手法与钩法的定义

1. 钩活术特定手法 钩活术治疗过程中主要有五种操作手法，即钩提法、分离法、捣划法、触骨法、钻骨法。

（1）钩提法：钩锃针按钩活术进针法进入皮肤（真皮）后，先钩后提拉、再钩再提拉，循序前进。内板型针头侧重于钩提和挑拨，内刃型针头侧重于剥割和推分。钩提法中有泻法和补法之分：

1）内板泻法为主：内板型钩锃针垂直钩提法进针后，钩提前进的方向垂直于皮肤表面或骨面。脊柱及脊柱旁穴用此手法时，根据操作的不同又分为一般钩提法和特殊钩提法。

①一般钩提法：进针后匀速定向钩提，达到要求的钩度后，退出钩锃针，完成治疗操作，为一般垂直钩提法。

②透天凉钩提法：将钩锃针钩入腧穴应钩深度的下 1/3（地部），进行钩提，再将钩锃针退回中 1/3（人部），进行钩提，最后将钩锃针退回上 1/3（天部），进行钩提，3次钩提后退出钩锃针，完成治疗操作。多用于治疗脊柱退变性疾病的急性水肿期、发作期及持续期。

③恢钩钩提法：《灵枢·官针》载："凡刺有十二节，以应十二经。"节是节要的意思。由于刺法中有十二节要，所以能应合于十二经的病症。"十二节刺"中第三刺法又称恢刺："恢刺者，直刺傍之，举之前后恢筋急，以治筋痹也。"这种刺法专门针对肌肉拘急痹痛部位的四周。先从傍刺入，得气后，嘱患者做关节功能活动，不断变换针刺方向，以疏通经气、舒缓筋急。恢，有恢复其原来活动功能的意思。根据恢刺的本意，钩活术疗法在钩提法完成 1/2 钩度时，开始活动有障碍的关节或肢体，边活动边钩提，达到应钩治的钩度，完成治疗。恢钩钩提法可提升疗效，最大限度地恢复功能。

④扇形钩提法：一般钩提法操作时，按要求沿 1 个方向钩活后，将钩锃针退于皮下（真皮下），调整方向后再做钩提操作。扇形钩提法需要进行 3 个方向的操作，三方终点的连线与进针点形成一个扇形平面，常用于膝关节髌骨下穴（图 1-4-27）。

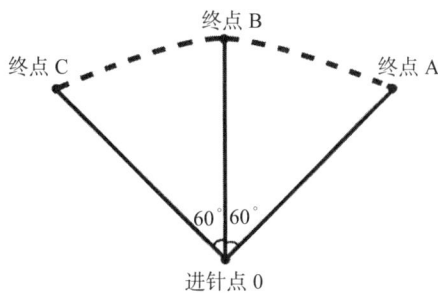

图 1-4-27　扇形钩提法

⑤倒八字钩提法：在钩治新（魏氏）夹脊穴时，同一椎体有左、右两个进针点，根据解剖安全的要求，进针的方向需要与垂直方向形成一个夹角，形成一个倒八字形平面（图 1-4-28、图 1-4-29）。

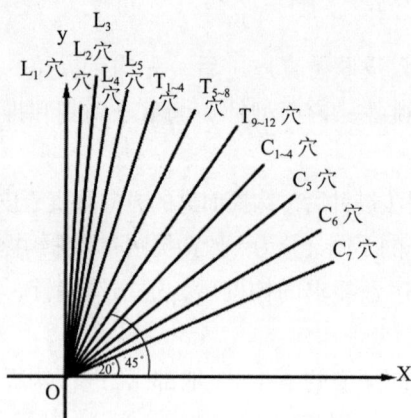

图 1-4-28　倒八字钩提法（单侧）

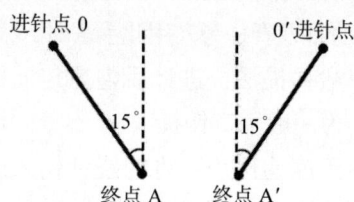

图 1-4-29　倒八字钩提法（双侧）

2）内刃补法为主：内刃型钩鍉针有剥割泻法和推分补法，根据钩鍉针的方向分为垂直剥割泻法、推分补法和倒八字剥割泻法、推分补法。

①内刃剥割泻法：进针后匀速定向钩提，达到剥割钩度后，退出钩鍉针，完成钩提操作，临床不常用。

②内刃推分补法：也称分离法。进针后匀速定向推进，利用内刃型钩鍉针钩弧顶端的圆钝形状分离软组织，达到一定的深度和分离度后，退出钩鍉针，在操作过程中也有提拉动作，但是提拉时要向钩弧的方向稍稍抬起，尽量少或不割开软组织，临床补法中最常用。

③烧山火推分法：将内刃型钩鍉针钩入腧穴应钩深度的上 1/3（天部），进行推分，再将钩鍉针钩入中 1/3（人部），进行推分，最后将钩鍉针钩入下 1/3（地部），进行推分，3 次递进推分后弧形退出钩鍉针，完成治疗操作。烧山火推分法由浅入深、以补为主，多用于治疗冷痹顽麻、虚寒性脊柱退变性疾病等。

（2）分离法：指钩鍉针深达病灶处，接触骨面或病灶时，因病灶面积较大，必须使其分离才能畅通，利用针头到达病灶的中央，以骨面或病灶面为基准面，以基准面的中点为圆心，做旋转手法，达到活血、畅通、祛瘀的目的。基准面非常关键，基准面的中点是旋转的圆心，操作要准确，防止误伤。根据实施分离动作的主体不同，分为钝性分离（钩弧顶端、针尾）和锐性分离（钩刃、钩尖）。锐性分离法为泻法，钝性分离法为补法，根据病情选择适宜的分离法。

钝性分离包括散射分离法、菱形分离法、上下分离法、左右分离法，为补法；锐性分离包括画圆法、扇形分离法、面形分离法、圆形分离法，为泻法。

①散射分离法：钩鍉针针头或定位锥达病灶中央，以中央点为基准散射分离（补法）（图 1-4-30）。

②菱形分离法：钩鍉针针头或定位锥达病灶中央或骨面，以中央点为基准菱形分离（补法）（图 1-4-31）。

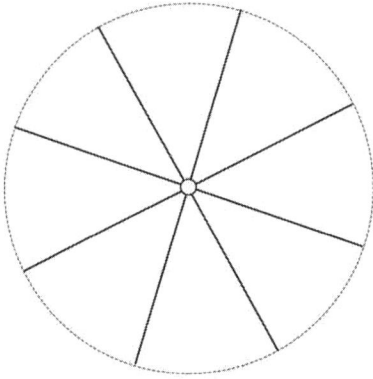

图 1-4-30　散射分离法（补法）　　　图 1-4-31　菱形分离法（补法）

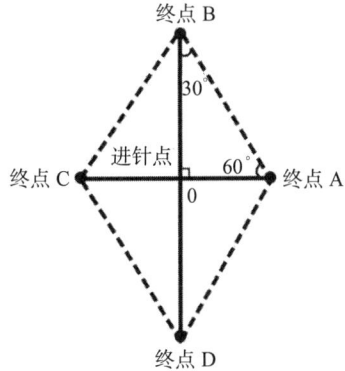

③上下分离法：钩鍉针针头或定位锥达病灶中央，顺肌纤维走行方向上下分离（补法）。

④左右分离法：钩鍉针针头或定位锥达病灶中央，垂直肌纤维走行方向左右分离（补法）。

⑤扇形分离法：钩鍉针针头或定位锥达病灶的一侧，向病灶部位进行扇形分离（泻法）（图 1-4-32）。

⑥面形分离法：钩鍉针针头或定位锥达病灶中央，以中央点为基准进行面形分离（泻法）（图 1-4-33）。

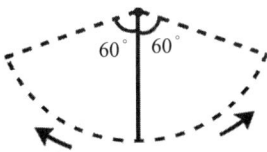

图 1-4-32　扇形分离法（泻法）　　　图 1-4-33　面形分离法（泻法）

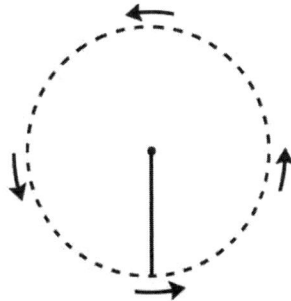

（3）捣划法：钩鍉针的钩尖到达病灶的中央，使钩尖在病灶处做捣划动作，达到破坏病灶、畅通经络的目的，为泻法。

①直接捣划法：指钩鍉针到达相应的深度时，接触病灶后以直接捣划的手法操作，达到消除病灶、畅通气机的目的。

②鸟啄捣划法：指钩鍉针到达相应的深度时，接触病灶，在病灶区以鸟啄样的手法操作，达到消除病灶、畅通气机的目的。如果病灶较大且坚硬，通过钩尖在病灶所做的重复划割动作，可慢慢使粘连解除、经络畅通、血运加速，此法适用于大病。

（4）触骨法：《灵枢·官针》云："凡刺有五，以应五脏。"这是五体（皮、脉、筋、肉、骨）应五脏的刺法体系，故又名五脏刺。"输刺者，直入直出，深内之至骨，以取骨痹，此肾之应也"，是一种直进针、直出针、深刺至骨骼的刺法，与十二刺中的短刺、输刺类似。"输"是内外输通的意思，故称输刺，用刺骨痹（包括深部病症）。钩鍉针钩弧的顶端抵触骨面后，通过钝性按摩刺激骨膜，达到补肾、补骨、补阳的目的。内刃型钩鍉针除割治作用外，核心功能在于按骨，针头越大，按骨的作用越强，针头越小，相应作用越小，所以根据针头的大小分为小补、中补、大补，根据临床需求选择使用。

（5）钻骨法：根据《灵枢·官针》五体（皮、脉、筋、肉、骨）理论，病深、入骨，需祛除骨之瘀积，触骨、刺骨、放骨血。钩活骨减压针穿透软组织直接钻骨，通过锐性强刺和钝性慢刺穿透骨膜进入骨松质，钻骨成功，退出直椎针，存留套管针与一次性注射器吻合，抽吸骨髓液 2~18mL，退出套管针，完成骨减压，此为钻骨法。钻骨法可降低骨松质张力、减小骨内压力，达到刺骨、治骨、减（骨）压、减（骨）张、排（骨）瘀、疏通（骨）的目的，又称骨放血法。

2. 钩活术特定钩法　是钩活术钩治软组织的特定方法，又称钩软法。

（1）浅单软法：用巨类内板型钩鍉针，在指定穴位上单向（同向或反向）钩治，达到 3 分度的程度为浅单软法，以轻（弧形进针的速度减至 1/3）、慢（直线拉出的速度减至 1/3）、少（钩着的量减至 1/3）为原则。每一个钩提动作都应遵原则执行，达到相应的 3 分钩度。该法主要用于治疗胸椎病。

也可以用中、微类内板型钩鍉针在指定穴位上单向（同向或反向）钩治，达到相应的 2 分度、1 分度。

（2）单软法：用巨类内板型钩鍉针，在指定穴位上单向（同向或反向）钩治，达到 4~6 分度的程度为单软法（图 1-4-34）。每一个钩提动作都应遵循 ≤ 5 分钩量的原则，达到 4 分度为轻单软法，达到 5 分度为中单软法，达到 6 分度为重单软法。该法主要用于治疗疼痛。

也可以用中、微类内板型钩鍉针在指定穴位上单向（同向或反向）钩治，遵循相应类别钩鍉针钩提动作 ≤ 5 分钩量的原则，达到相应的 2 分度、1 分度，治疗相应分度的疼痛。

（3）双软法（颈腰椎）：用巨类内板型钩鍉针，在指定穴位上双向（两个同向单软法重复钩提动作达到 4 分钩度的反向组合）钩治，达到 7 分度的程度为双软法（图 1-4-34）。该法以同一穴位双向钩为特点，治疗疼痛、麻木并存。

也可以用中、微类内板型钩鍉针在指定穴位上双向（中、微类钩鍉针两个同向单软法重复钩提动作达到 4 分钩度的反向组合）钩治，达到相应的 4 分度、3 分度。

（4）深双软法（腰椎）：用巨类内板型钩鍉针，在指定穴位上双向钩治，达到 7 分度的程度后，在同一穴位用深软型钩针深达骨面，治疗下肢冷凉。

也可用中、微类内板型钩鍉针在指定穴位上双向钩治，达到相应的 4 分度、3 分度，不出针，在同一穴位用中、微类内板型钩鍉针深达骨面，治疗下肢中、轻度冷凉。

（5）重深双软法（腰椎）：用巨类内板型钩鍉针，在指定穴位上双向钩治，达到7分度的程度后，在同一穴位用深软型钩鍉针完成深双软法后深达黄韧带，在相应钩抬角、钩进角的角度内分离黄韧带，深度达 3/10、6/10、9/10，相应为轻、中、重补法，用于第3~5腰椎，治疗间歇性跛行，行走距离不足 300m 的患者。

也可用中、微类内板型钩鍉针在指定穴位上双向钩治，达到相应的4分度、3分度，不出针，在同一穴位用中、微类内板型钩鍉针完成相应的深双软法后深达黄韧带，在相应钩抬角、钩进角的角度内分离黄韧带，深度达 3/10、6/10、9/10，相应为轻微、中微、中和微、轻微、中微补法，用于第3~5腰椎，治疗间歇性跛行，行走距离300~500m、500~1000m 的患者。

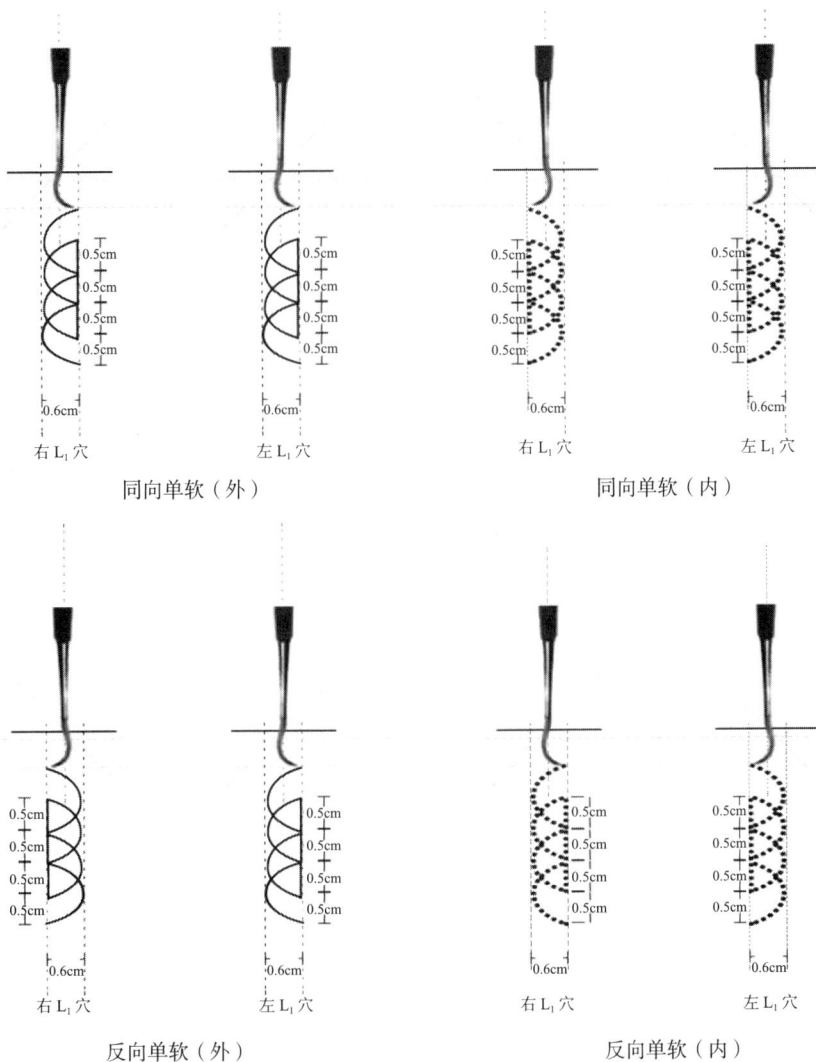

同向单软（外）　　　　同向单软（内）

反向单软（外）　　　　反向单软（内）

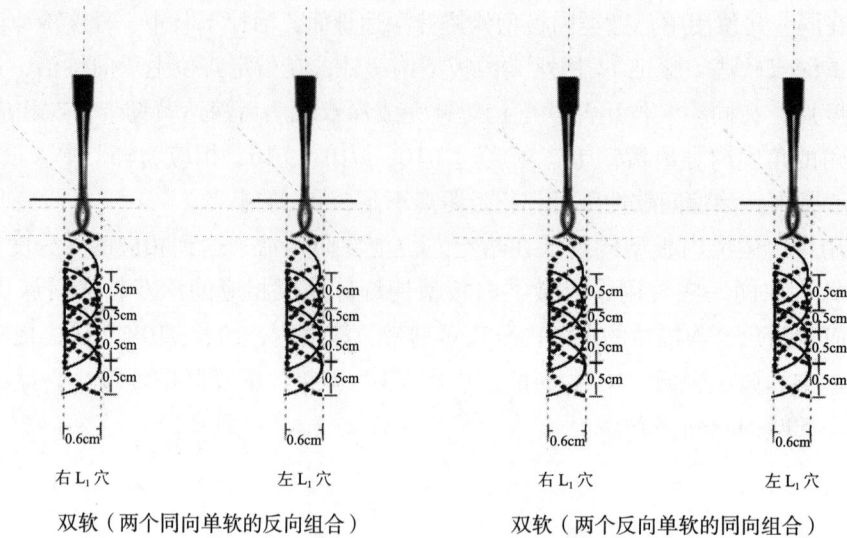

右 L_1 穴　　　　　左 L_1 穴　　　　　右 L_1 穴　　　　　左 L_1 穴

双软（两个同向单软的反向组合）　　　双软（两个反向单软的同向组合）

图 1-4-34　单软法和双软法

（二）手法与钩法中的补泻法

无论钩提法、分离法、捣划法、触骨法、钻骨法五类手法，还是浅单软法、单软法、双软法、深双软法、重深双软法五类钩法，都有补法和泻法之分。根据中医针灸学捻转补泻、提插补泻、疾徐补泻、迎随补泻、呼吸补泻、开阖补泻、平补平泻的补泻理论，对应于钩活术的钩法和手法，确立以下补泻原则：前进的、推动的、顺时针的、钝触的、插进的分离法、触骨法、深双软法、重深双软法为补法；倒退的、拉出的、逆时针的、锐钻的、拔出的钩提法、捣划法、钻骨法、单软法、浅单软法、双软法为泻法。其实，五钩法和五手法中各法都不是单一的补和泻。如钩提法，针头进入皮肤时和进入皮肤后，其运动是一个弧形分离过程，弧形分离为补法，达到深度后拉出的过程为泻法，是先补后泻的过程，但以泻为主，所以为泻法；又如触骨法中应用深软型钩鍉针进入皮肤的过程为插进补法，但是触骨的过程又有小幅度提拉泻法，是先补后泻的混合过程，但以补法为主，所以为补法。这就是补中有泻、泻中有补的体现。钩活术技术的补法、泻法通过五钩法中的单软法、双软法、深双软法、重深双软法来体现。

双软法是两个同向单软法的反向组合，或两个反向单软法的同向组合。两个同向单软法的同向组合或两个反向单软法的反向组合都是错误的（图 1-4-35）。

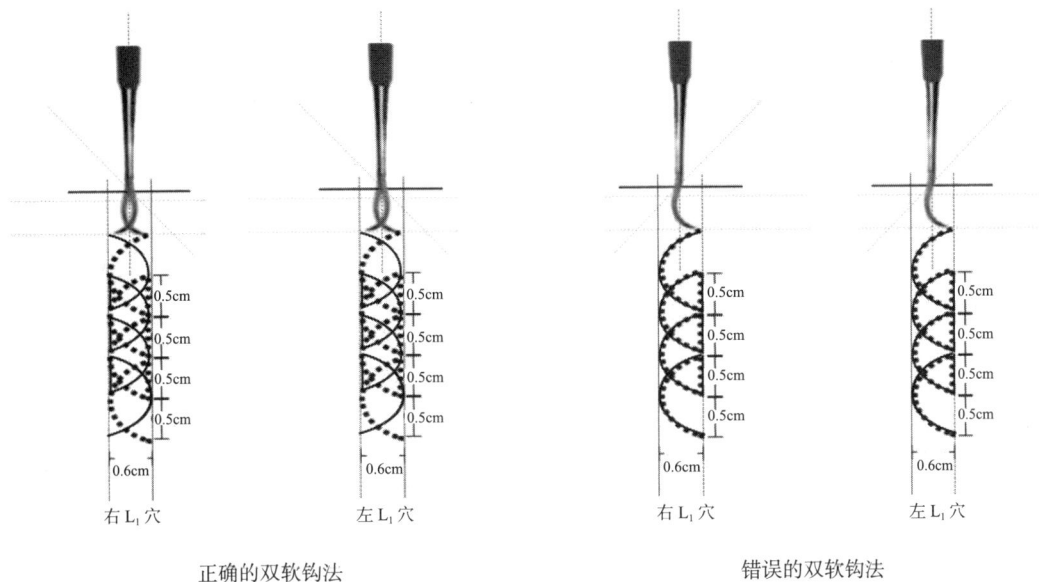

右 L₁ 穴	左 L₁ 穴	右 L₁ 穴	左 L₁ 穴
正确的双软钩法		错误的双软钩法	

图 1-4-35　正确与错误的双软法

十六、脊柱稳定度的评估测量

脊柱的稳定度是判定脊柱退变性疾病近期和远期疗效的标准，通过椎体的旋转、侧摆、滑脱、压缩和脊柱曲度、侧凸度等综合判断。下面介绍几种脊柱稳定度的测量方法。

（一）脊椎自身前移或后移的程度

脊椎自身前移或后移的程度用罗马数字表示，称为滑脱度评估（前移度或后移度）（m）。前移或后移度的测量采用迈耶丁（Meyerding）测量法（图 1-4-36）。

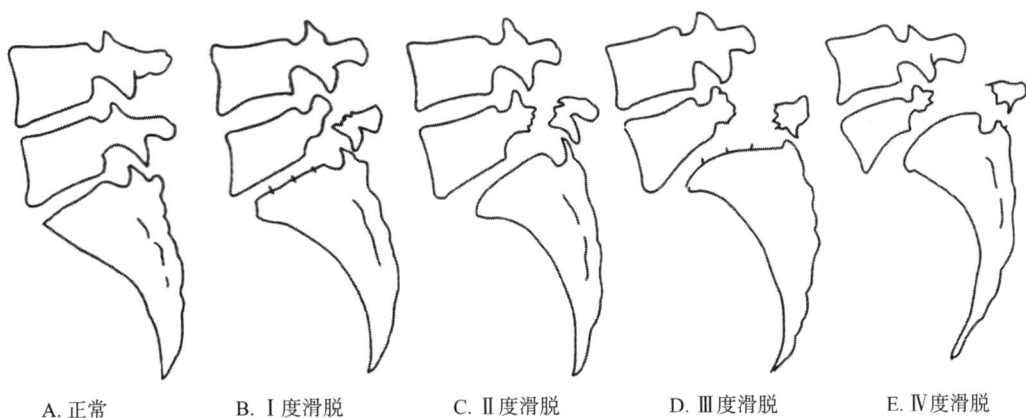

A. 正常　　　　B. Ⅰ度滑脱　　　　C. Ⅱ度滑脱　　　　D. Ⅲ度滑脱　　　　E. Ⅳ度滑脱

图 1-4-36　Meyerding 测量法

将骶骨上关节分为 4 等份，根据第 5 腰椎在骶骨上向前移位的程度，将脊椎滑脱分为 4 度。

滑脱不超过 1/4 者为Ⅰ度。

滑脱 1/4~1/2 者为Ⅱ度。

滑脱 1/2~3/4 者为Ⅲ度。

滑脱大于 3/4 者为Ⅳ度。

（二）脊椎自身旋转的程度

脊椎自身旋转的程度用罗马数字表示，称为水平旋转度评估（x）。

旋转度的测量采用脊椎水平旋转度测量法。

1. 纳什莫（Nash-moe）测量法 以凸侧椎弓根为标准，将脊椎旋转程度分为 4 级（图 1-4-37）。

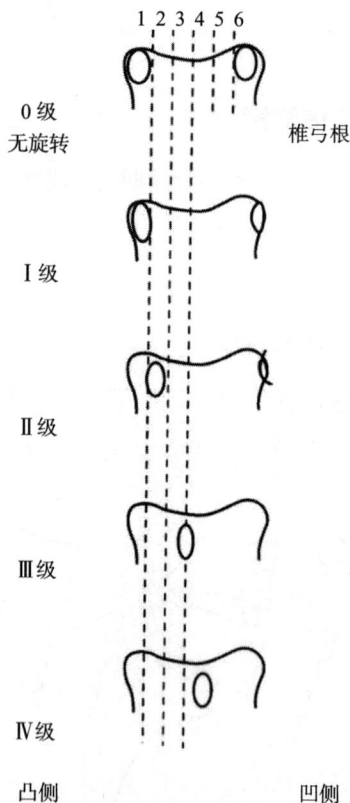

图 1-4-37 以椎弓根为标准测定脊椎旋转程度

在正位像上，将脊椎纵分为 6 等份，自凸侧至凹侧分为 1~6 段。

0 级：椎弓根呈卵圆形，两侧对称，并位于外侧段，无旋转。

Ⅰ级：凸侧椎弓根两侧缘稍变平，轻度内移，但仍在外侧段。凸侧椎弓根向外移位，外缘影像渐消失。

Ⅱ级：凸侧椎弓根影像移至第2段，凹侧椎弓根基本消失。

Ⅲ级：凸侧椎弓根影像移至脊椎中线或在第3段。

Ⅳ级：凸侧椎弓根越过中线至第4段，位于脊椎的凹侧。

2. 坐标数字（2009）测量法（魏氏2009测量法） 通过坐标定位取穴法公式可发现坐标平移值，能反映水平旋转的程度，因此把坐标平移值的绝对值 $|x|$ 定为旋转度的值。

旋转度 $|x|=0$ 时，认为本脊椎无旋转。

旋转度 $|x|=1$ 时，认为本脊椎旋转度为1。

旋转度 $|x|=$ 最大值（n）时，认为本椎体旋转为最大值。

完全旋转的脊椎在X线正位像表现为棘突在脊椎的一侧，可在"0"点的左侧或右侧，此时 a 值或 b 值成为最大值，按照以上坐标定位取穴法公式 X=a 或 b 的最大值，由于脊椎之间关节突的咬合和椎间关节"相互应力"的作用，限定了椎体旋转的尺度，在某些情况下 a 值或 b 值成为最大值，但是我们测量的是垂直投照的数值，随其旋转度的增加，其投照值与实际数值成比例缩小，但其 $|x|$ 仍能准确反映其旋转度。

所以，无旋转：$|x|=0$

部分旋转：$|x|=0.1cm\sim$ 最大值（4~8cm）

最大旋转：$|x|=$ 最大值（4~8cm）

如下例（图1-4-38），旋转为0.5cm。

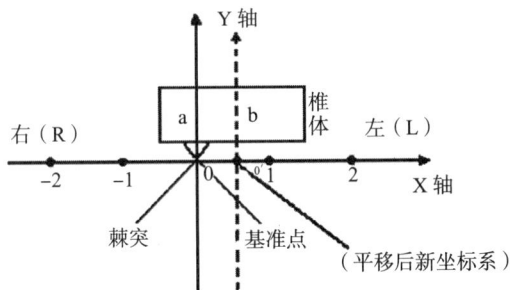

图1-4-38　脊柱旋转测定

通过脊椎坐标定位取穴法，一能了解脊椎旋转的程度，二能测量出旋转后脊椎周围穴位的准确位置，三能通过观察旋转的程度推测脊椎的稳定性和弹性系数大小。弹性系数与旋转度成反比。

（三）脊椎自身侧摆的程度

脊椎自身侧摆的程度用数字表示，称为侧摆度评估（β）。

侧摆度的测量采用脊椎侧摆度测量法。

1. 脊椎侧摆的方式　由于脊椎的自体旋转，影响上、下脊椎的相邻关系，脊椎本身会发生侧摆现象。

（1）脊椎左下缘为侧摆轴点（以正面观为基准）：侧摆的过程是以脊椎的左下缘为侧摆轴点，脊椎以侧摆轴点为中心，上下摆动。

（2）脊椎右下缘为侧摆轴点（以正面观为基准）：侧摆的过程是以脊椎的右下缘为侧摆轴点，脊椎以侧摆轴点为中心，上下摆动。

（3）棘突为侧摆轴点（以正面观为基准）：侧摆的过程是以脊椎的棘突下缘为侧摆轴点，脊椎以侧摆轴点为中心，上下摆动。

（4）以上3种情况之外的全脊椎侧摆：侧摆的过程没有固定的侧摆轴点，上下摆动。左右移位也是较常见的侧摆方式。

2. 坐标角度（2009）测量法（魏氏2009测量法）　侧摆度反映侧摆的程度，用弧度表示，弧度值为侧摆度值。

侧摆后的脊椎按坐标定位取穴法形成的 X 轴，与该脊椎的棘突下引一水平线形成的夹角为其侧摆度，可用求弧度值的方法求得（图1-4-39）。逆时针方向为向上侧摆，用"+"表示；顺时针方向为向下侧摆，用"-"表示。如 $\beta=15°$ 和 $\beta=-25°$，分别表示脊椎向上侧摆 15° 和向下侧摆 25°。

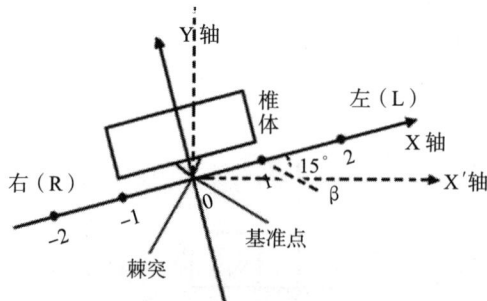

图1-4-39　侧摆测定

3. 脊椎的侧摆现象（魏氏2009）　旋转本身就会影响上、下相邻脊椎，使其也发生不同程度的旋转。由于关节之间的咬合，脊椎在旋转过程中一侧会向上或向下移动，此现象称为脊椎的侧摆现象，是脊椎旋转的继发现象。

由于生理结构的特点，发生侧摆的脊椎以 C_4、C_5、C_6、C_7 和 L_3、L_4、L_5 最多，胸椎由于胸廓的固定、骶尾椎由于骨盆的固定，发生侧摆现象的可能性较小。由于病邪的侵入、部分遗传病、自身免疫病、严重的先天不足等，胸椎和骶尾椎也可能发生侧摆现象。在脊柱的侧摆现象里，胸椎和骶尾椎的侧摆视为较重，颈椎、腰椎的侧摆现象视为较轻。

（四）脊椎自身的稳定程度

脊椎自身的稳定程度用数字表示，称为稳定度评估（α）。

稳定度的测量采用脊椎稳定度测量法（图1-4-40）。

旋转度和侧摆度能反映脊椎的移位和旋转情况。旋转度的绝对值加上侧摆的绝对值能反映脊椎的稳定性，所以有如下公式：

α＝|x|+|β|

α代表脊椎的稳定性；x代表平移值；β代表侧摆度。

α值越大，稳定性越差；α值越小，稳定性越强；α=0，稳定性最好。

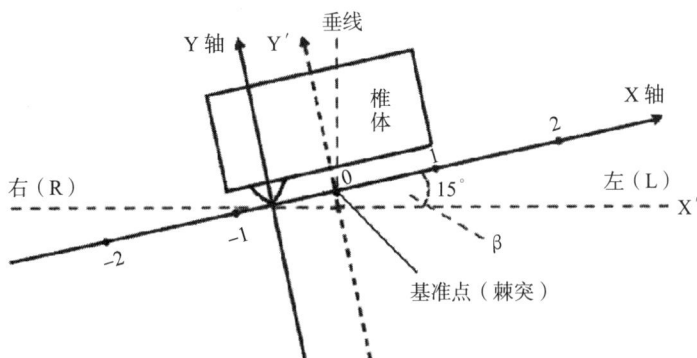

图1-4-40 脊柱稳定度测量

（五）脊柱自身侧凸的程度

脊柱自身侧凸的程度用数字表示，称为脊柱侧凸度评估（f）。

侧凸度的测量采用脊柱侧凸度测量法。

1. 柯布（Cobb）角测量法 适用于测量侧凸角大于50°者。在正位像上定位脊柱侧凸的上、下端脊椎［（原发性侧凸变为继发性侧凸的部位，X线片显示椎间隙左右相等或仍有宽窄不同，但与前相反，与此间隙连接的脊椎（上端或下端），即为原发性侧凸的上端或下端］，沿上端脊椎上缘终板及下端脊椎下缘终板做平行线，为终板线，再向相对方向做两终板的垂线，测量垂线的交角（图1-4-41）。如果脊柱有双向侧凸，需以同样的方法测量每一弯曲的角度。

此角的大小反映脊柱侧凸的程度，可分4度：轻度：＜40°；中度：40°~59°；重度：60°~79°；极度：≥80°。

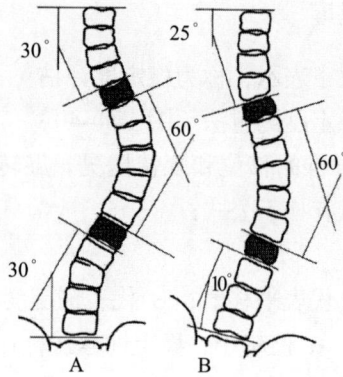

A. 正位；B. 骨盆倾斜（或侧凸）位。

图 1-4-41　Cobb 角测量法

2. 弗格森（Ferguson）测量法　适用于测量侧凸角小于 50° 者，以弯曲最突之脊椎棘突为顶点，与弯曲上、下两端最末的脊椎棘突连线相交成角，测其补角。此角的大小反映侧凸的程度（图 1-4-42）。

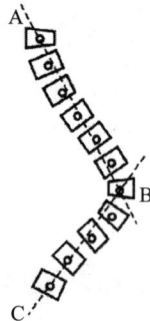

A. 右上突最远棘突；B. 腰椎侧凸左突最远棘突；C. 右下突最远棘突。

图 1-4-42　Ferguson 测量法

对于特发性脊柱侧凸，可借助 X 线片确定脊柱的主弯曲和代偿性弯曲，投照正位片，骨盆向左及向右各倾斜 10cm，或使脊柱向左、向右弯曲各摄一片，测定倾斜试验的结果。主弯曲在倾斜骨盆（或弯腰）时无明显改变，其椎间盘凸侧宽、凹侧窄。有改变的曲度是代偿性弯曲，椎间隙宽窄大致相等。

代偿完全的侧凸，原发侧凸的角度等于上、下继发侧凸角度的总和。若原发侧凸角度大于继发侧凸角度的总和，说明原发侧凸代偿不全。

3. 魏氏 2009 测量法（WeiZhao "X" ghs 测量法）　在同一个平面内的正位 X 线像，以两侧肩峰和两侧股骨大转子为 4 个定点，左侧肩峰与右侧股骨大转子相连，右侧肩峰与左侧大转子相连，两线交点为 "0" 点，即基准点。正常情况下，交点位于棘突的连线上，一般位于 L_2 和 L_3 棘突连线之间。以基准点为中心引一条垂线（R 线），R 线为基准线，正常情况下，此基准线是整个脊椎棘突的连线。如果棘突的连线与基准线重叠或平行，则视为脊柱没有侧凸，为正常的脊柱像；如果脊椎棘突的连线是弧形、S形或其他形时，视为脊柱侧凸，其连线形成的弧形在基准线的左侧视为左侧侧凸，在右侧视为右侧侧凸（图 1-4-43）。

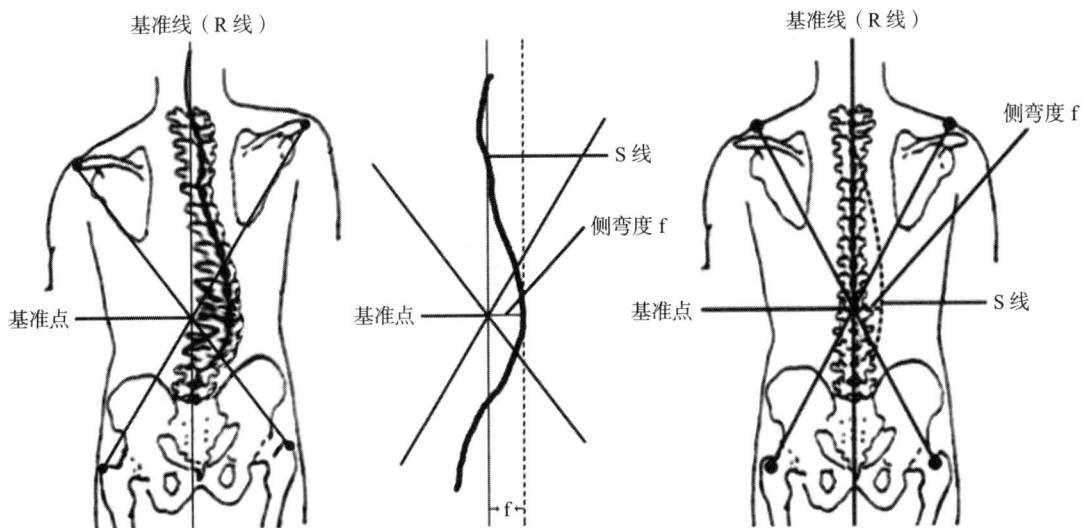

图 1-4-43　WeiZhao "X" ghs 测量法

侧凸度的大小，以每脊椎棘突距基准线的水平距离为准，1mm 为 1°，用 f=1 表示；10mm 为 10°，用 f=10 表示。如左侧弯 10mm 表示为"左 10°"，L_3 左侧凸 10mm 表示为"左 L_3-10°"，T_7 右侧凸 12mm 表示为"右 T_7-12°"。

此脊柱侧凸度测量法能够整体反映脊柱的侧凸程度，通过连线一目了然，又能具体反映每一个脊椎的侧凸程度，既宏观，又具体。

（六）脊柱自身的稳定程度

脊柱自身的稳定程度用数字表示，称为脊柱稳定度评估（D）。

根据椎体的旋转、侧摆、滑脱和脊柱的侧凸度综合分析不稳定因素的总和，反映脊柱的不稳定性，其反向值为稳定度，由此得出公式：

稳定度评估（D）＝椎体滑脱度（m）＋椎体稳定度（α）＋脊柱侧凸度（f）＋曲度超值＋压缩值

D 值越大稳定性越差，D 值越小稳定度越大，成反比关系。"0"值脊柱最稳定。

注：曲度超值是两个方面，过度屈曲的度，或欠佳甚至反张，这两个值都是超值。

十七、不及与太过

钩活术的不及与太过理论是钩活术技术理论之一。因为钩活术所用针具较大，需要防止过度（太过）治疗，提升钩活术的操作安全性。

（一）理论来源

1. 线杆原理　线杆的平衡靠两边的拉线和杆上的横线四线相互调整而维持平衡。如果杆上的横线能够自调平衡，则不需要两边的拉线，也可根据具体情况设一个拉线，拉线的角度和长度视具体情况而变化。因此得知：线杆拉线可设可不设，拉线的长度可长可短，拉角可大可小。

线杆拉线的原则：能不设则不设，能设一个不设两个，能设短线不设长线，能设大角不设小角，平衡稳定、不能过度是原则，绝对不可过度设置拉线和拉线的牵拉力。

2. 大树原理　大树的平衡依赖树根形成的拉力，大树在生长过程中，始终向上生长，需要根系来维护其向上生长的平衡，由于风向和风力的作用，大树根系左右、前后的分布密度与形态呈现差异性，这种差异性可有效抵御经常出现的风向和风力，以维持大树的平衡。这是大树在生长过程中独有的自我调节能力，人在生长过程中也具备类似能力，由此可知：若人为干预大树的平衡，须避免过度干预，调节力度宜适度保守，以充分发挥大树自身的平衡调节能力。当然也可通过人工干预使其达到最佳状态，但需严格把控干预阈值。

3. 浮力载物原理　浮力载物是因为水的浮力，使水与物体达到力学平衡。船的载荷是有一定限度的，这个限度来源于水的浮力，超载将突破浮力承载极限，但载荷存在最佳区间，超过最佳量将对载船造成损伤，持续损伤就会引起破损。根据生物力学原理，正力和反力、压力和应力、浮力和重力、应力与反应力、异常应力与正常应力等，都应处于平衡状态。人的脊柱载荷主要分布于后关节（小关节），两个关节突关节（后关节）与椎体和椎体之间的椎间盘关节形成三关节的脊椎链接，尽管椎间盘关节接触面积较大，但其主要承担缓冲功能而非主承重作用，关节突关节作为主要承重结构，长期承担异常负荷或急性超负荷，将导致关节退变，迫使应力向椎间盘传导，最终引发纤维环破裂形成椎间盘突出症。因此，椎间盘突出症的治疗重点不应局限于椎间盘本身，而应着眼于后关节。椎间盘突出症患者必然伴随后关节退变老化，后关节载荷持续或突然增大将加速其退变进程。当持续或反复载荷量超出生理承受范围时，应力将传导至椎间盘关节，最终导致椎间盘突出症。此时后关节异常应力向后方软组织释放，其应力释放点即为钩活术技术的新（魏氏）夹脊穴。钩活术技术根据应力释放程度精准确定钩度。

4. 人体自调原理　部分椎间盘突出症与感冒患者通过合理休养及饮食调理可实现症状缓解乃至痊愈。如椎间盘突出症患者经系统调养后，不仅临床症状消失，而且影像学检查显示突出椎间盘亦呈现吸收现象，此乃人体五脏六腑、十二正经、奇经八脉及西医九大系统协同的自我调整能力。人体存有巨大的自我调整能力，这是生物有机体生存的本能，临床治疗当注重激发人体固有调节潜能，进而达到治病和康复的目的。

5.阴阳五行学说 阴阳五行学说乃中医理论体系的核心内容之一。阴阳既对立又统一，呈现阴中含阳、阳中寓阴之动态平衡，阴中有阳、阳中有阴，阴消阳长、阳消阴长，阴阳相互制约、相互为用、彼此生存，无阴无所谓阳、无阳无所谓阴。五行（木、火、土、金、水）间生克制化关系精微复杂：相生序列为木生火、火生土、土生金、金生水、水生木；相克次序为木克土、土克水、水克火、火克金、金克木。其间更衍生乘侮、反克、亢害承制等特殊传变规律，深刻阐释人体脏腑系统、经络腧穴、组织结构间错综复杂的联系网络。故临床施治须谨守"中和"之道，过则有害，恐损机体固有之阴阳平衡与五行生克秩序。

（二）治疗度总则

钩活术技术治疗度的总则为宁可不及不能太过。钩活术的不及与太过理论具体体现在以下方面。

1.针具设计 钩治与割治器械采用双弧形刃口设计，双弧形的目的在于通过双弧智能化选择正常与非正常组织，操作时须精准把控钩度，确保施术安全。钝性分离装置采用钝圆形弧顶构造，目的在于减慢钝性分离速度，增大钝性分离的力度，确保施术安全，但须严格掌控分离的深度。

2.钩类选择 钩活术专用针具钩鍉针有巨类、中类、微类、超微类之分。选针须严格遵循不及与太过理论，若适应证本应选中类而误用巨类，易致医源性损伤；反之，应选巨类而取中类，可达到治疗部分疾病的目的，且不会造成损伤。故临床选针当遵守"宁小勿大"原则，即宁可中类不巨类、宁可微类不中类。

3.钩度调控 钩度过大会损伤正常组织结构，依浮力载物原理类比，犹如损及载船本身，必然影响载荷（图1-4-44~图1-4-47），人体亦然。反之，钩度不到位，疾病恢复较少，但是没有损伤正常组织，通过机体的自我调整能力，依然能达到治愈疾病的目的，这就是钩活术宁可不及不能太过的治疗原理。故临床操作须秉持"宁欠勿过"准则，宁少不多、宁三分不四分，补法也是如此。

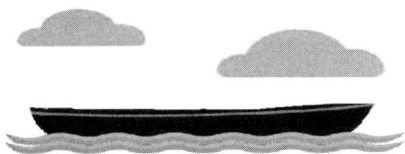

图1-4-44 空载（未行钩治）　　　　图1-4-45 少载（钩治不及）

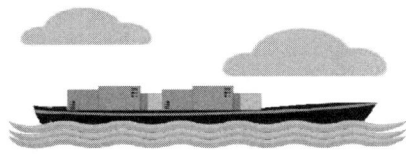

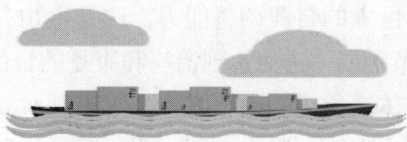

图 1-4-46 实载（钩治到位）　　　图 1-4-47 过载（钩治过度）

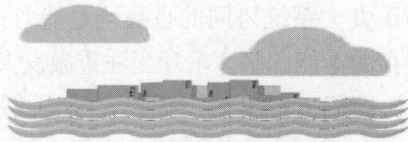

4. 提拉度量　钩活术操作须精准把控钩度和钩量。钩度即钩灶分度的大小，钩量是钩弧下在手感模拟的前提下钩着模拟病灶的大小量。钩量有大有小，如果需要小量钩治，如浅单软法，只需要 1/3 的量，如果增加钩量，就会钩伤，引起胸痛、肋间神经痛、局部疼痛等不适；反之，若将钩量从 1/3 减至 1/4，既可规避不良反应，又能达到治疗目的。所以根据钩活术不及与太过原理，钩量宁小不大，确保施术安全。

5. 重深双软　人体具有巨大的自我调整能力，这是生物有机体生存的本能。随着椎体的退变，人体本能地出现黄韧带肥厚和皱褶，进而使椎管更加狭窄。通过针具钝性分离黄韧带，可达到解除压力、阻止肥厚和皱褶形成的目的。但是钝性分离黄韧带必须精准把握钩量，钩量过大，穿透黄韧带必然太过，甚至破坏硬膜囊，造成最大伤害，所以分离黄韧带而不穿透黄韧带，准确控制分离度为最佳。当因技术问题而难以精准控制时，应以钩活术的不及与太过理论为指导，宁可少分离不可多分离，绝对不能过度分离，既保证安全，又确保疗效。

6. 钩角大小　钩角指钩治新（魏氏）夹脊穴、深双软、重深双软时钩鍉针与水平方向形成的锐角，角度越大，安全系数越低。从生理结构分析可知，颈椎角度最小而腰椎角度最大，第 5 腰椎可达 90° 角，如果应该形成 45° 角而形成 65° 角，必然增加危险系数却不能增加疗效，反之则既安全又有效。安全是保障，是疗效的前提，这就是钩活术宁可不及也不能太过的治疗原理。所以钩活术在钩角方面宁小不大、宁 45° 不65°，这样才能保证安全有效。

7. 定位宽窄　钩活术定位的方法是坐标定位法，通过坐标定位法确定所钩治的新（魏氏）夹脊穴的位置。该穴位的体表投影位于相应椎体下关节突的上方，体表定位为颈椎棘突旁开 1.0cm、腰椎棘突旁开 1.5cm。若定位外移超出标准参数，针具可能触及下位椎体上关节突或神经根区域，甚至损伤神经根；反之，若定位内移，则作用于本椎体下关节突内侧缘（椎弓根或椎板周围），不会损伤神经根或其他重要组织，安全性显著提升。故依据钩活术不及与太过原理，在新（魏氏）夹脊穴定位时应以宁窄不宽为原则。

8. 深浅分度　钩活术治疗过程中选择不同长度针身的钩鍉针，目的在于通过针具控制施术深度。当然，针身设计有一定的伸缩性，不能只凭针身的长度控制施术深度。如果钩治的深度加大，必然造成损伤或产生其他不良影响；如果钩治偏浅，虽然在某些程度上稍影响疗效，但安全性显著提升。即使即时疗效未达预期，机体自我修复机制仍可协同发挥作用，建议观察 7 日后再行轻度治疗。因此，必须遵循钩活术不及与太过原则，宁可不及，不可太过，避免造成不可挽回的损伤。

9. 钩治速度 钩活术弧形进针与直线出针速率须严格控制在 6~12 秒 / 次区间，超速操作会产生局部的超速刺激。速度和刺激量成正比，超速必然超刺激，降速必然降刺激，故按照钩活术不及与太过原则，宁可降速不能超速，确保施术安全。

10. 思维欲望 医者仁心也，医者意也，钩活术操作者必须用仁心之术，精心、细心、耐心地进行操作。速度加快、钩度加大、深度增加、针具加大、角度增大、分离量增多可形成蛮性操作、过量治疗，必然造成不良后果。所以在操作过程中，操作者的思维欲望一定要平稳或降低，根据钩活术不及与太过原理，思维欲望值宁小不大，保护与安全是最大的治疗。

十八、钩活术的坐标系定位

钩活术数字化研究中充分利用坐标系准确测量每一个数值，主要体现在新（魏氏）夹脊穴定位和钩迹的测量。

（一）坐标定位取穴法

利用脊柱的 X 线正位像（1 ：1）为标准，建立平面直角坐标系，由此推导出坐标定位取穴法公式。

（二）坐标钩迹测量法

钩活术的弧形钩迹呈类抛物线型，以钩进基准线为基准，其反向为 X 轴的正向。从抛物线钩迹弧顶点引一垂直于 X 轴的线，与 X 轴相交于原点（O 点），以弧高的顶点为正向建立坐标系。建立坐标系后可以准确标示弧形钩迹和直线钩迹，且通过抛物线公式和微积分能够精确推算弧形钩迹的长度，在数字化研究方面具有重要价值。具体方法如图 1-4-48 所示。

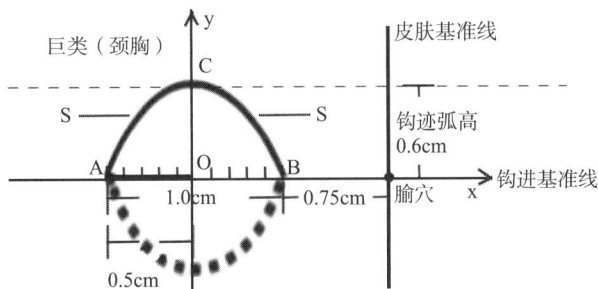

图 1-4-48 坐标钩迹

以巨类钩鍉针为例，推算弧形钩迹的数值：

巨类的钩鍉针直线形钩迹的长度为 0.4~0.5cm，钩迹弧高 0.6cm，为抛物线型轨迹，以钩进基准线为基准，其反向为 X 轴的正向，从抛物线钩迹弧的顶点引一垂直于 X 轴的垂直线相交于原点（O 点），以弧高的顶点为正向建立坐标系。

由图 1-4-48 可知：

A 点在坐标系中是 –0.5，即 x=-0.5。

B 在坐标系中是 0.5，即 x=0.5。

C 在坐标系中是 0.6。即 y=0.6。

根据抛物线公式：

$$y = ax^2 + bx + c$$

将 x、y 代入抛物线公式得到 a、b、c 的数值，然后求得 y 值公式，利用微积分公式求得钩迹（S）弧长值为 1.63cm。

$$y = ax^2 + bx + c$$

$$a = -\frac{12}{5}, b = 0, c = \frac{3}{5}$$

$$y = \frac{-12}{5}x^2 + \frac{3}{5}$$

y 的导数 y' 为：

$$y' = \frac{-24x}{5}$$

$$S = 2\int_0^{0.5} \sqrt{1+(y')^2}\, dx$$

设 $\frac{24}{5}x = \tan t$，所以 $dx = \frac{5}{24}\tan t$

$$S = 2\int_0^{0.5} \sqrt{1+\tan^2 t}\, d\frac{5}{24}\tan t$$

$$= 2 \times \frac{5}{24} \times \int_0^{0.5} \sqrt{1+\tan^2 t}\, d\tan t$$

$$= 2 \times \frac{5}{24} \times \int_0^{0.5} \sec t \cdot \sec^2 t\, dt$$

所以

$$= 2 \times \frac{5}{24} \times \int_0^{0.5} \sec t \cdot d\tan t$$

$$= 2 \times \frac{5}{24} \times \int_0^{0.5} \left(\sec t \cdot \tan t - \int \tan t \cdot d\sec t\right)$$

$$= 2 \times \frac{5}{24} \times \int_0^{0.5} \left(\sec t \cdot \tan t - \int \sec^3 t\, dt + \int \sec t\, dt\right)$$

所以 $S = \frac{1}{2} \times 2 \times \frac{5}{24} \times \int_0^{0.5} \sec t \cdot \tan t + \frac{1}{2} \times 2 \times \frac{5}{24} \times \frac{1}{2} \times \ln\frac{1+\sin t}{1-\sin t}$

因为 $\tan t = \frac{24}{5}x$，$\sec t = \sqrt{1+(\frac{24}{5}x)^2}$，$\sin t = \frac{\tan t}{\sec t}$，$x = 0.5$ 代入上式，

所以 $S=1.63$。

中、微、超微类钩鍉针治疗脊柱退变性疾病的钩迹都是类抛物线型。

根据各类钩鍉针的设计，通过抛物线公式和微积分求得钩迹的数值：

巨类：弧高 0.60cm，直线钩迹 0.50cm，弧线钩迹 1.63cm。

中类：弧高 0.35cm，直线钩迹 0.50cm，弧线钩迹 1.27cm。

微类：弧高 0.22cm，直线钩迹 0.50cm，弧线钩迹 1.12cm。

超微类：弧高 0.13cm，直线钩迹 0.50cm，弧线钩迹 1.05cm。

并通过勾股定理进行了数值再核准。

注：各个数值以厘米（cm）为单位，小数点后保留两位数，采取四舍五入的办法，如 $1.115≈1.12$。

十九、钩活术定位尺

钩活术应用于临床诊疗 38 年，在长期诊疗工作及影像学阅片中发现人体骨骼尺寸与身材比例存在相关性，同等身高人群的骨骼形态参数具有显著一致性。基于此发现，萌发了研发解剖定位辅助器具的设想。定位尺的研制为初学者提供了极大便利，有效解决了操作者因经验不足导致的定位精度欠佳及定位耗时过长等问题。

（一）研究进程

2021 年 1 月启动定位尺研发项目，初期采用埋线针针芯测量结合橡皮膏固定法获取基础数据，后升级为铁丝材质制作不同规格的方形、三角形定位尺模型。通过 C 型臂 X 光机反复调试，系统观察同身高人群骨骼参数的共性特征。研究期间累计完成 563 例不同身高受试者的方形定位尺参数调试，确立颈、胸、腰椎棘突下缘至关节突的标准间距（cm）；另对 275 例受试者进行三角形定位尺调试，确定髋关节区股骨头穴至股骨颈穴的基准距离（cm）。2021 年 11 月完成全部测试数据采集与分析，2022 年 1 月成功研制首代定位尺并投入临床使用。2024 年 11 月完成第二代定位尺的优化升级。

研发带头人：魏玉锁。

研发团队：赵晓明、国凤琴、魏乐、朱文胜、李金祥、王瑞、赵兰巧、沈姣。

初期定位尺医用埋线针改造，固定困难，操作不灵活，费时费力（图 1-4-49~图 1-4-56）。

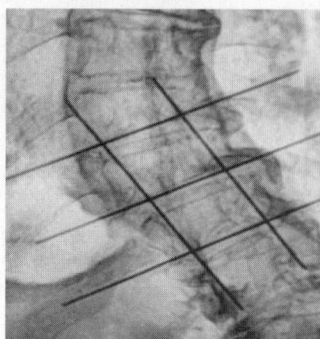

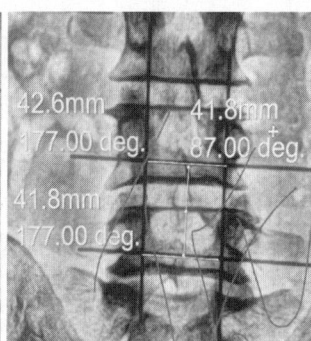

图 1-4-49　埋线针定位　　　图 1-4-50　埋线针定位　　　图 1-4-51　埋线针定位

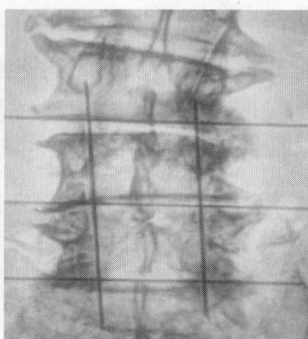

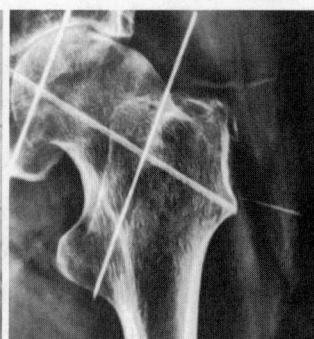

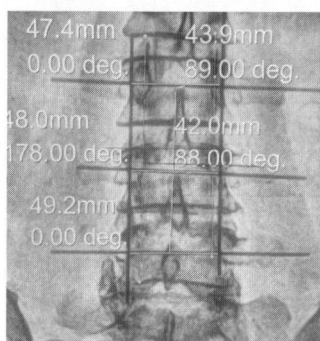

图 1-4-52　埋线针定位　　　图 1-4-53　埋线针定位

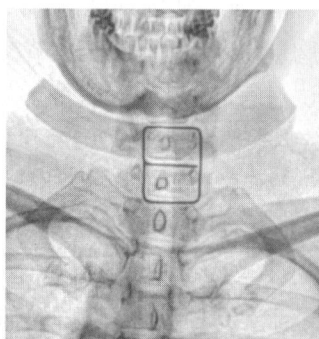

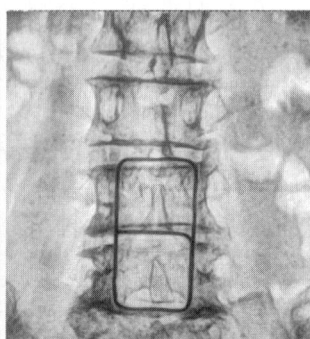

图 1-4-54　初期定位尺　　　图 1-4-55　初期定位尺　　　图 1-4-56　初期定位尺

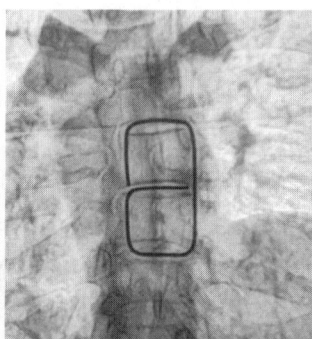

第一代定位尺，外形美观，直角带孔，定位精准（图 1-4-57~ 图 1-4-59）。

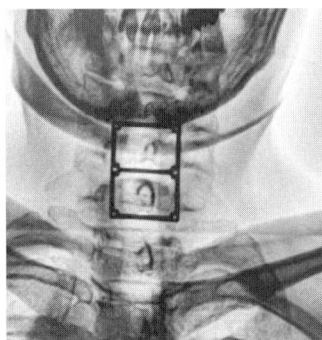

图1-4-57 第一代定位尺　图1-4-58 第一代定位尺　图1-4-59 第一代定位尺

随着定位器具的临床应用，如何实现快速定位与便捷存取成为新的技术瓶颈。针对该问题，研发团队启动定位尺配套支架的研制工作。经过系统化的设计、试制、改良、量产等阶段，历时1个月完成首代支架产品开发，经临床验证表明该支架能显著提升操作效率显著提升操作效率。

初期定位尺支架，底座不稳固，分支细，不牢（图1-4-60）。

初期定位尺支架，托盘无标识，不易识别（图1-4-61）。

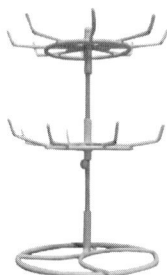

图1-4-60 初期定位尺支架　图1-4-61 初期定位尺支架

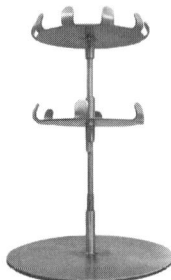

第一代定位尺支架，托盘增加标识，种类一目了然（图1-4-62~图1-4-67）。

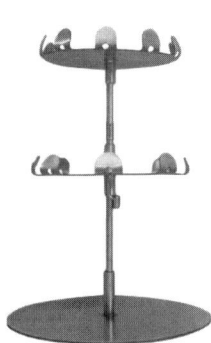

图1-4-62 第一代定位尺支架　图1-4-63 第一代定位尺支架　图1-4-64 第一代定位尺支架

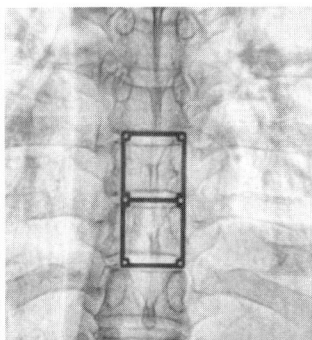

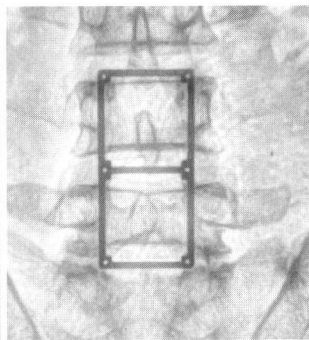

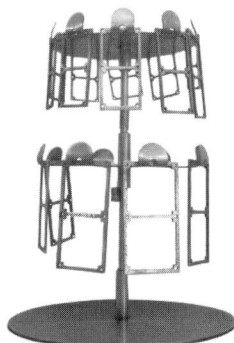

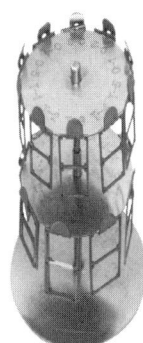

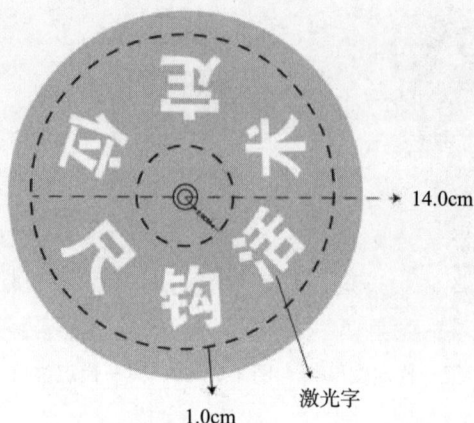

图 1-4-65 底座定位尺架平面图

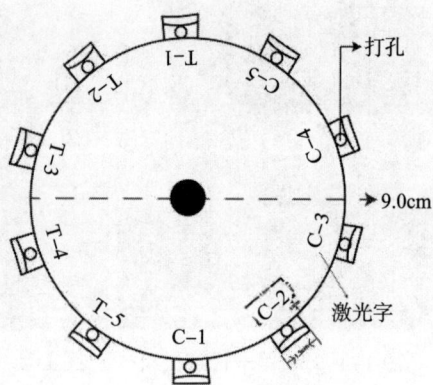

图 1-4-66 上盘定位尺架平面图

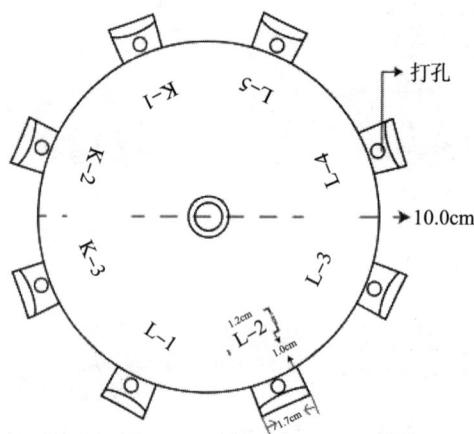

图 1-4-67 中盘定位尺架平面图

（二）钩活术定位尺说明书

钩活术定位尺为钩活术定位之专用，用于钩活术新（魏氏）夹脊穴和髋三穴定位使用，钩活术数字化、标准化、科学化的具体体现。

1. 身高序号

身高（cm）	椎体	长边（cm）	短边（cm）	序号
颈椎定位尺定位新（魏氏）夹脊穴				
155~165	颈椎 C（上段）	3.0	2.0	I - I（1-1）
	颈椎 C（下段）	3.0	2.2	I - II（1-2）

续表

身高（cm）	椎体	长边（cm）	短边（cm）	序号
166~175	颈椎C（上段）	3.0	2.2	Ⅰ－ⅠⅠ（1-2）
	颈椎C（下段）	3.4	2.2	Ⅰ－ⅠⅠⅠ（1-3）
176~185	颈椎C（上段）	3.4	2.3	Ⅰ－ⅠⅠⅠⅠ（1-4）
	颈椎C（下段）	3.6	2.3	Ⅰ－ⅠⅠⅠⅠⅠ（1-5）
胸椎定位尺定位新（魏氏）夹脊穴				
155~165	胸椎T（上段）	4.2	2.1	Ⅱ－Ⅰ（2-1）
	胸椎T（中段）	4.4	2.2	Ⅱ－ⅠⅠ（2-2）
	胸椎T（下段）	4.6	2.3	Ⅱ－ⅠⅠⅠ（2-3）
166~175	胸椎T（上段）	4.4	2.2	Ⅱ－ⅠⅠ（2-2）
	胸椎T（中段）	4.6	2.3	Ⅱ－ⅠⅠⅠ（2-3）
	胸椎T（下段）	4.8	2.4	Ⅱ－ⅠⅠⅠⅠ（2-4）
176~185	胸椎T（上段）	4.6	2.3	Ⅱ－ⅠⅠⅠ（2-3）
	胸椎T（中段）	4.8	2.4	Ⅱ－ⅠⅠⅠⅠ（2-4）
	胸椎T（下段）	5.0	2.5	Ⅱ－ⅠⅠⅠⅠⅠ（2-5）
腰椎定位尺定位新（魏氏）夹脊穴				
155~165	腰椎L（上段）	5.4	2.6	Ⅲ－Ⅰ（3-1）
	腰椎L（下段）	5.6	2.8	Ⅲ－ⅠⅠ（3-2）
166~175	腰椎L（上段）	5.6	2.8	Ⅲ－ⅠⅠ（3-2）
	腰椎L（下段）	6.2	2.7	Ⅲ－ⅠⅠⅠ（3-3）
176~185	腰椎L（上段）	6.2	3.1	Ⅲ－ⅠⅠⅠⅠ（3-4）
	腰椎L（下段）	6.4	3.2	Ⅲ－ⅠⅠⅠⅠⅠ（3-5）
髋关节定位尺定位髋三穴				
身高（cm）	直角边（cm）	直角边（cm）	斜边（cm）	序号
155~165	3.2	3.2	4.5	Ⅰ（1）
166~175	3.55	3.55	5.0	Ⅱ（2）
176~185	3.9	3.9	5.5	Ⅲ（3）

2. 图例说明（图 1-4-68~ 图 1-4-73）

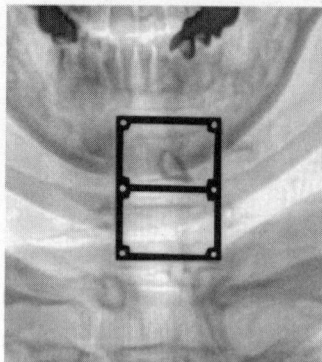

图 1-4-68 颈椎

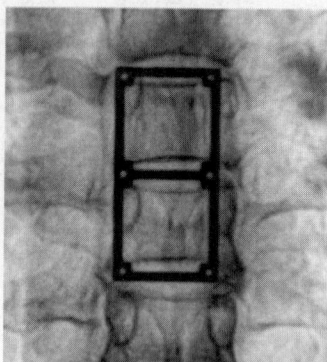

图 1-4-69 胸椎

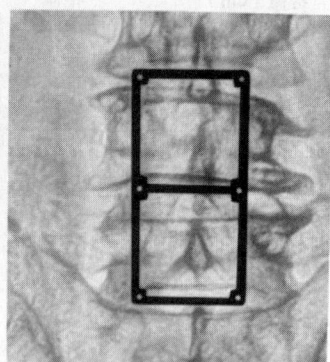

图 1-4-70 腰椎

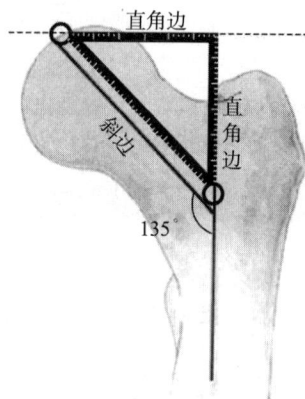

图 1-4-71 髋三穴

（156~165cm）

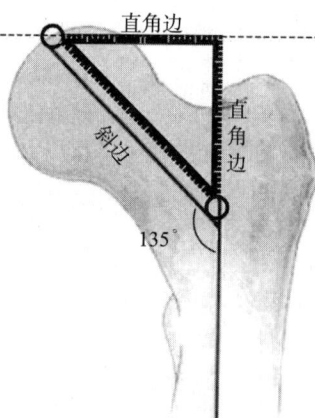

图 1-4-72 髋三穴

（166~175cm）

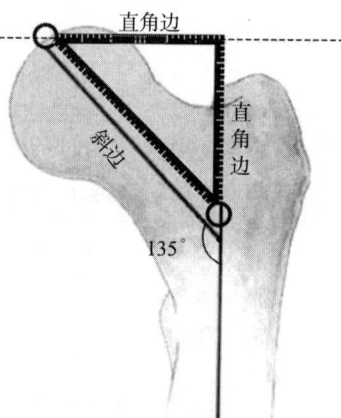

图 1-4-73 髋三穴

（176~185cm）

3. 使用方法

（1）长方尺用于脊柱定位

①首先测量患者身高，根据身高和所定椎体的节段对应相应序号（Ⅰ、Ⅱ、Ⅲ）。

②辨证取穴，确定相应新（魏氏）夹脊穴的椎体节段。

③取俯卧位，徒手定位棘突，根据取穴法则放置定位尺，方向与脊柱纵轴平行。

④无 C 型臂时，定位尺所标定腧穴即为新（魏氏）夹脊穴；有 C 型臂时，需经影像验证或微调定位。

（2）三角尺用于髋关节前后定位

①首先测量患者身高，根据身高确定相应序号（Ⅰ、Ⅱ、Ⅲ）。

②髋三穴后路取穴：俯卧位下，徒手定位后股骨头穴，依取穴法则向下放置三角尺，保持直角部与体表垂直，即可确定后股骨颈穴。

③髋三穴前路取穴：仰卧位下，于内收肌外缘定位股骨颈根部前股骨颈穴，依取穴法则向上放置三角尺，保持直角部与体表垂直，即可确定前股骨头穴。

④无 C 型臂时，三角尺标定位置即为目标腧穴；有 C 型臂时，需经影像验证或微调定位。

4. 临床用途　钩活术定位尺专用于脊柱及髋关节腧穴定位。可提升定位效率，确保精准度，毫米级误差控制有助于优化疗效并保障操作安全。

5. 注意事项

（1）定位尺尺寸基于临床数据均值制定，适用于常规解剖结构。遇脊柱畸形、外伤变形或股骨头塌陷者，应以 C 型臂实测为准。

（2）本定位尺适用身高范围为 155~186cm，超出此范围患者需特殊处理。

（3）对金属过敏者应做好防护措施，避免器械直接接触皮肤，防止划伤。

6. 钩活术定位尺意义

（1）传承创新：首次将标尺测量法引入中医腧穴定位体系，突破传统取穴模式。针对新（魏氏）夹脊穴及骨关节特定穴解剖特点，设计专用量具，实现"以尺定穴"的标准化操作。

（2）数字化特征：定位尺设有精密刻度与解剖标志，可量化显示新（魏氏）夹脊穴与骨关节特定穴的空间关系。

（3）智能化应用：依托骨性标志联动定位原理，实现单一解剖标志与目标腧穴的智能关联定位。

（4）标准化建设：通过数值化测量建立腧穴定位新标准，明确腧穴与解剖结构间的量化关系。

（5）科学化验证：临床实践证实，该定位尺可实现毫米级精度定位，显著提升操作可重复性与疗效稳定性。

二十、钩活术的有关度量

钩活术的度量标准建立于临床实践、解剖学测量及影像学数据的综合分析基础之上。

现引用《内蒙古医学院学报》1999 年第 21 卷第 3 期刊载的学术论文《椎骨关节突关节间距与椎弓根间距的解剖学测量及临床意义》（作者：李志军等，单位：内蒙古医学院人体解剖学教研室）。

关节突关节与椎弓根共同构成椎管骨性结构，其形态学特征及病理性改变是导致椎管（含中央管与神经根管）狭窄的重要解剖学因素。鉴于上关节突内侧缘多呈倒"八"字形或双弧形结构，直接测量双侧内缘间距（IFD）存在临床难度。现有文献多聚焦 L_3~L_5 节段，缺乏全脊柱连续性研究及性别差异分析。本研究通过对 100 例完整脊柱标本的系统测量，为临床诊疗提供解剖学依据。

1. 材料与方法　标本采集自内蒙古自治区通辽市，均为配套完整的成人骨骼标本。

经人类学多指标鉴定：男性 57 例，女性 43 例，年龄均＞22 周岁。采用精度 0.02mm 游标卡尺测量双侧上关节突内缘中点间距（IFD）和椎弓根内缘间距（IPD）（椎管横径）。

2. 结果

（1）上关节突内缘中点间距（IFD）：详见表 1-4-2。

颈椎段（C_2~C_7）测量值呈山峰形分布特征：C_2 节段因上关节突位于椎体两侧且间距较近，测得最小值为 13.8mm；C_4~C_6 节段达峰值，均值为 25.2mm。

胸椎段（T_1~T_{12}）总体呈马鞍形趋势：T_1 初始值为 19.1mm，逐渐递减至 T_5~T_6 节段达最低值（约 10.0mm），随后回升至 T_{12} 节段 13.9mm。

腰骶段（L_1~S_1）呈现显著递增趋势：L_1 节段 16.0mm，至 S_1 节段增至 25.4mm。

性别差异分析显示：全节段男性测量值均大于女性，其中 C_2~T_{10} 节段差异具有统计学意义（$P < 0.05$），T_{11}~S_1 节段无显著差异（$P > 0.05$）。

（2）椎弓根内缘间距（IPD）：详见表 1-4-3。其分布特征与 IFD 基本一致，具体表现：①颈椎段（C_3~C_7）IPD 值与对应节段 IFD 值近似；②胸椎及腰椎段 IPD 值均显著大于同节段 IFD 值；③全节段男性 IPD 值均大于女性，其中 C_2~L_4 节段性别差异极显著（$P < 0.01$），L_5~S_1 节段差异显著（$P < 0.05$）。

（3）IFD/IPD 比值：详见表 1-4-4。比值变化呈现明确节段规律，C_2 节段因特殊解剖结构比值最低（0.65），C_3~T_1 节段保持相对稳定（均值 1.05），T_2~T_5 节段逐步递减至 0.65，T_6~S_1 节段持续递增至 1.10。该比值在 0.65~1.10 波动，可作为量化评估上关节突内侧增生程度的客观指标，对椎管狭窄的临床诊断具有重要参考价值。

表 1-4-2　上关节突内缘中点间距（IFD）

上关节突内侧边界中点之间的距离（IFD），以 $\bar{x} \pm s$（min~max）（mm）表示。

节段	男性均值（n=57）	女性均值（n=43）	总均值（n=100）
C_2	14.3±1.4（11.3~16.8）	13.6±1.8（10.2~17.2）	13.8±1.6（10.2~17.2）[*]
C_3	23.9±1.6（21.3~27.0）	23.2±1.6（20.8~28.2）	23.6±1.7（20.8~28.2）[*]
C_4	25.6±1.9（22.0~30.0）	24.0±1.6（21.5~28.5）	25.1±1.9（21.5~30.0）[**]
C_5	25.9±1.9（21.2~32.5）	24.5±1.9（20.8~29.2）	25.3±2.0（20.8~32.5）[**]
C_6	25.8±2.2（21.8~32.2）	24.4±2.4（20.0~30.5）	25.2±2.4（20.0~32.2）[**]
C_7	22.8±2.2（18.2~31.2）	21.7±2.7（16.5~27.4）	22.3±2.5（16.5~31.2）[*]
T_1	19.7±1.8（13.5~24.5）	18.3±2.0（13.7~22.0）	19.1±2.0（13.5~24.5）[**]
T_2	16.1±1.6（12.3~19.0）	14.4±1.8（10.9~18.3）	15.4±1.9（10.9~19.0）[**]
T_3	13.0±1.6（9.6~17.2）	12.0±1.6（8.5~16.0）	12.6±1.6（8.5~17.2）[**]
T_4	11.0±1.6（7.3~14.5）	10.2±1.2（7.9~14.7）	10.6±1.5（7.3~14.7）[**]

节段	男性均值（n=57）	女性均值（n=43）	总均值（n=100）
T_5	10.2±1.4（6.3~13.0）	9.5±1.3（7.0~12.8）	9.9±1.3（6.3~13.0）[*]
T_6	10.5±1.3（8.2~13.8）	9.5±1.1（7.7~11.5）	10.0±1.3（7.7~13.8）[**]
T_7	11.0±1.5（7.1~14.8）	9.9±1.3（7.2~13.0）	10.5±1.5（7.1~14.8）[**]
T_8	10.8±1.4（8.2~14.3）	10.1±1.4（7.9~12.8）	10.5±1.5（7.9~14.3）[*]
T_9	11.3±1.5（9.2~15.2）	10.4±1.3（8.8~13.4）	10.9±1.5（8.8~15.2）[**]
T_{10}	11.7±1.7（8.1~16.5）	10.8±1.3（8.7~14.0）	11.3±1.6（8.7~16.5）[**]
T_{11}	11.5±1.3（9.2~14.3）	11.1±1.3（8.5~14.3）	11.4±1.3（8.5~14.3）
T_{12}	14.1±1.9（10.5~18.0）	13.5±2.7（8.5~20.0）	13.9±2.3（8.5~20.0）
L_1	16.2±5.8（11.5~20.8）	15.6±1.7（12.0~21.6）	16.0±1.8（11.5~21.6）
L_2	17.0±1.8（13.2~22.0）	16.5±1.7（12.3~21.0）	16.8±1.7（12.3~22.0）
L_3	17.4±2.4（12.1~26.4）	17.1±2.0（12.0~20.5）	17.3±2.3（12.0~26.4）
L_4	18.3±3.1（12.8~25.5）	17.5±2.4（13.5~23.0）	17.9±2.8（12.8~25.5）
L_5	21.3±3.8（14.2~30.0）	20.4±3.2（14.9~28.5）	20.9±3.6（14.2~30.0）
S_1	26.1±4.2（17.0~33.3）	24.4±3.6（17.6~33.2）	25.4±4.0（17.0~33.3）

注：性别间差异 [*]$P<0.05$，[**]$P<0.01$。

表1-4-3　椎弓根内缘间距（IPD）

椎弓根内侧边界之间的距离（IPD），以 $\bar{x}\pm s$（min~max）（mm）表示。

节段	男性均值（n=57）	女性均值（n=43）	总均值（n=100）
C_2	22.2±1.3（19.1~25.8）	20.8±1.6（16.5~23.8）	21.6±1.6（16.5~25.8）[**]
C_3	22.1±1.0（20.0~24.8）	20.9±1.5（18.0~24.6）	21.6±1.4（18.0~24.8）[**]
C_4	23.2±1.2（20.0~25.5）	21.6±1.3（10.5~24.0）	22.5±1.5（19.5~25.5）[**]
C_5	24.1±1.1（22.2~26.6）	22.5±1.3（20.0~25.9）	23.4±1.4（20.0~26.6）[**]
C_6	24.4±1.3（22.5~27.3）	23.0±1.4（20.3~26.2）	23.7±1.5（20.3~27.3）[**]
C_7	23.1±1.3（20.5~26.2）	22.1±1.3（19.5~24.6）	22.7±1.4（19.5~26.2）[**]
T_1	20.0±1.4（17.2~23.1）	18.5±1.6（15.3~22.2）	19.3±1.7（15.3~23.1）[**]
T_2	17.4±1.3（15.1~20.5）	16.0±1.4（13.6~19.3）	16.8±1.5（13.6~20.5）[**]
T_3	16.3+1.4（14.0~19.5）	15.7±1.4（12.8~19.1）	15.8±1.5（12.8~19.5）[**]
T_4	16.0±1.6（13.5~19.5）	14.7±1.2（12.2~16.6）	15.4±1.5（12.2~19.5）[**]
T_5	15.7±1.5（13.5~19.6）	14.7±1.4（12.0~16.8）	15.2±1.5（12.0~19.6）[**]

续表

节段	男性均值（n=57）	女性均值（n=43）	总均值（n=100）
T_6	15.7±1.6（13.2~20.0）	14.5±1.3（11.3~16.3）	15.2±1.6（11.3~20.2）**
T_7	15.9±1.8（13.3~20.5）	14.5±1.4（11.0~16.3）	15.3±1.8（11.0~20.5）**
T_8	16.0±1.8（13.0~21.0）	14.6±1.3（11.8~17.0）	15.4±1.7（11.8~21.0）**
T_9	15.8±2.2（7.5~19.8）	14.6±1.3（11.5~17.2）	15.4±1.9（11.5~19.8）**
T_{10}	15.9±1.9（8.9~20.5）	14.9±1.2（12.2~17.0）	15.5±1.7（8.9~20.5）**
T_{11}	17.1±1.9（14.3~22.0）	15.6±1.0（12.3~18.2）	16.5±1.9（12.3~22.0）**
T_{12}	20.2±2.2（15.6~25.3）	18.2±2.1（14.3~22.3）	19.4±2.4（14.3~25.3）**
L_1	21.6±2.0（17.6~26.9）	20.3±1.5（16.9~23.6）	21.0±1.9（16.9~26.9）**
L_2	22.0±1.9（18.5~26.8）	20.6±1.5（17.2~24.0）	21.4±1.8（17.2~26.8）**
L_3	22.5±1.9（19.0~27.0）	21.3±1.5（17.7~23.7）	22.0±1.8（17.7~27.0）**
L_4	23.5±2.1（19.3~27.4）	22.1±5.7（18.6~25.3）	22.9±2.0（18.6~27.4）**
L_5	26.0±2.7（19.6~31.3）	24.7±2.4（20.2~30.5）	25.4±2.6（19.6~31.3）*
S_1	30.2±3.1（23.0~37.6）	29.0±3.1（23.0~28.2）	29.6±3.1（23.0~37.6）*

注：性别间差异 *$P < 0.05$，**$P < 0.01$。

表 1-4-4　上关节突内缘中点间距与椎弓根内缘间距之比（IFD/IPD）

节段	男性均值	女性均值	总均值	节段	男性均值	女性均值	总均值
C_2	0.65	0.65	0.65	T_7	0.69	0.68	0.68
C_3	1.08	1.11	1.09	T_8	0.68	0.69	0.68
C_4	1.09	1.09	1.09	T_9	0.72	0.71	0.71
C_5	1.08	1.09	1.09	T_{10}	0.72	0.72	0.72
C_6	1.06	1.06	1.06	T_{11}	0.68	0.71	0.70
C_7	0.99	0.98	0.99	T_{12}	0.70	0.74	0.72
T_1	0.99	0.99	0.99	L_1	0.75	0.76	0.76
T_2	0.93	0.92	0.92	L_2	0.78	0.79	0.78
T_3	0.80	0.80	0.80	L_3	0.78	0.78	0.78
T_4	0.70	0.69	0.69	L_4	0.78	0.78	0.78
T_5	0.65	0.65	0.65	L_5	0.82	0.82	0.82
T_6	0.67	0.66	0.66	S_1	0.85	0.85	0.85

注：以上数据来源于李筱贺，李志军，李少华，等.青少年胸腰椎关节突形态研究及意义［J］.中国临床解剖学杂志，2009，27（2）：174-176.

通过 CT 影像进行测量，结果见表 1-4-5。

表 1-4-5 下关节突下缘中点间距定位量表

新（魏氏）夹脊穴	椎体	下关节突间距 1cm	两侧同穴外表间距 1cm	进钩角度
C_7 穴	颈 1 椎	2.8（寰椎后结节下关节面后正中点）	2.8	30°
C_6 穴	颈 2 椎	3.0	3.0	32°
C_5 穴	颈 3 椎	3.0	3.0	40°
C_4 穴	颈 4 椎	3.0	3.0	41°
C_3 穴	颈 5 椎	3.0	3.0	42°
C_2 穴	颈 6 椎	3.0	3.0	45°
C_1 穴	颈 7 椎	2.8	2.8	45°
T_{12} 穴	胸 1 椎	3.0	3.0	45°
T_{11} 穴	胸 2 椎	2.5	2.5	45°
T_{10} 穴	胸 3 椎	2.2	2.2	45°
T_9 穴	胸 4 椎	2.5	2.5	50°
T_8 穴	胸 5 椎	2.5	2.5	60°
T_7 穴	胸 6 椎	2.5	2.5	65°
T_6 穴	胸 7 椎	2.5	2.5	70°
T_5 穴	胸 8 椎	2.5	2.5	70°
T_4 穴	胸 9 椎	3.0	3.0	70°
T_3 穴	胸 10 椎	2.5	2.5	80°
T_2 穴	胸 11 椎	2.2	2.2	85°
T_1 穴	胸 12 椎	1.8	1.8	89°
L_5 穴	腰 1 椎	2.0	2.0	90°
L_4 穴	腰 2 椎	2.2	2.2	90°
L_3 穴	腰 3 椎	2.5	2.5	90°
L_2 穴	腰 4 椎	3.5	3.5	90°
L_1 穴	腰 5 椎	4.0	4.0	90°
S_4 穴	骶 1 椎	3.0	3.0	90°
S_3 穴	骶 2 椎	2.5	2.5	90°
S_2 穴	骶 3 椎	2.2	2.2	90°
S_1 穴	骶 4 椎	2.0	2.0	90°

注：临床实际中颈椎和胸椎的上、下关节突难以彻底分辨，以上测量数值为上、下关节突混合部分下缘中点的间距；腰椎测量为下关节突的实际间距。

通过以上结果确定钩活术所指定的新（魏氏）夹脊穴的具体位置，并形成新（魏氏）夹脊穴的中华钩活术度量图（图1-4-74）。

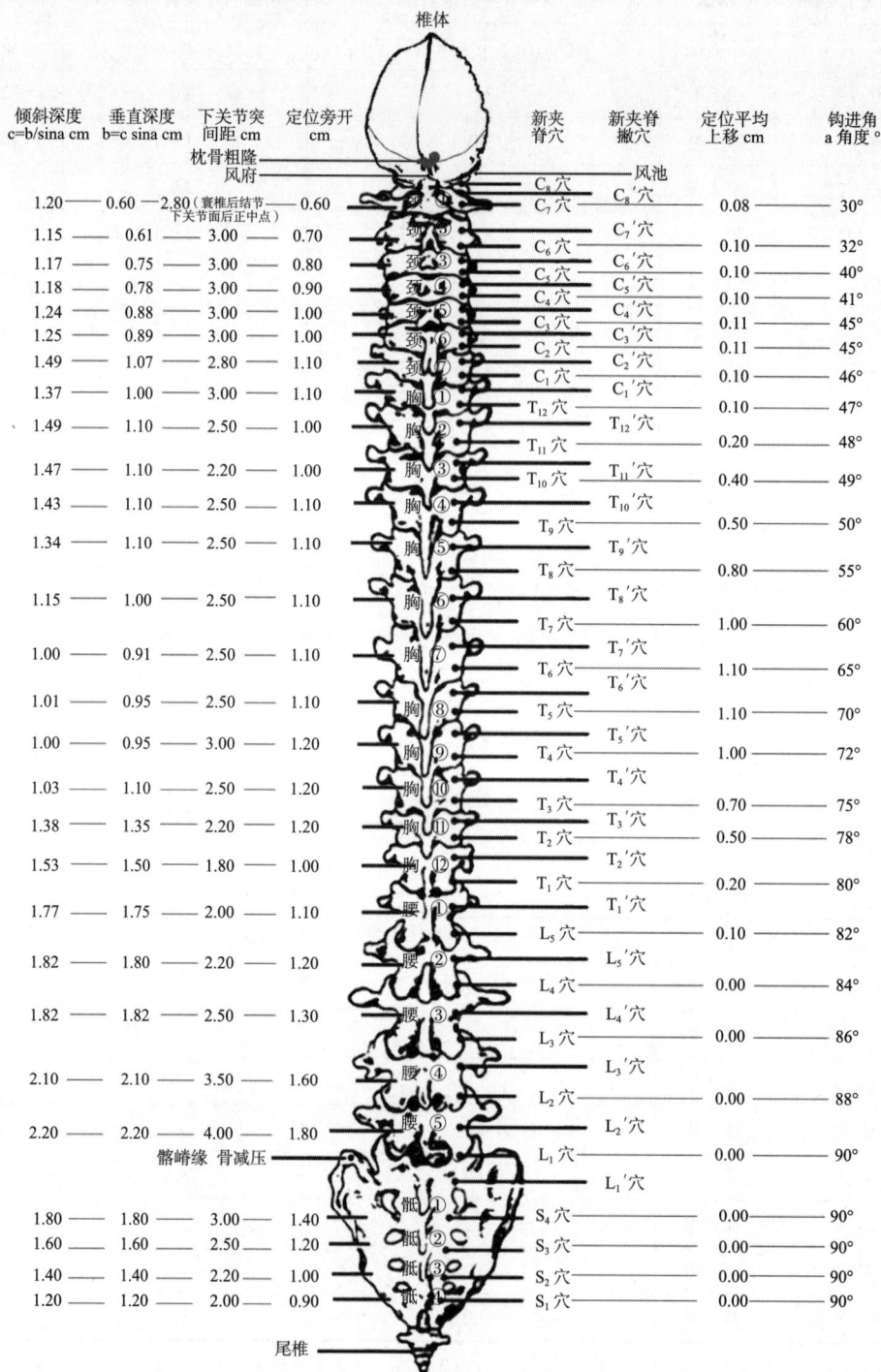

图中数据（从左至右：倾斜深度 c=b/sina cm、垂直深度 b=c sina cm、下关节突间距 cm、定位旁开 cm）：

倾斜深度 c=b/sina cm	垂直深度 b=c sina cm	下关节突间距 cm	定位旁开 cm
1.20	0.60	2.80（寰椎后结节 下关节面后正中点）	0.60
1.15	0.61	3.00	0.70
1.17	0.75	3.00	0.80
1.18	0.78	3.00	0.90
1.24	0.88	3.00	1.00
1.25	0.89	3.00	1.00
1.49	1.07	2.80	1.10
1.37	1.00	3.00	1.10
1.49	1.10	2.50	1.00
1.47	1.10	2.20	1.00
1.43	1.10	2.50	1.10
1.34	1.10	2.50	1.10
1.15	1.00	2.50	1.10
1.00	0.91	2.50	1.10
1.01	0.95	2.50	1.10
1.00	0.95	3.00	1.20
1.03	1.10	2.50	1.20
1.38	1.35	2.20	1.20
1.53	1.50	1.80	1.00
1.77	1.75	2.00	1.10
1.82	1.80	2.20	1.20
1.82	1.82	2.50	1.30
2.10	2.10	3.50	1.60
2.20	2.20	4.00	1.80
1.80	1.80	3.00	1.40
1.60	1.60	2.50	1.20
1.40	1.40	2.20	1.00
1.20	1.20	2.00	0.90

图中右侧（新夹脊穴、新夹脊撇穴、定位平均上移 cm、钩进角 a 角度°）：

新夹脊穴	新夹脊撇穴	定位平均上移 cm	钩进角 a 角度°
C_8穴	$C_8{}'$穴		
C_7穴	$C_7{}'$穴	0.08	30°
C_6穴	$C_6{}'$穴	0.10	32°
C_5穴	$C_5{}'$穴	0.10	40°
C_4穴	$C_4{}'$穴	0.10	41°
C_3穴	$C_3{}'$穴	0.11	45°
C_2穴	$C_2{}'$穴	0.11	45°
C_1穴	$C_1{}'$穴	0.10	46°
T_{12}穴	$T_{12}{}'$穴	0.10	47°
T_{11}穴	$T_{11}{}'$穴	0.20	48°
T_{10}穴	$T_{10}{}'$穴	0.40	49°
T_9穴	$T_9{}'$穴	0.50	50°
T_8穴	$T_8{}'$穴	0.80	55°
T_7穴	$T_7{}'$穴	1.00	60°
T_6穴	$T_6{}'$穴	1.10	65°
T_5穴	$T_5{}'$穴	1.10	70°
T_4穴	$T_4{}'$穴	1.00	72°
T_3穴	$T_3{}'$穴	0.70	75°
T_2穴	$T_2{}'$穴	0.50	78°
T_1穴	$T_1{}'$穴	0.20	80°
L_5穴	$L_5{}'$穴	0.10	82°
L_4穴	$L_4{}'$穴	0.00	84°
L_3穴	$L_3{}'$穴	0.00	86°
L_2穴	$L_2{}'$穴	0.00	88°
L_1穴	$L_1{}'$穴	0.00	90°
S_4穴		0.00	90°
S_3穴		0.00	90°
S_2穴		0.00	90°
S_1穴		0.00	90°

图中标注：椎体、枕骨粗隆、风府、风池、髂嵴缘 骨减压、尾椎、颈①②③④⑤⑥⑦、胸①②③④⑤⑥⑦⑧⑨⑩⑪⑫、腰①②③④⑤、骶①②③④

图 1-4-74　中华钩活术度量图（2020）

二十一、钩活术软组织治疗施术标准

钩活术治疗包括软组织治疗和硬组织治疗，本部分介绍软组织施术的标准。

钩活术软组织施术可治疗脊柱退变性疾病、脊柱相关疾病、四肢关节退变性疾病、股骨头缺血性坏死、强直性脊柱炎、带状疱疹后遗神经痛等疾病。

（一）适应证判定标准

1. 病史 需明确发病过程及诱因，或既往治疗史。

2. 症状 须存在相关功能障碍，如疼痛、麻木、头晕、头痛等临床表现。

3. 体征 应具备压痛、病理征阳性、关节活动受限、感觉障碍、肌力下降等阳性体征，或无明显阳性体征。

4. 影像学 经 X 线、CT、MRI、B 超、热断层扫描检测（TMT）等检查可见骨质退变增生、椎间盘突出、生理曲度改变、椎体失稳（旋转、侧摆、滑脱）、脊柱侧凸、压缩性骨折、椎间隙改变、骨坏死等征象，或无影像学异常。

5. 鉴别诊断 需经综合评估排除其他系统疾病。

（二）五钩法施术标准

五钩法包括浅单软、单软（轻、中、重）、双软、深双软、重深双软。

1. 浅单软 适用于胸椎退变性疾病、胸椎管狭窄症、胸髓变性、胸段强直性脊柱炎、胸椎带状疱疹后遗神经痛、胸椎相关性疾病、胸椎压缩性骨折、胸椎侧凸等胸椎疾病。

2. 单软 适用于以疼痛、麻木、功能障碍为主要表现的颈椎疾病；以疼痛为主的腰椎疾病。

3. 双软 适用于疼痛与麻木症状并重，或麻木症状重于疼痛的腰椎疾病。

4. 深双软 适用于麻木症状重于疼痛，或痛麻并重且伴有下肢冷凉的腰椎疾病。

5. 重深双软 适用于同时存在疼痛、麻木、肢冷及神经源性间歇性跛行的腰椎疾病。

（三）五手法施术标准

五手法包括钩提法、分离法、捣划法、触骨法、钻骨法。

1. 钩提法 适用于以疼痛为主、功能障碍明显需行泻法的病症。

2. 分离法 适用于以麻木为主、功能障碍需行补法或组织分离的病症。

3. 捣划法 适用于存在结节条索、功能障碍伴疼痛麻木需行捣破松解的病症。

4. 触骨法 适用于以冷凉感为主、功能障碍或静息痛显著的病症。

5. 钻骨法 适用于静息痛、固定痛、负重痛明显，伴局部压痛敏感、功能障碍等骨内压增高病症。

（四）特殊部位施术标准

因治疗部位的特殊性，需采用限制性刺激强度的操作，只扎不钩。

施术腧穴：风府穴、风池穴、股骨颈穴、股骨头穴、腰三横突穴及十二正经大部分腧穴。

钩法选择：重深双软中的"重"治疗手法。

操作手法：分离法。

（五）针具分类施术标准

1. 中类钩鍉针　依据手感模拟钩度法，钩度范围 2~3 分。

2. 微类钩鍉针　依据手感模拟钩度法，钩度范围 1~2 分。

3. 超微类钩鍉针　依据手感模拟钩度法，钩度范围 0.1~1 分。

（六）补法施术标准

1. 针具补法　选用内刃类钩鍉针（弧顶呈钝性结构）。

2. 手法补法　采用分离法、触骨法。

3. 钩法补法　选用深双软及重深双软中的"深"与"重深"操作。

二十二、穴位选择

选穴是根据疾病的发生、发展、病情变化、发病规律与脏腑经络之间的关系选择钩治的穴位。

1. 选穴原则

（1）通过望、闻、问、切四诊收集病情资料，归纳总结，确定病位。

（2）按骨科常规检查方法进行查体，发现相关病理体征。

（3）通过影像学检查（X线、CT、MRI）查找病变部位。

（4）通过鉴别诊断方法排除其他疾病，明确诊断。

（5）运用脏腑经络理论进行病机分析。

（6）准确选定钩治穴位。

2. 主穴与配穴

主穴：以病变根源部位（发源地）的穴位为主穴。

配穴：循经取穴、神经走行取穴、生物力学应力方向取穴。

3. 选穴公式（取穴处方）

选穴方案制定遵循病因配穴、病机配穴、病位配穴、影像配穴、辨证论治五大原则。

（一）脊柱退变性疾病和脊柱外伤疾病

1. 颈椎病

（1）头面部症状为主者

第一次：

主穴：风府＋颈2穴。

配穴：四神聪、太阳、百会、头维、上关、风池。

第二次：

主穴：风府＋颈3穴。

配穴：四神聪、丝竹空、百会、头维、眉中、风池。

第三次：

主穴：风府＋颈4穴。

配穴：四神聪、丝竹空、太阳、头维、眉中、风池。

（2）局部和四肢症状为主者

第一次：

主穴：颈1穴＋颈2穴，或颈3穴＋颈2穴。

配穴：天髎、秉风、臑俞、手三里、曲池。

第二次：

主穴：颈1′穴＋颈2′穴，或颈3′穴＋颈2′穴。

配穴：天髎、肩髎、臑俞、手五里、曲池。

第三次：

主穴：颈3穴＋胸12穴，或颈3穴＋颈2穴。

配穴：巨骨、肩髃、臑俞、手三里、曲池。

（3）头面部、局部、四肢症状都有者

第一次：

主穴：风府＋双风池＋颈2穴，或颈2穴＋颈3穴，或颈2穴＋颈1穴。

配穴：百会、风池、肩井、肩髎、臂臑。

第二次：

主穴：风府＋双风池＋颈1穴，或颈2穴＋颈3穴，或颈2穴＋颈1穴。

配穴：百会、风池、天髎、秉风、肩髎、手五里。

第三次：

主穴：风府＋双风池＋颈3穴，或颈2穴＋颈3穴，或颈2穴＋颈1穴。

配穴：四神聪、头维、臂臑、天髎、肩髃、臂臑。

2. 胸椎病（以病位在第6胸椎和第7胸椎为例）

第一次：

主穴：胸7穴＋胸6穴。

配穴：膈俞、膈关、心俞、灵台、至阳。

第二次：

主穴：胸 7′穴 + 胸 6′穴。

配穴：上脘、下脘、肝俞、胆俞、足三里、三阴交。

第三次：

主穴：胸 5 穴 + 胸 8 穴。

配穴：肺俞、心俞、曲池、合谷、血海。

3. 腰椎病

第一次：

主穴：腰 1 穴 + 腰 2 穴，或腰 1 穴 + 腰 2 穴 + 腰 3 穴。

配穴：环跳、承扶、殷门、委中、承山。

第二次：

主穴，腰 1′穴 + 腰 2′穴，或腰 1′穴 + 腰 2′穴 + 腰 3′穴。

配穴，环跳、承扶、殷门、承筋、昆仑。

第三次：

①腰部症状为主

主穴：腰 3 穴 + 腰 1 穴。

配穴：髀关、伏兔、梁丘、环跳、风市。

②下肢症状为主

主穴：腰 2 穴 + 骶 4 穴。

配穴：环跳、承扶、委中、昆仑、阳陵泉。

③局部和下肢症状都有者

主穴：腰 3 穴 + 骶 4 穴。

配穴：髀关、伏兔、梁丘、委中、昆仑。

4. 坠伤脊柱病（以椎体压缩在第 12 胸椎和第 1 腰椎为例）

第一次：

主穴：胸 1 穴 + 腰 5 穴。

配穴：气海俞、关元俞、膀胱俞、委中、三阴交。

第二次：

主穴：胸 1′穴 + 腰 5′穴。

配穴：气海俞、关元俞、膀胱俞、委中、三阴交。

第三次：

主穴：胸 2 穴 + 腰 4 穴。

配穴：肾俞、膀胱俞、环跳、委中、承山。

5. 骶尾病

第一次：

主穴：骶 2 穴 + 骶 3 穴。

配穴：膀胱俞、中膂俞、白环俞、会阳、三阴交。

第二次：

主穴：骶 4 穴 + 骶 1 穴。

配穴：膀胱俞、中膂俞、会阳、长强、三阴交。

第三次：

主穴：骶 3 穴 + 腰 1′ 穴。

配穴：关元俞、膀胱俞、腰俞、会阳、三阴交。

（二）脊柱相关疾病

第一次：

主穴：选择相对应的新（魏氏）夹脊穴。

配穴：根据辨证循经取穴、对症取穴。

第二次：

主穴：选择相对应的新（魏氏）夹脊撤穴。

配穴：根据辨证循经取穴、对症取穴。

第三次：

主穴：选择第一次所选穴位的相邻新（魏氏）夹脊穴。

配穴：根据辨证循经取穴、对症取穴。

（三）四肢关节病

1. 肩关节

第一次：

主穴：肩三穴。

配穴：肩贞、肩髃、肩髎、手五里、手三里、外关。

第二次：间隔 7 天或 14 天，痛点取穴。

2. 肘关节

第一次：

主穴：肘三穴。

配穴：曲池、手三里、孔最、少海、三阳络、外关。

第二次：间隔 7 天或 14 天，痛点取穴。

3. 腕关节

第一次：

主穴：腕三穴。

配穴：太渊、经渠、阳池、合谷、阳谷、养老。

第二次：间隔 7 天或 14 天，痛点取穴。

4. 髋关节

软组织：

第一次：

主穴：髋三穴。

配穴：环跳、风市、髀关、伏兔、梁丘、膝阳关。

第二次：间隔 7 天或 14 天，痛点取穴。

硬组织：股骨大转子减压穴（适用于股骨头缺血性坏死、骨内高压症）。

5. 膝关节

第一次：

主穴：膝三穴。

配穴：犊鼻、阴陵泉、阳陵泉、血海、梁丘、膝阳关。

第二次：间隔 7 天或 14 天，痛点取穴。

6. 踝关节

第一次：

主穴：踝三穴。

配穴：照海、申脉、丘墟、商丘、昆仑、金门。

第二次：间隔 7 天或 14 天，痛点取穴。

（四）十二正经病

1. 循经取穴配合局部取穴。
2. 近病远取或远病近取。

（五）奇经八脉病

1. 循经取穴配合局部取穴。
2. 局部取穴。

（六）其他疾病

第一次：

主穴：根据辨证确定的新（魏氏）夹脊穴。

配穴：十二经脉腧穴和其他特定穴及阿是穴。

第二次：

主穴：根据辨证确定的新（魏氏）夹脊撇穴。

配穴：十二经脉腧穴和其他特定穴及阿是穴。

第三次：

主穴：根据辨证确定的第一次所取穴位相邻新（魏氏）夹脊穴。

配穴：十二经脉腧穴和其他特定穴及阿是穴。

二十三、一次性使用钩活术钩鍉针钩针（软组织类钩鍉针）选择

2021年5月全面推广一次性使用钩活术钩鍉针，在分类体系实现重大创新，新增超微类钩鍉针替代水液类钩鍉针，采用富血小板血浆（platelet-rich plasma，PRP）技术替代针孔局部给药。本部分重点阐述软组织类钩鍉针的临床应用规范。

（一）使用前质量检查

1. 检查产品包装完整性，确认无破损、污染。
2. 核对生产日期及有效期（保质期36个月）。
3. 确认针具型号与治疗部位匹配性。
4. 检查针体是否存在卷刃、裂隙等工艺缺陷。

（二）临床选用原则

1. 巨类钩鍉针临床应用规范

颈胸型：适用于颈椎病、胸椎小关节紊乱等。

腰型：专用于腰椎间盘突出症、腰椎管狭窄等。

穴位型：肌肉韧带丰厚区穴位治疗（如环跳、承扶）。

肛门型：新、旧肛裂修复治疗（需配合肛肠科会诊）。

关节型：细分膝、肘、肩关节专用型号。

汗腺型：腋臭微创治疗。

深软型：侧隐窝狭窄等深部软组织粘连疾病。

2. 中微类钩鍉针选用标准

中微类内板型、内刃型一次性使用钩活术钩鍉针钩针在选择使用时，需综合评估患者年龄、形体特征（胖瘦）、体质强弱、病证虚实、病变深浅及腧穴解剖定位，选择适宜规格的针具。《灵枢·官针》载："九针之宜，各有所为，长短大小，各有所施也。"具体选用原则如下。

体质因素：青壮年、男性、体质强壮、形体肥胖，而病变部位较浅者，选用中类钩鍉针；老年、女性、体质虚弱、形体消瘦，而病变部位较浅者，选用微类钩鍉针。

解剖定位：肌肉薄弱区，如头面部，选用微类钩鍉针；肌肉丰厚区，如臀部，选用中类钩鍉针。

治疗深度计算：针身长度＝目标治疗深度×1.2。如治疗深度1cm，需选用1.2cm针具；刺入深度为2cm时，可选2.5cm针具。

复合术式适配：钩治、割治、挑治、针刺、放血五法并用时，选用内板型一次性使用钩活术钩鍉针钩针；割治、挑治、针刺、放血四法并用时，则选用内刃型一次性使用钩活术钩鍉针钩针。

超微类一次性使用钩活术钩鍉针钩针用于疾病轻微、惧怕疼痛、不能使用麻醉药

的患者。

3. 自 2020 年 5 月 1 日起，水液类钩鍉针正式停用。

二十四、体位选择

施钩活术时应有相应的专用手术床，尤其在俯卧位时，钩活术手术床显示出极大的优越性。钩活术专用手术床应高度适宜（70cm），宽度适宜（60cm），长度适宜（195cm），有利于医务人员操作。床面的前端有一个直径 15cm 的特殊通气孔，有利于患者呼吸，防止患者紧张缺氧，而且有利于暴露颈椎的特殊部位（图 1-4-75）。

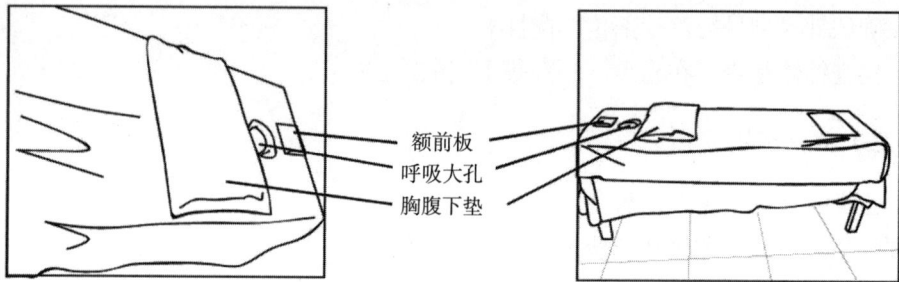

额前板
呼吸大孔
胸腹下垫

图 1-4-75　钩活术专用床

钩治时患者体位选择的是否适当，对正确定位腧穴、钩治时的施术操作、防止晕针、滞针、弯针甚至折针等，都有重要影响。如重病体弱或精神紧张的患者，钩治时采用坐位易致疲劳，增加晕针风险；又如体位选择不当，在施术过程中患者移动体位可能导致弯针、滞针甚至折针。因此，根据病变部位选择适宜体位，既有利于准确定位腧穴，又便于操作实施。临床常用体位如下：

1. 仰卧位　适宜于取头、面、胸、腹部腧穴及上下肢部分腧穴（图 1-4-76）。

2. 侧卧位　适宜于取身体侧面足少阳胆经腧穴及上下肢部分腧穴（图 1-4-77）。

3. 俯卧位　适宜于取头、项、脊背、腰臀部腧穴，下肢背侧及上肢部分腧穴（图 1-4-78）。

4. 侧伏坐位　适宜于取头部一侧、面颊及耳前后部位腧穴（图 1-4-79）。

5. 仰靠坐位　适宜于取头前部、颜面及颈前等部位腧穴（图 1-4-80）。

6. 俯伏坐位　适宜于取头项背部腧穴（图 1-4-81）。

7. 俯卧胸位　适宜于取胸部腧穴（图 1-4-82）。

8. 俯卧腰位　适宜于取腰部腧穴（图 1-4-83）。

9. 俯卧臀位　适宜于取臀部及骶尾部腧穴（图 1-4-84）。

10. 俯卧颈位　适宜于取颈部腧穴（图 1-4-85）。

11. 俯坐颈位　适宜于无法采用俯卧颈位的颈部腧穴（图 1-4-86）。

12. 腱鞘伸掌位　适宜于取掌部腧穴（图 1-4-87）。

13. 坐曲肘位　适宜于取肘部腧穴（图 1-4-88）。

14. 坐曲肘扶头位　适宜于取肘部腧穴（图 1-4-89）。

15. 坐曲肩位　适宜于取肩部腧穴（图 1-4-90）。

16. 仰卧单曲膝位　适宜于取单侧膝部腧穴（图 1-4-91）。

17. 仰卧双曲膝位　适宜于取双侧膝部腧穴（图 1-4-92）。

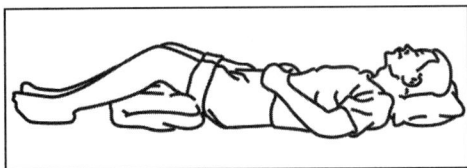

图 1-4-76　仰卧位

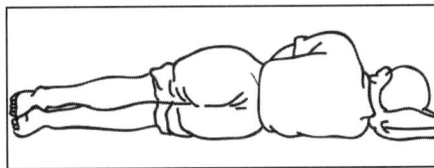

图 1-4-77　侧卧位

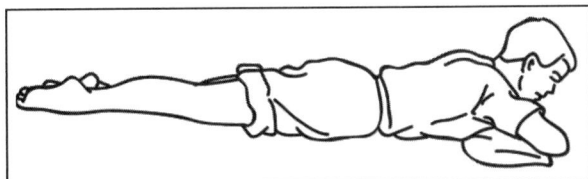

图 1-4-78　俯卧位

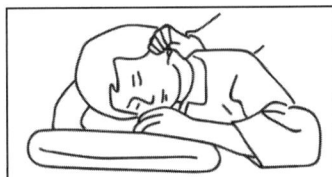

图 1-4-79　侧伏坐位

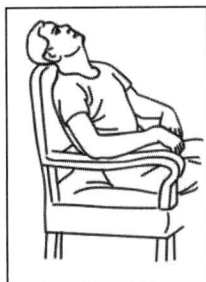

图 1-4-80　仰靠坐位　图 1-4-81　俯伏坐位

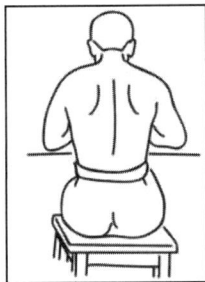

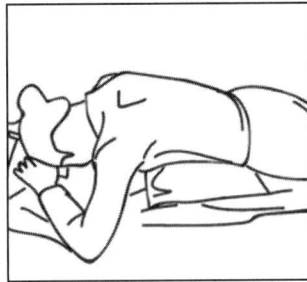

图 1-4-82　俯卧胸位

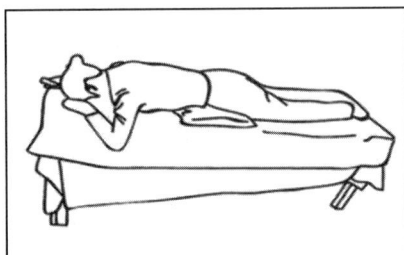

图 1-4-83　俯卧腰位

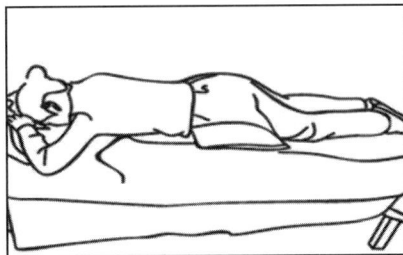

图 1-4-84　俯卧臀位

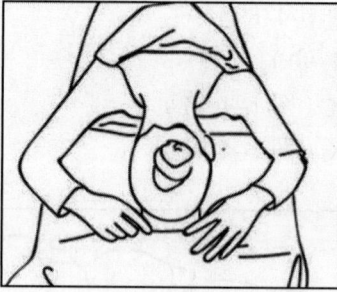

图 1-4-85　俯卧颈位

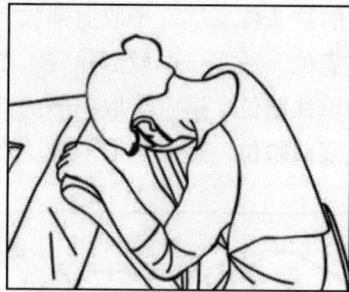

图 1-4-86　俯坐颈位

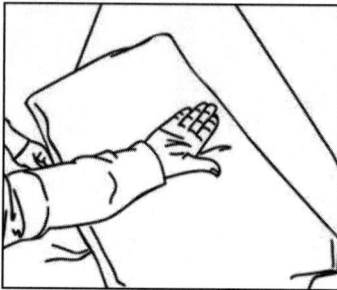

图 1-4-87　腱鞘伸掌位

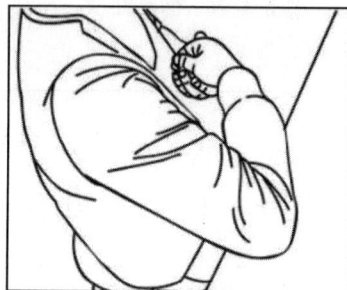

图 1-4-88　坐曲肘位

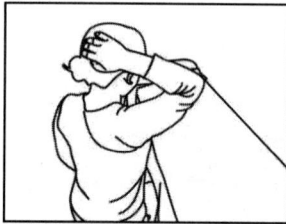

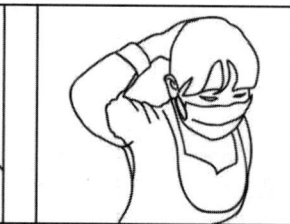

图 1-4-89　坐曲肘扶头位

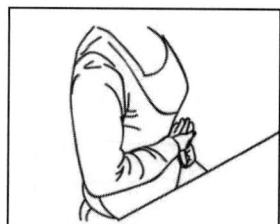

图 1-4-90　坐曲肩位

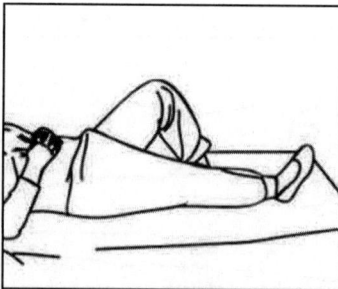

图 1-4-91　仰卧单曲膝位

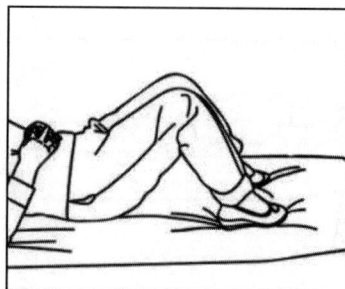

图 1-4-92　仰卧双曲膝位

除上述常用体位外，在临床上应根据腧穴定位的具体要求采取不同的体位。同时需注意根据病变部位和所取腧穴的位置，尽可能采用单一体位；如因治疗需要及某些腧穴定位的特殊性而必须采用两种体位时，应根据患者体质、病情等具体情况灵活掌握。对初诊患者、精神紧张者或年老体弱及病重患者，条件允许时应尽量采取卧位，以避免患者疲劳或发生晕针等情况。

二十五、麻醉的选择

钩活术所用的一次性使用钩活术钩鍉针钩针较常规毫针规格更大，操作时可能产生较强痛感，特别是巨类钩鍉针。因此，在实施钩活术前需进行规范化的局部麻醉处理，以减轻患者不适。

（一）麻醉方式的选择

钩活术操作形成的穿刺点最大直径仅 1~2mm，通常采用局部浸润麻醉方式。具体操作流程：选定穴位后，首先注射形成皮丘，随后沿预定进针方向分层推进，回抽无血后缓慢推注麻醉剂，退针过程中持续给药直至完全退出，完成麻醉过程。

（二）麻醉药品的选择

临床常用局麻药物中，盐酸利多卡因具有经济实用、无须常规皮试等特点，故作为钩活术首选麻醉剂。其推荐使用浓度为 0.5%，该浓度既能保证麻醉效果，又可最大限度降低神经毒性反应风险。

（三）麻醉注意事项

尽管钩活术采用基础局麻技术，仍需严格遵循以下操作规范：①精准控制麻醉剂浓度与总量；②确保麻醉路径与钩治方向一致；③密切监测过敏反应。

盐酸利多卡因虽无须常规皮试，但临床仍存在过敏个案。术前必须详细询问药物过敏史，术后需持续观察 30 分钟。若出现皮疹、瘙痒、头晕、恶心、呕吐等过敏症状，应立即启动应急处理程序，注意与晕针反应进行鉴别诊断。

对于确认的麻醉剂过敏病例，可采用无菌注射用水局部浸润的替代方案。

二十六、无菌操作技术

钩活术操作前的准备应严格遵循无菌操作技术规范。无菌技术（aseptic technique）是指在医疗操作过程中，防止微生物侵入人体及避免无菌物品、无菌区域遭受污染的技术体系。无菌技术及操作规程基于科学原则制定，要求医护人员严格遵守所有操作环节，确保患者安全。

（一）洗手技术

1. 七步洗手法

第一步：洗手掌。在流动水下湿润双手，取适量洗手液均匀涂抹，掌心相对，手指并拢相互揉搓。

第二步：洗背侧指缝。手心对手背沿指缝揉搓，双手交替进行。

第三步：洗掌侧指缝。掌心相对，双手交叉沿指缝揉搓。

第四步：洗拇指。一手握另一手拇指旋转揉搓，双手交替进行。

第五步：洗指背。弯曲各指关节呈半握拳状，将指背置于对侧掌心旋转揉搓，双手交替进行。

第六步：洗指尖。弯曲各指关节，指尖并拢在对侧掌心旋转揉搓，双手交替进行。

第七步：洗手腕及前臂。环形揉搓手腕至肘上 10cm 区域，双手交替进行。

2. 注意事项

①重点清洁指甲、甲缘、指间关节等易污染部位。

②操作前摘除戒指、手镯等饰品。

③使用一次性灭菌纸巾擦干双手，重复使用毛巾需高压灭菌处理。

④皂液容器每周清洁消毒，开启后有效期 ≤ 30 天。

⑤固体肥皂应保持干燥，置于带漏槽皂盒中。

3. 洗手目的　清除手部的污垢、碎屑和暂居菌，降低皮肤表面微生物负荷。

（二）手消毒

1. 消毒前准备

①着专用刷手服，衣袖卷至肘上 15cm。

②佩戴外科口罩完全遮盖口鼻，帽缘需包覆全部头发。

③指甲修剪至与指腹平齐，去除人工甲及装饰物。

④使用抗菌洗手液按七步法清洗双手至肘上 10cm。

2. 注意事项

①冲洗时保持肘部低位，避免水流逆向污染。

②消毒后保持拱手姿势，手部高于肘部。

③使用后的手刷需压力蒸汽灭菌，有效期 ≤ 4 小时。

④禁止佩戴任何手部饰品及电子设备。

3. 外科手消毒　通过机械清洗与化学消毒，清除手部暂居菌并抑制常居菌繁殖的标准化流程。

（1）消毒目的

①清除皮肤表面有机物质及微生物。

②将细菌菌落数降至安全阈值以下。

③维持手部抑菌状态 ≥ 6 小时。

（2）无菌操作前准备

①操作台面经紫外线消毒 ≥ 30 分钟。

②无菌包外贴化学指示胶带，包内放置 132℃压力蒸汽灭菌指示卡。

③ 无菌区域半径 ≥ 30cm，不得跨越污染区。

④ 储槽开启后有效使用时间 ≤ 24 小时。

⑤ 无菌物品按失效期顺序摆放，遵循"先进先出"原则。

（3）无菌持物钳使用规范

① 限夹取灭菌物品，禁止接触油剂及粉剂。

② 远距离取物需移动持物钳容器至物品旁。

③ 操作时钳端始终向下，保持闭合状态。

④ 干式保存每 4 小时更换，湿式保存每周消毒 2 次。

（4）戴无菌手套目的：建立物理屏障，阻断微生物传播途径，降低医源性感染风险。

（5）无菌手套使用要点

① 未戴手套手仅接触手套内面，已戴手套手避免接触非无菌表面。

② 发现破损或污染应立即更换，累计操作时间 ≤ 60 分钟。

③ 脱除时由手套外侧翻转，避免接触皮肤表面。

二十七、钩活术操作

钩活术操作指利用一次性使用钩活术钩鍉针钩针在辨证施钩、正确选穴、无菌操作的前提下，施术者在特定穴位实施治疗的全过程。

（一）操作原则

操作者须严格遵循无菌技术规范，动作应轻柔、准确、到位，按照标准化手法流程操作。所有操作手法均需控制施治强度，达到治疗阈值即止，避免组织损伤。总体应遵循四大原则：深度把握"宁浅勿深"、手法要求"柔而不蛮"、钩度控制"即通即止"、疗效追求"宁无效、勿强效"。

（二）操作手法

手法体系包含持针法、进针法、施治法、出针法四大核心技术要素。指力控制要求施术者具备稳定的持针力度，因钩鍉针特有的弧形针头结构，需通过专项训练掌握精准的指力调控技术。

1. 持针法　临床操作常规采用右手持针（刺手），以拇指、示指精准夹持针柄定位部，使针柄末端稳固抵靠虎口，形成三点力学支撑体系。左手（押手）通过拇、示指按压治疗区域，发挥固定皮肤、辅助进针的作用。刺手主要负责针具操控与手法实施，押手则承担定位校准与力学调控功能。

2. 进针法　要求实现轻巧、精准、快速、微痛的技术标准，具体分为：

（1）指切进针法：左手指尖切按穴位旁侧，右手持针沿甲缘刺入，适用于短钩鍉针。

（2）夹持进针法：左手固定针尖于消毒穴位表面，右手垂直下压进针，适用于长钩鍉针。

（3）提捏进针法：提捏局部皮肤后从隆起部上端进针，适用于表皮浅薄区域。

（4）舒张进针法：撑开松弛皮肤从中间进针，适用于软组织丰厚部位。

3. 施治法　针体进入皮肤后实施的治疗手法包括钩提法、分离法、捣划法、触骨法、钻骨法等核心技术。

（三）钩治操作三维参数控制

精准控制进针角度、方向与深度是确保疗效与安全的核心要素，需综合考量解剖结构、病情特点及患者体质等因素。

1. 钩治的角度　指进针时针身与所刺部位皮肤表面形成的夹角，主要依据腧穴所在部位的解剖特点和治疗要求而定。根据钩活术"不及与太过"理论的指导思想，在钩角方面遵循宁小勿大的原则进行操作。

2. 钩治的方向　指进针后钩尖前进对准的某一方向或部位，重点包括循经取穴方向、腧穴治疗顺序方向，以及神经、血管解剖走行与钩向等内容。

（1）以腧穴定方向：根据钩治腧穴的局部解剖特点，为确保操作安全，特定穴位必须朝向规定方向。如钩治哑门穴时，钩尖应朝向下颌方向缓慢刺入；钩治廉泉穴时，钩尖应朝向舌根方向缓慢刺入；钩治背部腧穴时，应遵循浅、单、软、轻、慢、少的原则。

（2）以病情定方向：根据治疗需要，为使针感传导至病变部位，钩尖应朝向病灶方向，实现"气至病所"的治疗目标。

（3）顺解剖结构走行：依据局部神经、血管、肌肉、韧带的解剖走向进行钩治，避免造成组织损伤。

3. 钩治的深度　指针头刺入腧穴的深浅程度。基本原则是既保证疗效又不损伤正常组织，正如《素问·刺要论》指出："病有沉浮，刺有浅深，各至其理，无过其道……浅深不得，反为大害。"临床深度应根据患者年龄、体型、部位及病情确定。各腧穴常规深度详见专论，此处仅作原则说明。

《灵枢·终始》强调："凡刺之法，必察其形气。"因体质强弱、气血虚实有别，钩治深度应有差异。通常体强形胖者宜深刺，体弱形瘦者应浅刺。根据"不及与太过"理论，深度把握宁浅勿深。

4. 钩治的力度　指操作过程中的施力强度，需根据年龄、体型、病情、病灶大小、病位深浅及所选腧穴等因素灵活调整，遵循"中病即钩，即通即止"原则。依据"不及与太过"理论，力度控制宁弱勿强。

5. 钩度、方向和深度注意事项　三者均须遵循"不及与太过"理论核心精神，尤应重视操作分寸——宁不及勿太过，此为总体注意事项。

（四）操作步骤

1. 新（魏氏）夹脊穴（软组织）

根据骨性标志选择适宜体位，准确定位后按无菌操作规范实施，具体步骤如下：

第一步：局部消毒

依据骨性标志确定腧穴位置，使用 0.5% 碘伏溶液进行术区皮肤常规消毒。

第二步：局部麻醉

采用 0.5% 盐酸利多卡因注射液 3~4mL 行局部浸润麻醉，观察 5 分钟确认无过敏反应后进行操作。

第三步：无菌准备

严格执行外科手消毒，铺无菌洞巾，确保操作区域符合无菌技术要求。

第四步：穿刺入皮

左手固定术区皮肤，右手持灭菌钩鍉针，使钩尖垂直皮肤刺入，依次穿透表皮、真皮至皮下组织层，调整针体保持直立状态。

第五步：钩治操作

在皮下组织层实施提插钩治手法，边提插边深入，直至达到预定深度与钩治强度。

第六步：退针处理（图 1-4-93）

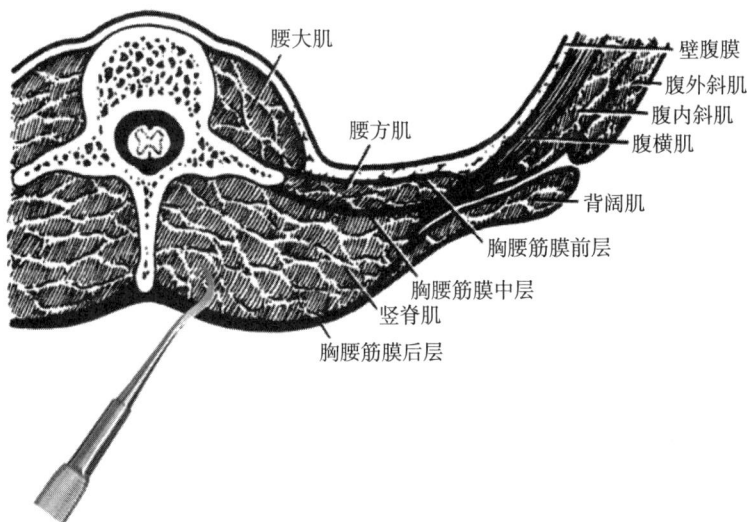

图 1-4-93　退针处理

完成钩治后，左手维持皮肤固定，右手持针沿原穿刺路径匀速退出，确保针道无组织残留。

第七步：刺络放血

采用双手"倒八字"挤压法，挤压腧穴周围的组织，排出术区瘀血，达到瘀血去、新血生的目的。

第八步：生物制剂应用

可选注富血小板血浆（PRP），每针孔注射 0.5~1mL，用于增加疗效。

第九步：术后包扎

使用无菌敷料加压包扎，加强局部富血小板血浆吸收和局部组织修复，防止渗血和局部血肿形成。对肌肉丰富的腧穴包扎后进行局部加压（3kg，29.4N），压力维持 15 分钟，预防软组织渗血或形成血肿。

2. 四肢关节特定穴（软组织） 患者取仰卧位，依据施术关节骨性标志定位，严格遵循无菌操作规范实施。具体步骤如下：

第一步：术区消毒

依据骨性标志定位后，按备皮→清洁→消毒流程，使用 0.5% 碘伏溶液由中心向外周螺旋式消毒，范围直径 ≥ 15cm。

第二步：局部麻醉

采用 0.5% 盐酸利多卡因注射液 3~4mL 行局部浸润麻醉，观察 5 分钟确认无过敏反应后操作。

第三步：无菌准备

术者执行外科手消毒，铺置无菌洞巾，建立无菌操作区域。

第四步：穿刺入皮

左手绷紧术区皮肤，右手持灭菌钩鍉针，钩尖与皮肤垂直刺入，依次穿透表皮、真皮至皮下组织层，调整角度使钩鍉针直立，做好治疗准备。

第五步：钩治操作

在靶组织层实施钝性分离、钩提、触及等手法，操作力度以解除软组织粘连为度，达预定深度后停止。

第六步：退针处理

左手维持皮肤固定，右手持针沿穿刺通道匀速退出，退针全程保持针体稳定。

第七步：刺络放血

参照新（魏氏）夹脊穴操作规范，采用双手"倒八字"挤压法排出瘀血。

第八步：注射富血小板血浆

于膝关节腔或针孔内局部注射富血小板血浆 2~3mL，用于营养关节软骨，修复半月板，增加疗效。

第九步：术后加压

使用弹力绷带加压包扎，术区施加 3kg（29.4N）压力维持 15 分钟，防止软组织渗血或形成血肿。

（五）注意事项

应用钩活术治疗时需综合评估施术部位、患者体质、病情性质、操作时长及"不及与太过"理论指导原则。临床实施应遵循个体化诊疗方案，严格掌握适应证与禁忌证，操作时须特别注意以下要点：

1. 体质评估 过度饥饿、疲劳或精神紧张者应暂缓施术。体质虚弱及气血不足患者，应采用轻手法并优先选择仰卧位操作。

2. 女性患者 妊娠期妇女列为绝对禁忌，经期及哺乳期妇女慎用。哺乳期患者应避开乳房周围 2cm 范围内腧穴。

3. 年龄限制 3 岁以下婴幼儿禁用，7 岁以下儿童禁用颅缝未闭区（以矢状缝为中心 5cm 范围）。3~10 岁儿童限用长度 ≤ 50mm 的中微型钩鍉针，80 岁以上高龄患者需评估凝血功能后慎用。

4. 特殊部位 面部及眶周区域原则上禁用，特殊情况下使用微型钩鍉针（针径 ≤ 0.3mm）时，进针深度不得超过皮下组织浅层，需避开面神经分支及眼动脉区域。

5. 操作规范 熟悉局部解剖，准确选穴定位（坐标定位法），无菌操作。熟练灵活应用各种手法，规范操作。

6. 操作尺度 该严格掌握钩度及深度。

7. 医患沟通 与患者充分交流，观察患者反应，了解钩鍉针下钩治情况。

8. 手法控制 手法轻柔，禁用蛮力。

9. 解剖界限 各腧穴均存在严格界定的立体安全操作范围，临床操作时严禁突破腧穴固有解剖边界。部分临床医师为追求即时疗效违规扩大操作区域，易导致血管神经损伤等医源性并发症。

10. 放血 软组织施术部位放血时，须于每个穴位采用倒八字挤血止血法，避免钩治产生的脂肪微粒进入血管引发肺栓塞；骨组织穿刺放血时，须严格控制骨髓液抽取量 ≤ 10mL。

11. 止血 操作者需先排出针眼渗血，确认有效止血后方可进行包扎。止血操作应遵循"先清创后压迫"原则，首选压迫止血法，必要时可采用 1 : 1000 肾上腺素溶液局部止血。

12. 包扎 将无菌棉球覆盖针孔后，外敷消毒纱布并用胶布加压固定，需确保敷料完整密闭，防止药液渗出及皮下血肿形成，特别注意观察术后 24 小时内有无进行性肿胀。

二十八、钩活骨减压术操作

依据中国中医药出版社 2022 年 8 月出版的《钩活术技术标准》（钩活骨减压术操作规范 T/CARDTCM 007-2022），结合临床实践制定本技术操作规范，涵盖适应证、禁忌证、施术标准、操作步骤、注意事项、病历书写及疗程设置。需特别强调的是，钩活骨减压术虽属中医外治范畴，但因操作深度达骨膜层，必须严格执行无菌操作规程以预防深部组织感染（《中医医疗技术相关性感染预防与控制指南》WS/T 592-2018）。临床可根据病情单独实施本术式，亦可与常规钩活术序贯联合应用。

（一）操作人员资质

依据《钩活术技术标准》（T/CARDTCM 007–2022）及《一次性钩活术钩鍉针使用标准》（T/CARDTCM 008–2022）规定：

操作者须持有《医师执业证书》，完成钩活骨减压术专项培训并通过考核，同时取得专利技术使用授权。

（二）器械与取穴规范

1. 器械选择　根据治疗部位解剖特点选用相应型号的一次性使用钩鍉针刺探针。

2. 取穴原则　结合疾病特征、病变定位及影像学表现确定钩活骨减压穴。

（三）操作床要求

1. 电动升降系统、纵向平移装置、左侧辅助操作支架。

2. 床面高度可调范围 60~70cm，有效工作面宽度 60~70cm，总长度 200~220cm。

3. 头端设置直径 15cm 的环形通气孔，有利于患者呼吸。

4. 确保术者工作姿态符合人体工程学要求。

（四）施术标准

1. 骨骼及关节钩活骨减压术标准（自下而上）

（1）跟骨

病史：足跟痛经保守治疗反复效果不理想，排除其他疾病。

症状：足跟疼痛，静息痛、夜间痛。

体征：跟骨周围轻叩击痛明显。

影像：符合跟骨退行性改变表现。

血检：血液检查指标正常，凝血功能未见异常。

（2）膝关节骨

病史：膝关节疼痛，经保守治疗反复效果不理想，排除其他疾病。

症状：膝关节顽固性疼痛，伴静息痛或夜间痛。

体征：膝关节屈伸活动受限，股骨内外侧髁及胫骨内外侧髁深压痛，无关节积液征。

影像：符合膝关节退行性改变表现，K–L 分级 ≥ Ⅲ 级。

血检：血液检查指标正常，凝血功能未见异常。

（3）股骨

病史：股骨头无菌性坏死经保守治疗效果不理想，排除其他疾病。

症状：髋关节或大腿前侧至膝部顽固性疼痛，伴静息痛。

体征：大转子区及足底部轻叩击痛明显。

影像：符合股骨头缺血性坏死影像学表现。

血检：血液检查指标正常，凝血功能未见异常。

（4）髂骨

病史：腰椎间盘突出症、腰椎管狭窄症反复发作，排除其他疾病。

症状：顽固性腰臀痛、坐骨神经痛，伴间歇性跛行及静息痛。

体征：髂嵴缘深压痛或明显压痛点。

影像：符合腰骶椎退行性改变及椎间盘退变表现。

血检：血液检查指标正常，凝血功能未见异常。

（5）椎骨

病史：颈痛、背痛、腰腿痛反复发作，排除其他疾病。

症状：顽固性颈背痛及腰腿痛，伴静息痛或夜间痛。

体征：棘突叩击痛及椎旁深压痛阳性。

影像：符合脊柱退行性改变及椎间盘退变表现。

血检：血液检查指标正常，凝血功能未见异常。

（6）肩胛骨

病史：肩胛部或上肢疼痛经保守治疗反复效果不理想，排除其他疾病。

症状：肩胛部或上肢顽固性疼痛，静息痛及夜间痛，活动后缓解。

体征：肩胛冈区深压痛阳性。

影像：符合肩关节周围炎或颈肩综合征影像学表现。

血检：血液检查指标正常，凝血功能未见异常。

（7）肱骨

病史：肩关节疼痛经保守治疗反复效果不理想，排除其他疾病。

症状：肩关节顽固性疼痛，伴静息痛或夜间痛。

体征：肱骨大结节及小结节处深压痛阳性。

影像：符合肱骨退行性改变表现。

血检：血液检查指标正常，凝血功能未见异常。

（8）乳突

病史：乳突区疼痛或耳鸣头晕经保守治疗反复效果不理想，排除其他疾病。

症状：顽固性耳鸣、颅鸣、头晕，伴乳突区静息痛。

体征：乳突区深压痛，按压可诱发或缓解症状。

影像：符合乳突退行性改变表现。

血检：血液检查指标正常，凝血功能未见异常。

2. 三手法施术标准

（1）触骨法：适用于局部冷感、关节活动受限等需行补法治疗的病症。

（2）钻骨法：适用于顽固性疼痛、静息痛、固定痛点、负重痛，伴深部压痛及功能障碍者。

（3）抽瘀法：适用于以胀痛为主、症状夜间加重且伴有骨内压升高的固定性疼痛病症。

（五）施术环境

参照中国中医药出版社 2022 年 8 月出版的《钩活术技术标准》及行业规范要求执行：

1. 具备条件的医疗机构应在标准手术室实施操作，或在门诊手术室开展。未设手术室的医疗机构须设立独立专用的钩活术治疗室，严禁与换药室等污染区域共用。

2. 治疗室面积应符合《医院消毒卫生标准》（GB 15982-2012）要求，明确划分非限制区（清洁区）、半限制区（潜在污染区）、限制区（无菌操作区），区域间须设置物理屏障，非操作人员禁止穿越无菌区域。

3. 半限制区应配备洗手池、免触式干手设施、无菌物品存放柜、医用外科口罩、灭菌手术衣及灭菌手套等。限制区须配置专用层流净化系统、可调节骨科手术床、移动式器械台及急救设备。

（六）体位

1. 仰卧位　适用于膝关节骨、跟骨、肱骨施术（图 1-4-94）。

2. 侧卧位　适用于股骨、跟骨、腰椎、肩胛骨及肱骨施术（图 1-4-95）。

3. 俯卧胸位（胸椎体位）　适用于乳突、颈椎、胸椎及肩胛骨施术（图 1-4-96）。

4. 俯卧臀位（腰椎体位）　适用于股骨、腰椎、胸椎及髂骨施术（图 1-4-97）。

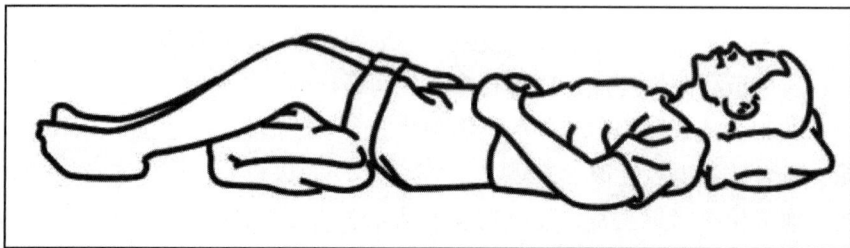

图 1-4-94　仰卧位（膝关节骨、跟骨、肱骨）

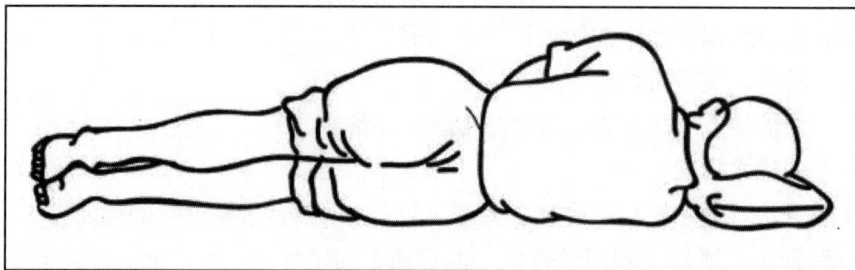

图 1-4-95　侧卧位（股骨、跟骨、腰椎骨、肩胛骨、肱骨）

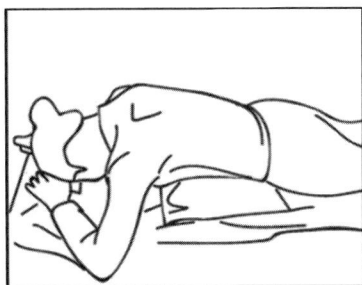

图 1-4-96　俯卧胸位

（乳突、颈椎、胸椎、肩胛骨）

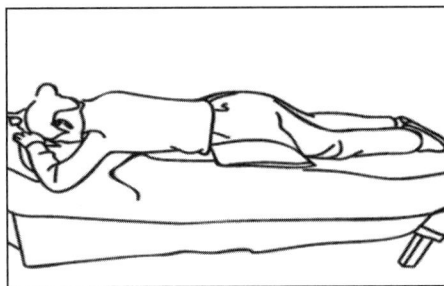

图 1-4-97　俯卧臀位

（股骨、腰椎、胸椎、髂骨）

（七）操作步骤

参照国家中医药管理局和中医医疗技术协作组编写的《中医医疗技术手册》（2013普及版）第七篇中医微创技术总论中骨减压术的技术要求，遵照魏玉锁、魏乐主编《钩活术技术标准》中"钩活骨减压术操作规范（T/CARDTCM 007-2022）""一次性钩活术钩鍉针使用标准（T/CARDTCM 008-2022）""中医微创钩针（钩活术）技术感染预防与控制指南（T/CARDTCM 009-2022）"进行无菌操作。

根据钩活骨减压术需求选择合适体位，常规无菌操作，具体步骤如下：

第一步：局部消毒

根据骨性标志确定钩活骨减压穴位置，对局部进行常规术野消毒。

第二步：局部麻醉

采用1%盐酸利多卡因局部浸润麻醉，视穴位深浅程度，每穴位注射2~4mL，3~5分钟后即可操作，同时密切观察患者是否出现过敏反应。

第三步：无菌操作

严格遵照中国中医药出版社2022年8月出版的《钩活术技术标准》中"中医微创钩针（钩活术）技术感染预防与控制指南（T/CARDTCM 009-2022）"标准执行常规无菌操作。

第四步：进入皮肤

左手固定腧穴局部皮肤，右手持一次性使用钩活术钩鍉针刺探针准确刺入腧穴，钩尖垂直穿透皮肤后，左右15°旋转进入皮下组织，缓慢深达骨面。

第五步：钻骨操作

重新调整进针方向及位置，在骨面上以左右15°旋转方式缓慢钻骨，入骨深度0.6~1cm至钩翼完全接触骨面，待针头部进入骨松质后，将直锥针（针芯）退出套管。

第六步：排出瘀血（积气）

保留套管针于骨内，使用一次性无菌5mL注射器去除针头后与套管针尾部对接，抽吸骨髓液，根据骨内压情况抽取2~18mL，实现祛瘀生新之效。若为乳突气房则排除积气 1~2mL。

第七步：退出皮肤

将套管针以左右 15° 旋转方式边退针边缓慢退出骨面及皮肤。遇较大阻力时可重新插入直锥针辅助退出。

第八步：包扎封口

立即对针孔实施加压包扎以促进局部组织修复，包扎后医护人员徒手施加 3kg 压力持续按压 5 分钟，防止骨髓液外渗，确保有效封口。

第九步：加压防渗

在包扎部位使用沙袋施加 3kg 压力持续压迫 15 分钟，预防骨髓液渗入软组织形成血肿或硬结。

（八）疗效评估标准

疗效评估依据原国家中医药管理局 1994 年 9 月颁布的《中医病证诊断疗效标准》（ZY/T 001.1~001.9-94）进行综合判定。同时采用视觉模拟评分法（VAS）由患者进行自我整体评估。

（九）注意事项

1. 施术前

（1）钩活术治疗室须配备急救药品及设备，确保突发情况能及时处置。

（2）明确诊断并准确定位减压部位。

（3）询问患者是否存在利多卡因过敏史及是否正在使用抗凝药物（如利伐沙班、华法林等）。

（4）严格排除禁忌证，完善血常规、凝血功能等相关检查。

（5）充分进行医患沟通，消除患者紧张情绪。

（6）治疗前核对患者身份信息及影像学检查资料，确认操作部位。

（7）患者需更换消毒拖鞋、无菌病号服，佩戴无菌帽及一次性口罩。

（8）取舒适体位充分暴露术区，清除局部异物并备皮。

（9）同一治疗部位每次仅限选择一个腧穴实施钩活骨减压术。

（10）根据解剖部位选择相应型号的一次性使用钩活术钩鍉针。

（11）准确定位操作点，必要时采用钩活术机器人辅助定位。

2. 施术中

（1）严格执行无菌操作规程，动作轻柔避免暴力操作。

（2）保持钻骨角度与骨面垂直，以达预定深度为度，不宜追求落空感。

（3）注意调整针具方向，使钩翼走向与肌纤维及神经走行一致。

（4）钻骨时左右旋转幅度控制在 15° 以内，施力均匀避免单向旋转。

（5）以钩翼作为深度指示标志，防止过度用力致钩翼嵌入骨松质造成松脱。

（6）退针时协调反向用力，先退出骨质再退出软组织。

（7）皮肤退出阶段保持力度柔和，避免表皮损伤。

（8）如发生神经血管损伤等并发症，立即启动应急预案进行救治。

3. 施术后

（1）术后徒手按压针孔 5 分钟，随后覆盖无菌敷料。

（2）转移至观察室行 3kg 沙袋局部压迫至少 15 分钟。

（3）使用后针具按规定毁形，按损伤性医疗废物分类处置。

（4）保持术区干燥清洁，术后 4 日内禁止沾水、热疗、按摩等刺激。

（5）术后第 4 日去除敷料。

（6）术后 1 周内限制剧烈活动。

（7）术后 3 个月内忌食海鲜、辛辣及发酵类食品。

（十）术后特殊用药

为预防肺栓塞，术后需参照药品说明书规范使用抗血小板或抗凝药物。常用药物包括阿司匹林肠溶片、达比加群酯胶囊、利伐沙班片、低分子肝素制剂、华法林钠片等，用药期间需定期监测凝血四项（PT、APTT、TT、FIB），根据检测结果调整用药方案。

第五节　钩活术技术的治病原理

钩活术技术（含钩活术、钩活骨减压术）的治病原理可概括为平衡理论体系。该技术治疗过程涵盖软组织与硬组织双重干预：软组织治疗通过钩鍉针四位结构（钩尖、钩刃、钩弧、钩板）的智能化组合，采用抛物线型钝性分离与直线型锐性分离相结合的方式，实现软组织提拉与扩张，达成皮部、筋经、肌腠三维平衡；硬组织治疗（钩活骨减压术）则通过逐层干预——软组织减压后行骨膜锐性刺激、钝性刺激，继以骨松质钻孔减压及骨髓液抽吸，最终实现皮、筋、肉、骨四维平衡。

1. 减压原理　运用钩鍉针弯弧结构实施由内而外的钩治操作，通过释放局部异常应力实现压力消减。

2. 减张原理　借助钩刃实施精准割治，解除肌肉、肌腱等软组织的病理性挛缩，消除异常张力。

3. 松解原理　钩刃与钩弧协同作用，同步进行钩治与割治，协调软组织张力压力平衡。

4. 疏通原理　通过四位结构的抛物线型钝性分离，促进气机调达、经络通畅，加速局部血液循环，改善神经根管微环境。

5. 解除卡压原理　直接解除骨纤维管等解剖狭窄部位对神经血管的卡压。

6. 破网原理　打破病理性组织结构形成的"蜘蛛网"式制约体系，重建生理平衡。

7. 破坏恶性循环"环"原理 针对退行性病变的恶性循环机制，通过软硬组织双重干预建立良性代偿。

8. 树式平衡原理 类比脊柱生物力学特性，重点干预 $C_{6~7}$、$L_{4~5}$ 等力学支点，维持脊柱稳定性。

9. 电线杆平衡原理 人体生物力学系统可类比索系结构稳定机制，其稳态维持依赖于多组力系的动态平衡。当维系躯体稳定的"生物力索"（包括韧带、肌筋膜等软组织结构）出现张力失衡时，即会导致力学代偿及病理改变。钩活术通过干预新（魏氏）夹脊穴，精准调节相关力系分布，重建解剖结构的张力平衡状态，从而实现治疗目的。

10. 应力调控原理 人体运动系统具有粘弹性组织特性，在动态负荷下会产生应力 – 应变响应。长期异常力学负荷导致椎体下关节突区域出现应力集中现象。新（魏氏）夹脊穴为该关节突的体表投影区，通过钩活术干预可有效调节局部应力分布，其作用机制包括释放累积的异常剪切应力、改善骨小梁的应力传导路径、重建关节突关节的生物力学平衡、恢复椎间运动单元的应力缓冲功能。

11. 中医不通原理 "通则不痛，不通则痛"，其病理机制主要源于三方面因素：①外因涉及六淫（风、寒、暑、湿、燥、火）侵袭；②内因包含七情（喜、怒、忧、思、悲、恐、惊）过极，导致脏腑功能失调，产生痰浊、瘀血等病理产物，进而形成继发性致病因素；③不内外因涵盖急慢性损伤及体位失宜，如劳损、外伤、久坐久站等。上述因素引发经络阻滞、骨质异常增生及局部功能障碍，临床表现为疼痛、麻木、冷感等。病位在颈腰部者可发展为腰椎间盘突出症，迁延不愈则易致椎管狭窄。究其本质，机体正气亏虚致御邪能力下降、病理产物代谢障碍为本；局部力学失衡、姿势异常引发压力张力异常为标。治疗当遵循"治病求本"原则，以滋补肝肾、祛风除湿、活血化瘀、化痰通络为法，贯彻"以通为用"的治疗理念。

12. 不荣则痛原理 经脉失于濡养可致疼痛发生，钩活术通过补益手法调节气血运行，恢复经脉荣养状态，从而达到治疗目的。

13. 加速血运原理 钩活术通过解除局部组织张力压力，实施钝锐分离操作，促进血液循环加速，促使致痛物质及炎性介质代谢清除，有效缓解疼痛症状。

14. 祛瘀生新原理 采用软组织放血与骨组织减压相结合的治疗方式，尤以钩活骨减压术抽吸骨髓液（2~18mL）为特色，既降低骨内压，又实现祛除瘀滞、促进新血生成之效。

15. 消除水肿原理 通过四位十法技术解除局部压力张力，改善代谢环境，促使神经根水肿快速吸收。

16. 生物力学原理 生物力学（biomechanics）是运用力学原理定量研究生物体力学特性的交叉学科，其研究涵盖整体生物系统至器官组织层面（包括骨骼、体液等），基础理论涉及能量守恒、动量定律、质量守恒三大定律及材料本构方程。在医学领域重点探究：①外周阻力对血流动力学的影响；②力学失衡与病理改变（如骨质增生、椎管狭窄）的关联机制。钩活术通过力学干预调整异常应力分布，重建生物力学平衡，从而达到消除疼痛、恢复功能之目的。

17. 骨膜医学原理　骨膜医学理论揭示骨膜敏感点与内脏疾病及痛症存在密切关联，基于骨膜－内脏相关学说及全息理论建立诊疗体系。该学科自 1966 年发展至今，已形成特色鲜明的临床应用系统。钩活术通过：①软组织钩鍉针实施"深双软"式骨膜钝性刺激；②硬组织钩鍉针进行骨膜锐性刺激；③套管针实施钝锐复合刺激，综合调节骨膜反应，有效改善疼痛、麻木、冷凉、功能障碍等。

18. 交感调节原理　交感与副交感神经构成自主神经系统对立统一体：静息状态下副交感优势利于营养吸收与能量储备；应激状态时交感激活提升机体适应能力。钩活术通过软组织钝性刺激、骨膜混合性刺激，双向调节自主神经功能，恢复交感－副交感动态平衡。

综上所述，钩活术的治病原理为减压、减张、松解、疏通、立平衡。

第六节　异常情况的处理与预防

一、钩活术治疗时异常情况的处理与预防

钩活术运用四位十法治疗疾病时需选定相关腧穴，针对脊柱变形侧凸、椎体旋转等复杂情况，治疗过程中应强化科学化、标准化、可视化及数字化操作规范。

钩活术所选腧穴多为特定穴与经外奇穴，尤以新（魏氏）夹脊穴为要。此类穴位多位于脊柱旁及关节周围等高危解剖区域，操作时存在误入椎管、关节腔、胸腔、纵隔等风险，可能损伤脊髓、神经根、神经干及血管等重要组织。所用特制钩鍉针较常规毫针粗大，兼具钩状结构，对操作技术要求较高。尽管钩鍉针的弧形设计可缓冲进针速度并为操作者提供触觉警示，具备相对安全性，但操作不慎、疏忽大意，或违规操作，或手法不当，或对人体解剖部位缺乏全面了解等，仍可能出现不良反应。一旦发生不良反应，应妥善处理，否则会给患者带来不必要的痛苦，甚至危及生命。现将常见异常情况分述如下。

（一）晕针

晕针是在钩治过程中患者发生的晕厥现象。

症状：患者突然出现头晕目眩，面色苍白，心慌气短，出冷汗，恶心欲吐，精神疲倦，血压下降，脉象沉细。严重者会出现四肢厥冷，神志昏迷，二便失禁，唇甲青紫，脉细微欲绝。

原因：多见于初次接受治疗的患者，可因精神紧张、体质虚弱、过度劳累、饥饿，或大汗、大泻、大失血之后，或体位不适，以及施术手法过重，而致钩治时发生此症。

处理：立即停止钩治，将已刺入之针沿原进针路径退出，患者平卧，头部稍低，松开衣带，注意保暖。轻者静卧片刻，给予糖水或温开水饮服，一般可逐渐恢复。重

者在上述处理基础上，选取水沟、素髎、内关、合谷、太冲、涌泉、足三里等穴进行指压或针刺。亦可艾灸百会、气海、关元等穴，必要时配合其他急救措施。

预防：根据晕针发生原因进行预防，对初次接受钩活术治疗及精神紧张者，应做好解释工作消除疑虑。患者宜采取卧位，选择舒适持久的体位。取穴不宜过多，手法忌过重。饥饿、过度疲劳者应待其进食、体力恢复后再行钩治。施术过程中医者需密切观察患者神态变化，及时询问感受，发现晕针先兆立即处理。

（二）滞针

滞针指钩治过程中针体出现涩滞感，同时患者感觉疼痛的现象。因巨、中、微、水液类钩鍉针针体较大，发生率较低但仍需重视。

现象：钩鍉针在体内难以操作，患者自觉明显不适或疼痛。

原因：患者精神紧张、体质虚弱、肌肉痉挛、操作手法不当或体位移动均可导致。

处理：因精神紧张或肌肉痉挛所致者，嘱患者放松，延长留针时间，医者可在邻近部位循按、叩弹，或在附近加刺 1 支毫针缓解痉挛。因体位移动所致者需恢复原体位后顺势出针。

预防：对初诊及精神紧张者做好心理疏导。操作手法应轻巧规范，治疗前指导患者保持正确体位。

（三）弯针

弯针指进针或钩治入腧穴后，针身或针头在体内发生弯曲的现象。针体变形将影响操作角度与方向，导致治疗失效甚至损伤组织。

原因：进针手法生疏、用力过猛、触及坚硬组织、体位不当、针柄受外力碰撞及滞针处理不当等。巨类钩鍉针较少发生，中、微、水液类及长针身钩鍉针较易出现。

处理：立即停止操作。轻度弯曲可缓慢退针；弯曲显著者需顺弯曲方向分段退出；若因体位改变需恢复原体位后松解退针；若多处弯曲，须视针柄扭转倾斜的方向，逐渐分段退出。弯曲针具应作废弃处理，严禁钳夹矫直后重复使用。

预防：医者需精研手法，指力轻巧适度。患者保持稳定体位，治疗中避免触碰针柄。

（四）断针

断针又称折针，指钩治时或退针时针头弧部或针身部折断，或部分浮露于皮肤之外，或折断于皮肤之下。

原因：重复使用一次性针具或针具质量缺陷；操作时刺入过深、角度过大、用力过猛触及骨组织；患者体位变动、肌肉痉挛；弯针滞针处理不当或外力压迫等。

处理：医者保持镇定，嘱患者维持体位防止断端内陷。外露断端用持针器取出；平齐皮肤者按压周围组织暴露断端后取出；完全埋入者需影像定位后手术取出。

预防：严格检查针具质量，禁用不合格产品。选择针身长度需超出预计刺入深度，禁止全针没入。遇弯针立即停止操作，正确处理滞针现象。

（五）局部肿物

出钩后，钩治部位出现高出皮肤的肿物，继则皮肤呈现青紫色。

原因：刺伤血管。

处理：出钩后立即用无菌敷料按压针孔，通过挤压针孔周围组织排除孔内积血，再压迫针孔，反复操作以达到排出瘀血、充分止血的目的，最后加压包扎。

预防：仔细检查针具，熟悉人体解剖结构，避开血管进行钩治。操作时手法应适度，避免超范围、超深度、超强度、超角度操作，并嘱患者保持体位稳定。

（六）出血

出钩后，钩治针孔出现出血，或挤压时渗出血珠。

原因：血管损伤、服用抗凝药物（如华法林）、凝血功能障碍等。

处理：立即用无菌敷料按压针孔，通过交替挤压与压迫排出积血。对于服用抗凝药患者，若止血困难可使用维生素 K 拮抗剂肌内注射，彻底止血后加压包扎。

预防：精准控制钩针角度，术前详细询问抗凝药物使用史，完善术前检查，严格选择避开血管的钩治路径。

（七）误用富血小板血浆

误用富血小板血浆指将某患者的富血小板血浆错误注射给其他患者，可引发免疫反应。

原因：操作失误。

处理：按过敏反应流程进行抗过敏及代谢促进治疗，持续监测生命体征。

预防：建立三级核对制度，采血时在注射器粘贴患者姓名标签，制备全程保持标签随行，注射前由护士与医师双人核对患者信息。

（八）钩伤正常肌肉、韧带、筋膜

钩治导致正常软组织损伤。

现象：术后创面横径或纵径超过 2mm，伴局部疼痛及功能障碍。

原因：钩鍉针选择不当、手法失准、操作幅度过大。

处理：轻微损伤予抗生素预防感染，配合活血化瘀药物；严重损伤需外科清创后行康复治疗。

预防：精准定位，规范操作力度与范围；手法选择正确，注意力集中，避免强行钩治。

（九）钩伤神经

钩治过程中触及或损伤神经鞘膜，造成神经受损，出现支配区域感觉异常、放电样疼痛，甚至功能障碍。

原因：解剖定位不准、手法粗暴、超范围操作。

处理：立即停止操作并退出钩鍉针，轻度损伤可自愈，重度需予抗炎、活血、神经营养药物，配合物理治疗和局部伤口处理。

预防：术前充分掌握局部神经走行，选择适宜手法轻柔操作。

（十）钩伤血管

钩治过程中触及或损伤动静脉血管。

现象：突发疼痛伴波动性出血，椎动脉损伤可危及生命。

原因：对局部解剖位置不熟悉、定位不准、操作不规范等。

处理：立即停止操作，及时压迫止血。轻者压迫止血即可；重者用含肾上腺素的利多卡因局部注射后加压包扎；椎动脉损伤需紧急外科处置。

预防：操作时保持高度专注，操作轻柔、规范；遵循"宁窄勿宽"定位原则，必须熟悉局部穴位解剖，避开穴位周围动静脉血管，尤其是椎动脉。

（十一）钩伤骨骼

钩治过程中破坏骨膜甚至骨质，导致骨骼的固有位置发生变化，出现骨膜周围疼痛、骨膜下出血，伴神经、血管和骨骼功能障碍（如麻木、疼痛、异样感、跛行、肌力降低等）。

原因：定位不准，超越深度，非规范操作。

处理：触及骨质感应立即原路退针，调整宽度及深度；骨骼位移者应马上复位；破坏骨膜、骨质者，应予抗感染、修复骨膜、骨质治疗。

预防：严格掌握进钩深度，遵循"宁浅勿深"操作原则。

二、钩活术治疗后异常情况的处理与预防

钩活治疗中，如果操作不当、定位不准、适应证选择不准确、兼症未能准确预判、兼症治疗不到位、钩活后包扎不到位、钩活术前检查不到位、个体差异、相对禁忌证不稳定等，会有钩活术治疗后异常情况出现。

（一）局部疼痛

治疗后24~48小时，针孔局部胀痛不适为正常表现，一般48小时后自然消失。富血小板血浆治疗后局部胀痛不适（尤其膝关节部位明显）属正常现象，一般经过非负重活动，膝关节胀痛15~20分钟即可消失，最长48小时后自然消失。5天后的皮肤表

面看不到异常情况，也摸不到异常征象而自感局部疼痛（不包括局部感染、硬结等情况），或局部皮肤表面、针孔周围肌肉组织、针孔深部组织等活动或静止时有不同程度的疼痛表现，属正常现象。

原因：使用代用钩鍉针、过期钩鍉针、退役钩鍉针或带损钩鍉针所致。使用此类不合格钩鍉针钩治时，由于钩刃锐利性降低而损伤周围软组织，导致损伤软组织间出血、水肿、粘连而引发局部疼痛。或因局部麻醉药物使用不当、表皮神经卡压、周围肌肉等软组织无菌性炎症、钩治过深刺激骨膜等也可造成局部疼痛。

处理：根据病因采用局部轻度按揉、湿热敷、口服抗炎活血药物、毫针针刺局部穴位等方法。7~14 天大部分局部疼痛可消失，少数可持续长达 90 天。

预防：严禁使用非正规钩鍉针，严格执行无菌操作，常规浸润局麻，精准掌握钩治角度与深度；富血小板血浆注射需定位准确、推注缓慢。

（二）针孔疼痛

治疗后 24~48 小时针孔疼痛属正常现象，48 小时后或更长时间针孔局部仍有不同程度疼痛则为异常疼痛。

原因：无菌操作不规范导致局部感染，或操作不当损伤正常组织。

处理：采用抗感染联合活血化瘀药物治疗，配合局部理疗。

预防：严格实施无菌操作，规范执行钩活术操作流程。

（三）局部异样感

治疗后 5 天以上，局部皮肤出现异常感觉如麻木不仁、蚁行感、异样感等，但局部皮肤颜色及功能均正常。

原因：钩治过程中刺激局部表皮神经所致。

处理：一般 2~3 周自然消失，最长不超过 3 个月，可通过轻度按揉配合热敷促进症状消退。

预防：钩鍉针进入真皮时应轻柔直刺，操作时避免过度刺激表皮、真皮及皮下脂肪层。

（四）局部皮肤青紫

治疗后 5 天，局部皮肤无异常感觉但出现青紫现象，青紫区域无硬结肿痛，不影响正常功能。

原因：局部止血不彻底致针孔内积血残留形成皮下瘀血，或使用过期钩鍉针损伤组织血管所致。

处理：局部热敷促进瘀血吸收。

预防：操作结束后须彻底排出针孔积血，严格止血后实施加压包扎，严禁使用过期钩鍉针。

（五）局部结节

治疗后 5~7 天，针孔部位出现触诊坚硬、按压疼痛的小硬结，不影响正常功能但伴局部不适感。

原因：钩治手法失当、加压包扎不充分或治疗后活动过度引起。

处理：①局部按揉：每日 1 次，每次 1~2 分钟；②湿热敷：每日 1~2 次，每次 15~20 分钟；③口服抗炎活血药物。规范处理下一般 15~30 天可吸收。

预防：施术需手法轻柔，钩通即止，确保加压包扎有效，治疗后前 4 天限制活动或卧床休养。

（六）血肿

治疗后数小时至 1~2 天，局部出现皮肤隆起性肿物，可表现为质地坚硬无波动、有波动感或伴局部青紫，部分影响功能并伴肿胀感。

原因：止血不彻底、加压包扎不当、术后活动过度或凝血功能障碍引发。

处理：①小型血肿，功能未受限、疼痛轻微，热敷处理，7~14 天自行消散；②大型血肿，肿胀疼痛显著、影响功能伴波动感，无菌操作下穿刺抽吸瘀血或切开引流后加压包扎；③无波动血肿：4 天后解除敷料热敷，配合消炎活血药物促进吸收。

预防：彻底清除针孔积血并有效止血，术前必须完善凝血功能四项检查。

（七）局部化脓

治疗后 3~5 天，局部针孔出现红肿热痛伴脓性渗出，属感染征象。

原因：消毒灭菌不彻底、无菌操作不规范、术前局部或全身存在感染灶。

处理：规范清创排脓，联合局部与全身抗感染治疗。

预防：术前彻底皮肤清洁消毒，严格执行无菌操作。排除局部及全身感染灶，完善实验室炎性指标检测。

（八）局部瘙痒

治疗后数小时或更长时间出现局部皮肤瘙痒、红斑、丘疹等过敏反应。

原因：胶布、消毒剂（酒精、碘伏）、金属器械或药物致敏引发。

处理：立即清除致敏原，给予局部或全身抗过敏治疗。

预防：详细询问过敏史及过敏体质情况，针对性采取预防措施。

（九）伤口延迟愈合

治疗后 5 天创面未愈合，伴渗液溢出。

原因：糖尿病控制不佳、免疫功能低下、局部轻度感染或脂肪液化等。

处理：根据病因调控血糖水平，实施局部热疗，联合免疫增强与抗感染治疗。

预防：术前必须检测空腹血糖（控制目标＜ 7.0mmol/L），免疫功能低下者禁用，肥胖患者避免脂肪层操作，全程严守无菌原则。

（十）伤口局部凹陷

治疗后 5 天针孔处出现凹陷伴渗液，无痛感且功能正常，多见于肥胖人群。

原因：钩治操作刺激致皮下脂肪液化，或合并皮肤结核分枝杆菌感染。

处理：脂肪液化者采用局部热疗（如红外线照射），3 周左右渗液消退、创面愈合、凹陷改善；皮肤结核患者需规范抗结核治疗。

预防：肥胖患者操作时需减少脂肪层刺激，手法轻柔；结核病患者慎行钩活术或改用替代疗法。

（十一）伤口局部皮肤变白

治疗后 14 天或更长时间，针孔周围皮肤逐渐出现色素脱失斑（呈乳白色），不影响功能且无主观不适。

原因：白癜风患者接受钩活刺激后诱发同形反应，或皮肤免疫功能异常者因操作刺激导致局部黑色素脱失。

处理：按白癜风诊疗规范进行干预。

预防：操作时需手法轻柔，最大限度地减少对表皮及真皮层的机械刺激。

（十二）发热

治疗后 12~48 小时，约 1% 患者出现一过性体温升高（腋温 37.0~38.0℃），多数 48 小时内自行恢复，持续发热者需排查感染。

原因：钩活刺激引发应激反应或操作污染导致感染性发热。

处理：①生理性发热：建议适量饮温水观察；②感染性发热：根据药敏结果选用抗生素。

预防：术前全面排查感染灶，严格无菌操作，术后指导患者适量补水。

（十三）症状加重

治疗后 24 小时内原症状短暂加剧（如腰椎间盘突出症腰腿痛加重），48 小时后逐渐缓解且优于术前，属生理性自然反跳；若 48 小时无改善需重新评估。

原因：钩活术刺激神经根（穴位）引发的生理性反应，或适应证选择不当所致。

处理：生理性自然反跳无须干预，其他情况需病因治疗。

预防：严格把握适应证窗口期，排除禁忌证，操作时精准控制刺激强度。

（十四）过时反弹

治疗后症状显著缓解，但 1~7 天出现轻度复发，其反弹时间规律多集中于治疗后第 1、4、7、14、30、90 天。

原因：术后卡压复发、二次粘连形成或经络气血运行再次受阻。

处理：①轻度反弹：观察待其自行缓解；②重度反弹：评估后行补充钩活治疗。

预防：术后严格遵循康复指导，实施保护性制动措施。

（十五）痉挛性抽搐

患者术前无抽搐病史，术后突发四肢或腹部肌肉痉挛性抽搐。

原因：①生理性：精神紧张引发短暂性抽搐（≤10 分钟）；②病理性：合并基础疾病或操作损伤重要组织结构（脊髓、神经、脏器）。

处理：①生理性：心理疏导观察；②医源性损伤：即刻神经外科会诊；③病理性：针对原发病治疗（如运动障碍综合征、脊髓损伤、过敏反应等）。

预防：①术前筛查运动神经系统疾病；②焦虑患者术前 30 分钟可口服地西泮 2.5mg；③严格遵循解剖层次操作，避免损伤神经、血管及脊髓结构。

三、八大纪律

钩活术临床应用过程中有八大纪律，即症状、体征、影像、麻醉、选钩、选穴、准位、无菌。

1. 症状纪律 患者的症状是首要诊断依据，无症状的退行性影像改变视为生理性改变（如无症状椎间盘突出），仅当出现神经根压迫征象（局部水肿、致痛物质释放、腰腿痛等症状）时方可确立诊断。严禁单纯依赖影像学检查结果进行干预。

2. 体征纪律 对症状隐匿但体征显著者，应视作病理状态。在脊柱退行性疾病及相关疾病诊断中，体征评估是诊断体系不可或缺的组成部分。

3. 影像纪律 脊柱疾病、脊柱相关疾病及四肢关节病变需有影像学支持，但影像学非独立诊断标准。确诊必须符合"症影相符"原则（症状与影像表现相吻合）。

4. 麻醉纪律 钩活术治疗须在局部麻醉下实施，首选麻醉剂为盐酸利多卡因（浓度 0.5%~0.75%）。术前必须进行麻醉药物过敏试验，术中密切监测过敏反应。

5. 选钩纪律 严格按适应证选择钩鍉针型号（巨类、中类、微类、水液类等 9 型），严禁型号混用。定期核查器械状态，杜绝使用故障针具（变形、过期、退役等），确保治疗安全有效。

6. 选穴纪律 选穴需遵循"病证结合"原则，综合辨证诊断、病变部位及整体状态全面分析，严禁主观臆断选穴。

7. 准位纪律 新（魏氏）夹脊穴定位需采用坐标定位法，操作误差须控制在毫米级。定位精度直接影响临床疗效，要求术者具备扎实的解剖学基础。

8. 无菌纪律 无菌操作是预防感染的核心要求，涵盖术前术区消毒、术中无菌操作、术后创面处理全流程，需严格无菌操作。

四、九大注意

钩活术临床应用过程中有九大注意，即局部解剖、辨证施治、四诊合参、症影相符、体影相符、深度方向、交流沟通、力度轻柔、善后处理。

1. 注意局部解剖 精准定位需以解剖学知识为基础，骨性标志为参照。术者须充分掌握局部解剖结构与体表标志的对应关系，确保定位准确度，提升临床疗效。

2. 注意辨证施治 遵循中医辨证论治原则，涵盖辨证选穴、辨证选钩、辨证选向、辨证选度等。准确辨识证候是制定治疗方案的前提，直接影响钩治效果。

3. 注意四诊合参 严格遵循望、闻、问、切四诊合参原则，系统收集临床症状、体征等信息，综合分析判断病变程度与部位，确保诊断准确性。

4. 注意症影相符 坚持症状主诉与影像学证据相互印证原则。既不可单纯依赖患者主观症状，也不能仅凭影像学表现诊断，两者相符方可确立诊断。

5. 注意体影相符 要求体格检查阳性体征与影像学改变相互支持。体征检查与影像诊断需形成证据链，共同构成诊断依据。

6. 注意深度方向 严格把控进针深度与角度，深度过深易损伤深层组织及重要结构，角度偏差可能导致误入非目标区域。两者均直接影响疗效与安全性。

7. 注意交流沟通 术中保持有效医患沟通，不仅能分散患者注意力提升配合度，而且可实时获取反馈及时调整操作，还能及时发现异常情况并干预。

8. 注意力度轻柔 操作全程保持手法轻柔精准，遵循"轻提慢进"原则，避免粗暴操作造成医源性损伤。

9. 注意善后处理 术后管理占整体疗效的 1/3 权重，包括康复指导（制动要求、腰围使用规范）、生活调摄（饮食禁忌、作息管理）、辅助疗法（药枕应用）等。规范的术后管理是预防复发的关键。

第七节　适应证与禁忌证

一、适应证

依据中国中医药出版社 2022 年 8 月出版的《钩活术技术标准》（钩活骨减压术操作规范 T/CARDTCM 007–2022），结合临床实践制定适应证如下。

1. 脊柱骨关节退行性疾病。

2. 椎管狭窄症。

3. 脊柱退行性滑脱。

4. 四肢关节退行性疾病。

5. 慢性软组织劳损。

6. 陈旧性脊柱外伤。

7. 脊柱相关性疾病。

8. 特定骨伤科疾病。

9. 强直性脊柱炎。

10. 股骨头坏死。

11. 脊柱源性妇科疾病（月经失调、不孕症、慢性盆腔炎、乳腺增生、产后综合征等）。

12. 脊柱相关变态反应性疾病（过敏性鼻炎、花粉症、哮喘、特应性皮炎、血管神经性水肿等）。

13. 带状疱疹后遗神经痛。

14. 慢性软组织损伤。

15. 骨质增生症。

16. 骨内高压症。

17. 周围神经卡压综合征。

上述病症无合并其他疾病为绝对适应证。

上述病症合并其他疾病，但合并症不影响钩活术实施或钩活术治疗不加重合并症，为相对适应证。

二、禁忌证

钩活术的禁忌证指禁用或慎用该疗法的疾病，主要包括以下 15 类。

1. 活动性结核、恶性肿瘤。

2. 心脑血管病急性期。

3. 未控制的急慢性感染。

4. 严重代谢紊乱。

5. 凝血功能障碍。

6. 器官功能衰竭。

7. 风湿性疾病活动期。

8. 全身性疾病急性发作伴发热或血常规异常。

9. 未控制的糖尿病。

10. 肝肾功能不全、慢性消耗性疾病。

11. 女性妊娠期及哺乳期。

12. 急性青光眼、癫痫发作期、精神障碍急性期。

13. 术区重要神经、血管无法规避。

14. 局部皮肤完整性破坏（溃疡、感染、瘢痕、肿物等）。

15. 椎间隙感染。

钩活术治疗的适应证同时并存其他疾病，钩活术治疗会加重其他疾病或引起不良反应，如存在自发性出血或凝血功能障碍、局部皮肤完整性破坏（溃疡、瘢痕、肿瘤）、妊娠期及哺乳期等，为绝对禁忌证。

相对禁忌证指通过钩活术治疗的适应证对其兼证不产生负面影响或通过控制兼证使其稳定后，可以实施钩活术治疗的一类复杂疾病。如颈椎管狭窄症，兼证为急性高血压，控制血压使其稳定后，便可实施钩活术治疗；腰椎间盘突出症，兼证为糖尿病，通过控制血糖使其稳定在正常范围，在维持原降糖方案的前提下，可以实施钩活术治疗；胸椎间盘突出症，兼证为外感发热，控制外感发热症状稳定后，可以实施钩活术治疗；带状疱疹后遗神经痛，兼证为冠心病，通过控制冠心病症状，在心律稳定的前提下，可以实施钩活术治疗等。

第八节　疗程

以中医基础理论为指导的钩活术技术，是运用钩鍉针这一中医特异针具治疗疾病，根据患者具体情况进行辨证论治的中医外治技术。疾病的发生、发展和临床证候表现虽然错综复杂，但究其原因不外乎人体阴阳失去相对平衡，主要反映在脏腑经络功能的失调。钩活术根据阴阳学说、脏腑学说、经络学说，运用四诊方法诊察疾病，获取病情资料进行辨证分析，以明确疾病的病因病机、所在部位、病证性质及标本缓急，在此基础上进行相应配穴处方，依方施术，或补或泻，或补泻兼施，从而通调经脉、调和气血，使阴阳归于相对平衡，最终达到治愈疾病的目的。

一、钩活术治疗的疗程

（一）软组织钩活术一般疗程的标准

1. 脊柱退变性疾病和脊柱相关疾病（须住院治疗） 同一椎体钩活术 2~3 次为 1 个疗程，间隔 7~14 天治疗 1 次。治疗 1 次临床控制者不需第 2 次治疗，治疗 2 次临床控制者不需第 3 次治疗，以患者原有症状消失 ≥ 75% 为临床控制标准。疗效评估依据1994 年 6 月中华人民共和国中医药行业标准《中医病证诊断疗效标准》综合判定。

2. 四肢关节病（须住院治疗） 同一关节治疗 2~3 次为 1 个疗程，间隔 7~14 天治疗 1 次。治疗 1 次临床控制者不需第 2 次治疗，治疗 2 次临床控制者不需第 3 次治疗，以患者原有症状消失 ≥ 75% 为临床控制标准。疗效评估依据 1994 年 6 月中华人民共和国中医药行业标准《中医病证诊断疗效标准》综合判定。

（二）软组织钩活术再次钩治的标准（同一椎体或关节）

再次钩活术治疗标准依据 1994 年 6 月中华人民共和国中医药行业标准《中医病证诊断疗效标准》综合判定：

1. 第 1 次钩活术治疗后住院观察（同时辅助其他治疗） 临床症状未见好转等待第 2 次治疗；如好转 ≥ 75% 可暂缓第 2 次钩活术治疗，需出院观察 10~20 天后复诊，如有反弹可行第 2 次住院钩活术治疗。

2. 第 2 次钩活术治疗后住院观察（同时辅助其他治疗） 症状未见好转或加重应改用他法；如好转 ≥ 75% 可暂缓第 3 次钩活术治疗，需出院观察 20~30 天后复诊，如有反弹可行第 3 次住院钩活术治疗。

3. 第 3 次钩活术治疗后住院观察（同时辅助其他治疗） 症状好转 ≥ 75% 可出院康复观察，需院外观察 20~60 天后复诊，如症状反弹且好转 < 50%，可行下一疗程住院钩活术治疗。

（三）软组织钩活术钩治不同椎体或关节的标准

同一椎体 7~14 天钩活术治疗 1 次，2~3 次为 1 个疗程，两个疗程间隔 20~60 天；不同椎体间隔 3~4 天；脊柱和四肢关节可同时钩治；颈、胸、腰、骶椎可交替钩治。脊柱退变性疾病、脊柱相关疾病及四肢关节病复发者，可再次住院行钩活术治疗。

特殊疾病（如脊髓型颈椎病、颈胸腰椎管狭窄症、胸髓变性、椎体滑脱等）不接受或失去开放性手术治疗机会的患者，经三次钩活术后自觉症状好转 ≥ 5% 或未见加重，20~60 天后可继续下一疗程住院钩活术治疗。

二、软组织钩活术两疗程间隔的标准

1. 单疗程治疗者观察 20 天，症状好转 ≥ 75% 无须下一疗程治疗；若症状反弹且好转 < 50%，可行下一疗程住院治疗。

2. 双疗程治疗者观察 20 天，症状好转 ≥ 75% 无须下一疗程治疗；若症状反弹且好转 < 50%，可行下一疗程住院治疗。

3. 三疗程治疗者观察 20~60 天，症状好转 ≥ 75% 无须后续治疗；若症状反弹且好转 < 50%，可行下一疗程住院治疗。

4. 特殊维持控制类慢性疾病经 1~3 次钩活术后，自觉症状好转 5%~10% 或未见加重者，可按疗程出院休养观察（症状加重者改用他法）。需院外观察 20~60 天后复诊进行下一疗程治疗；普通慢性疾病三疗程治疗者观察 20~60 天，症状好转 ≥ 50% 无须后续治疗，若症状反弹且好转 < 50%，可行下一疗程住院治疗。

5. 同一部位一年内钩活术治疗按疗程间隔 20~60 天，累计不超过 3 个疗程。

三、硬组织钩活骨减压术两疗程间隔的标准

根据中国民间中医医药研究开发协会发布、中国中医药出版社出版的团体标准《钩活术技术标准》第二部分"钩活骨减压术操作规范"（T/CARDTCM 007-2022）执行。

（一）一般标准

1. 脊椎骨（住院）同一椎体钩活骨减压术 1~2 次（首次椎弓根、二次椎板，间隔 7~14 天）为 1 个疗程。首次治疗临床控制者无须二次治疗，二次治疗临床控制者无须

后续疗程，以症状消失 ≥ 75% 为临床控制标准。

2. 四肢骨（住院）膝关节骨（胫骨、腓骨、股骨）、髌骨、股骨大转子钩活骨减压术 1~3 次为 1 个疗程，间隔 7~14 天。首次治疗临床控制者无须二次治疗，二次治疗临床控制者无须三次治疗；跟骨、肱骨、乳突、肩胛骨单次为 1 个疗程。均以症状消失 ≥ 75% 为临床控制标准。

（二）再次标准

再次治疗标准依据 1994 年 6 月中华人民共和国中医药行业标准《中医病证诊断疗效标准》综合判定：

1. 第一次治疗后住院观察（同时辅助其他治疗） 7~14 天未见好转行二次治疗；好转 ≥ 75% 可暂缓二次治疗，出院观察 20~30 天后复诊，反弹者行二次住院治疗。

2. 第二次治疗后住院观察（同时辅助其他治疗） 未好转或加重者改用他法；好转 ≥ 75% 可暂缓三次治疗，出院观察 20~30 天后复诊，反弹者行三次住院治疗。

3. 第三次治疗后住院观察（同时辅助其他治疗） 好转 ≥ 75% 可出院康复观察，院外观察 90 天后复诊，反弹且好转 < 50% 者行下一疗程治疗。

（三）同治标准

脊椎骨与单侧四肢骨、左右不同四肢骨可同期施术；术后 7~14 天，在不治疗原骨的前提下，可穿插治疗不同部位，如颈椎穿插胸或腰椎，胸椎穿插颈椎或腰椎，腰椎穿插胸椎或颈椎，四肢关节穿插其他关节。

（四）间隔标准

术后观察 7~14 天，好转 ≥ 75% 则结束当前疗程，两疗程间隔 90 天；单疗程内同一钩活骨减压穴仅施术 1 次。

特殊病例（如脊髓型颈椎病、颈胸腰椎管狭窄症、胸髓变性、椎体滑脱、重度骨关节炎、强直性脊柱炎等）无法手术者，经 1~3 次控制治疗后症状改善或稳定，90 天后可续行下一疗程治疗；无效者改用他法。

（五）年内标准

同一部位减压穴 1 年内施术不超过 3 次。

（六）随访标准

随访时间节点为出院后 20 天、3 个月、6 个月、1 年，完整记录随访数据。

第九节 疗效评价

一、钩活术疗效评价

（一）颈椎病远期观察

1. 神经根型颈椎病观察结果 2001 年选择不同年龄段共 550 例神经根型颈椎病患者进行了 5 年的跟踪观察，结果见表 1-9-1。

表 1-9-1　550 例神经根型颈椎病患者跟踪观察结果

年龄	治疗例数	2001 年新增反弹例数［反弹率（%）］	2002 年新增反弹例数［反弹率（%）］	2003 年新增反弹例数［反弹率（%）］	2004 年新增反弹例数［反弹率（%）］	2005 年新增反弹例数［反弹率（%）］	总反弹例数［反弹率（%）］
20~29 岁	110	0（0.00）	0（0.00）	1（0.91）	3（2.73）	4（3.64）	8（7.27）
30~39 岁	110	0（0.00）	0（0.00）	2（1.82）	3（2.73）	5（4.55）	10（9.09）
40~49 岁	110	0（0.00）	0（0.00）	2（1.82）	4（3.64）	6（5.45）	12（10.91）
50~59 岁	110	1（0.91）	2（1.82）	4（3.64）	6（5.45）	8（7.27）	21（19.09）
60 岁以上	110	2（1.82）	3（2.73）	3（2.73）	4（3.64）	6（5.45）	18（16.36）
20 岁以上（总）	550	3（0.55）	5（0.91）	12（2.18）	20（3.64）	29（5.27）	69（12.55）

注：年龄在 50~59 岁反弹率最高；反弹率与钩治后年限成正比，总反弹率 12.55%。

2. 颈型颈椎病观察结果 2001 年选择不同年龄段共 550 例颈型颈椎病患者进行了 5 年的跟踪观察，结果见表 1-9-2。

表 1-9-2　550 例颈型颈椎病患者跟踪观察结果

年龄	治疗例数	2001 年新增反弹例数［反弹率（%）］	2002 年新增反弹例数［反弹率（%）］	2003 年新增反弹例数［反弹率（%）］	2004 年新增反弹例数［反弹率（%）］	2005 年新增反弹例数［反弹率（%）］	总反弹例数［反弹率（%）］
20~29 岁	110	0（0.00）	0（0.00）	0（0.00）	1（0.91）	2（1.82）	3（2.73）
30~39 岁	110	0（0.00）	1（0.91）	1（0.91）	2（1.82）	3（2.73）	7（6.36）
40~49 岁	110	0（0.00）	1（0.91）	2（1.82）	3（2.73）	4（3.64）	10（9.09）
50~59 岁	110	0（0.00）	2（1.82）	2（1.82）	5（4.55）	6（5.45）	15（13.64）
60 岁以上	110	0（0.00）	2（1.82）	3（2.73）	4（3.64）	4（3.64）	13（11.82）
20 岁以上（总）	550	0（0.00）	6（1.09）	8（1.45）	15（2.73）	19（3.45）	48（8.72）

注：年龄在 50~59 岁反弹率最高；反弹率与钩治后年限成正比，总反弹率 8.72%。

3.脊髓型颈椎病观察结果 2001 年选择不同年龄段共 550 例脊髓型颈椎病患者进行了 5 年的跟踪观察，结果见表 1-9-3。

表 1-9-3　550 例脊髓型颈椎病患者跟踪观察结果

年龄	治疗例数	2001 年新增反弹例数［反弹率（%）］	2002 年新增反弹例数［反弹率（%）］	2003 年新增反弹例数［反弹率（%）］	2004 年新增反弹例数［反弹率（%）］	2005 年新增反弹例数［反弹率（%）］	总反弹例数［反弹率（%）］
20~29 岁	110	0（0.00）	1（0.91）	2（1.82）	4（3.64）	7（6.36）	14（12.73）
30~39 岁	110	1（0.91）	2（1.82）	4（3.64）	7（6.36）	10（9.09）	24（21.82）
40~49 岁	110	1（0.91）	3（2.73）	6（5.45）	10（9.09）	13（11.82）	33（30.00）
50~59 岁	110	2（1.82）	5（4.55）	9（8.18）	15（13.64）	20（18.18）	51（46.36）
60 岁以上	110	1（0.91）	3（2.73）	8（7.27）	14（12.73）	17（15.45）	43（39.09）
20 岁以上（总）	550	5（0.91）	14（2.55）	29（5.27）	50（9.09）	67（12.18）	165（30.00）

注：年龄在 50~59 岁反弹率最高；反弹率与钩治后年限成正比，总反弹率 30.00%。

4.椎动脉型颈椎病观察结果 2001 年选择不同年龄段共 550 例椎动脉型颈椎病患者进行了 5 年的跟踪观察，结果见表 1-9-4。

表 1-9-4　550 例椎动脉型颈椎病患者跟踪观察结果

年龄	治疗例数	2001 年新增反弹例数［反弹率（%）］	2002 年新增反弹例数［反弹率（%）］	2003 年新增反弹例数［反弹率（%）］	2004 年新增反弹例数［反弹率（%）］	2005 年新增反弹例数［反弹率（%）］	总反弹例数［反弹率（%）］
20~29 岁	110	0（0.00）	0（0.00）	1（0.91）	3（2.73）	4（3.64）	8（7.27）
30~39 岁	110	0（0.00）	1（0.91）	2（1.82）	3（2.73）	5（4.55）	11（10.00）
40~49 岁	110	1（0.91）	1（0.91）	3（2.73）	4（3.64）	6（5.45）	15（13.64）
50~59 岁	110	1（0.91）	2（1.82）	4（3.64）	7（6.36）	8（7.27）	22（20.00）
60 岁以上	110	2（1.82）	3（2.73）	3（2.73）	4（3.64）	7（6.36）	19（17.27）
20 岁以上（总）	550	4（7.27）	7（1.27）	13（2.36）	21（3.82）	30（5.45）	75（13.63）

注：年龄在 50~59 岁反弹率最高；反弹率与钩治后年限成正比，总反弹率 13.63%。

5.交感型颈椎病观察结果 2001 年选择不同年龄段共 550 例交感型颈椎病患者进行了 5 年的跟踪观察，结果见表 1-9-5。

表 1-9-5　550 例交感型颈椎病患者跟踪观察结果

年龄	治疗例数	2001年新增反弹例数［反弹率（%）］	2002年新增反弹例数［反弹率（%）］	2003年新增反弹例数［反弹率（%）］	2004年新增反弹例数［反弹率（%）］	2005年新增反弹例数［反弹率（%）］	总反弹例数［反弹率（%）］
20~29岁	110	0（0.00）	0（0.00）	1（0.91）	3（2.73）	4（3.64）	8（7.27）
30~39岁	110	1（0.91）	1（0.91）	2（1.82）	3（2.73）	5（4.55）	12（10.91）
40~49岁	110	2（1.82）	2（1.82）	3（2.73）	4（3.64）	6（5.45）	17（15.45）
50~59岁	110	3（2.73）	5（4.55）	5（4.55）	7（6.36）	10（9.09）	30（27.27）
60岁以上	110	2（1.82）	3（2.73）	4（3.64）	4（3.64）	7（6.36）	20（18.18）
20岁以上（总）	550	8（7.27）	11（2.00）	15（2.73）	21（3.82）	32（5.82）	87（15.82）

注：年龄在 50~59 岁反弹率最高；反弹率与钩治后年限成正比，总反弹率 15.82%。

6. 混合型颈椎病观察结果　2001 年选择不同年龄段共 550 例混合型颈椎病患者进行了 5 年的跟踪观察，结果见表 1-9-6。

表 1-9-6　550 例混合型颈椎病患者跟踪观察结果

年龄	治疗例数	2001年新增反弹例数［反弹率（%）］	2002年新增反弹例数［反弹率（%）］	2003年新增反弹例数［反弹率（%）］	2004年新增反弹例数［反弹率（%）］	2005年新增反弹例数［反弹率（%）］	总反弹例数［反弹率（%）］
20~29岁	110	0（0.00）	1（0.91）	2（1.82）	3（2.73）	4（3.64）	10（9.09）
30~39岁	110	1（0.91）	2（1.82）	3（2.73）	5（4.55）	5（4.55）	16（14.54）
40~49岁	110	2（1.82）	3（2.73）	4（3.64）	6（5.45）	6（5.45）	21（19.09）
50~59岁	110	3（2.73）	5（4.55）	8（7.27）	9（8.18）	12（10.91）	37（33.64）
60岁以上	110	2（1.82）	6（5.45）	7（6.36）	8（7.27）	9（8.18）	32（29.09）
20岁以上（总）	550	8（1.45）	17（3.09）	24（4.36）	31（5.64）	36（6.55）	116（21.09）

注：年龄在 50~59 岁反弹率最高；反弹率与钩治后年限成正比，总反弹率 21.09%。

7. 椎间盘突出型观察结果　2002 年选择不同年龄段共 550 例椎间盘突出患者进行了 5 年的跟踪观察，结果见表 1-9-7。

表 1-9-7　550 例椎间盘突出患者跟踪观察结果

年龄	治疗例数	2002年新增反弹例数［反弹率（%）］	2003年新增反弹例数［反弹率（%）］	2004年新增反弹例数［反弹率（%）］	2005年新增反弹例数［反弹率（%）］	2006年新增反弹例数［反弹率（%）］	总反弹例数［反弹率（%）］
20~29岁	110	0（0.00）	0（0.00）	0（0.00）	1（0.91）	2（1.82）	3（2.73）

年龄	治疗例数	2002年新增反弹例数［反弹率（%）］	2003年新增反弹例数［反弹率（%）］	2004年新增反弹例数［反弹率（%）］	2005年新增反弹例数［反弹率（%）］	2006年新增反弹例数［反弹率（%）］	总反弹例数［反弹率（%）］
30~39岁	110	0（0.00）	1（0.91）	2（1.82）	3（2.73）	3（2.73）	9（8.18）
40~49岁	110	1（0.91）	1（0.91）	3（2.73）	4（3.64）	4（3.64）	13（11.82）
50~59岁	110	1（0.91）	2（1.82）	3（2.73）	5（4.55）	6（5.45）	17（15.45）
60岁以上	110	2（1.82）	2（1.82）	3（2.73）	3（2.73）	4（3.64）	14（12.73）
20岁以上（总）	550	4（0.73）	6（1.09）	11（2.00）	16（0.91）	19（3.46）	56（10.18）

注：年龄在50~59岁反弹率最高；反弹率与钩治后年限成正比，总反弹率10.18%。

8. 椎间盘膨出型观察结果　2002年选择不同年龄段共550例椎间盘膨出患者进行了5年的跟踪观察，结果见表1-9-8。

表1-9-8　550例椎间盘膨出患者跟踪观察结果

年龄	治疗例数	2002年新增反弹例数［反弹率（%）］	2003年新增反弹例数［反弹率（%）］	2004年新增反弹例数［反弹率（%）］	2005年新增反弹例数［反弹率（%）］	2006年新增反弹例数［反弹率（%）］	总反弹例数［反弹率（%）］
20~29岁	110	0（0.00）	0（0.00）	0（0.00）	1（0.91）	2（1.82）	3（2.73）
30~39岁	110	0（0.00）	1（0.91）	1（0.91）	2（1.82）	3（2.73）	7（6.36）
40~49岁	110	1（0.91）	1（0.91）	3（2.73）	3（2.73）	4（3.64）	12（10.91）
50~59岁	110	1（0.91）	2（1.82）	3（2.73）	4（3.64）	5（4.55）	15（13.64）
60岁以上	110	1（0.91）	2（1.82）	3（2.73）	2（1.82）	4（3.64）	12（10.91）
20岁以上（总）	550	3（0.55）	6（1.09）	10（1.82）	12（2.18）	18（3.27）	49（8.91）

注：年龄在50~59岁反弹率最高；反弹率与钩治后年限成正比，总反弹率8.91%。

9. 椎间盘脱出型观察结果　2002年选择不同年龄段共550例椎间盘脱出患者进行了5年的跟踪观察，结果见表1-9-9。

表1-9-9　550例椎间盘脱出患者跟踪观察结果

年龄	治疗例数	2002年新增反弹例数［反弹率（%）］	2003年新增反弹例数［反弹率（%）］	2004年新增反弹例数［反弹率（%）］	2005年新增反弹例数［反弹率（%）］	2006年新增反弹例数［反弹率（%）］	总反弹例数［反弹率（%）］
20~29岁	110	0（0.00）	1（0.91）	1（0.91）	3（2.73）	4（3.64）	9（8.18）
30~39岁	110	0（0.00）	2（1.82）	3（2.73）	4（3.64）	5（4.55）	14（12.72）

年龄	治疗例数	2002 年新增反弹例数［反弹率（%）］	2003 年新增反弹例数［反弹率（%）］	2004 年新增反弹例数［反弹率（%）］	2005 年新增反弹例数［反弹率（%）］	2006 年新增反弹例数［反弹率（%）］	总反弹例数［反弹率（%）］
40~49 岁	110	1（0.91）	2（1.82）	3（2.73）	5（4.55）	7（6.36）	18（16.36）
50~59 岁	110	2（1.82）	4（3.64）	5（4.55）	7（6.36）	9（8.18）	27（24.55）
60 岁以上	110	1（0.91）	3（2.73）	4（3.64）	6（5.45）	10（9.09）	24（21.82）
20 岁以上（总）	550	4（0.73）	12（2.18）	16（2.91）	25（4.55）	35（6.36）	92（16.73）

注：年龄在 50~59 岁反弹率最高；反弹率与钩治后年限成正比，总反弹率 16.73%。

10. 脊柱手术失败综合征（FBSS）观察结果 2002 年选择不同年龄段共 550 例脊柱手术失败综合征患者进行了 5 年的跟踪观察，结果见表 1-9-10。

表 1-9-10 550 例 FBSS 患者跟踪观察结果

年龄	治疗例数	2002 年新增反弹例数［反弹率（%）］	2003 年新增反弹例数［反弹率（%）］	2004 年新增反弹例数［反弹率（%）］	2005 年新增反弹例数［反弹率（%）］	2006 年新增反弹例数［反弹率（%）］	总反弹例数［反弹率（%）］
20~29 岁	110	0（0.00）	1（0.91）	2（1.82）	3（2.73）	5（4.55）	11（10.00）
30~39 岁	110	1（0.91）	2（1.82）	3（2.73）	5（4.55）	6（5.45）	17（15.45）
40~49 岁	110	2（1.82）	3（2.73）	4（3.64）	6（5.45）	8（7.27）	23（20.91）
50~59 岁	110	3（2.73）	8（7.27）	10（9.09）	11（10.00）	14（12.73）	46（41.82）
60 岁以上	110	3（2.73）	7（6.36）	8（7.27）	10（9.09）	11（10.00）	39（35.45）
20 岁以上（总）	550	9（1.63）	21（3.82）	27（4.91）	35（6.36）	44（8.00）	136（24.72）

注：年龄在 50~59 岁反弹率最高；反弹率与钩治后年限成正比，总反弹率 24.72%。

（二）钩活术疗效结果

对 2017—2019 年石家庄真仁中医钩活术总医院及钩活术流派传承人所在医疗机构（弟子院）开展的钩活术治疗进行临床疗效评价。主要针对颈椎病、腰椎病、骨关节病、带状疱疹后遗神经痛、强直性脊柱炎及其他疼痛类疾病的钩活术治疗效果进行系统评估，各病种治疗有效率均超过 90%，具体疗效数据详见表 1-9-11~ 表 1-9-13。

表 1-9-11 2017 年钩活术疗法全国疗效评价情况（94949 例）

病名	总院病例数	弟子院病例数	有效率
颈椎病	2180	22800	96.8%
腰椎病	2315	24001	95.8%

病名	总院病例数	弟子院病例数	有效率
骨关节病	1520	16222	94.1%
带状疱疹后遗神经痛	55	1100	92.1%
强直性脊柱炎	588	22638	94.1%
其他	10	1520	93.5%

表1-9-12　2018年钩活术疗法全国疗效评价情况（97291例）

病名	总院病例数	弟子院病例数	有效率
颈椎病	2220	22930	96.8%
腰椎病	2425	24581	96.3%
骨关节病	1702	17522	95.1%
带状疱疹后遗神经痛	95	1390	94.6%
强直性脊柱炎	612	22038	94.2%
其他	56	1720	93.6%

表1-9-13　2019年钩活术疗法全国疗效评价情况（110398例）

病名	总院病例数	弟子院病例数	有效率
颈椎病	2803	25153	96.8%
腰椎病	2995	27710	96.6%
骨关节病	2315	19836	95.8%
带状疱疹后遗神经痛	155	2395	94.8%
强直性脊柱炎	835	24098	94.5%
其他	115	1988	94.1%

病名	颈椎病	腰椎病	骨关节病	带疱神经痛	强直性脊柱炎	其他	总数
总院	2803	2995	2315	155	835	115	9218
弟子院	225153	27710	19836	2395	24098	1988	101180
有效率	96.8%	96.6%	95.8%	94.8%	94.5%	94.1%	95.4%

　　分析：近三年钩活术总医院和各加盟机构的病例数、有效率都在增长，人民群众的接受率在增高，平均三年的增长率为9.43%，有效率增加4.3%。

（三）小结

1.临床有效率　钩活术治疗颈椎病、腰椎间盘突出症、椎管狭窄症、骨性关节炎、骨质增生症等疾病，其临床有效率各不相同，但都在 90% 以上。

2. 临床反弹率 钩活术所治疗疾病，进行两年的跟踪随访，其反弹率在 8%~15%。因所治病种多为退变性老年病，老年人反弹率高于中青年。

3. 临床感染率 由于采用常规无菌操作，严格执行无菌流程中的每个环节，治疗前进行相关检查，目前局部针孔感染率为 0。

4. 临床不良反应率 治疗过程中，晕针发生率为 0.02%，麻醉反应为 0.04%，术中疼痛率为 0.07%，术后疼痛率为 0.2%，脂肪液化率为 0.02%。

原因分析：晕针多因患者精神紧张或饥饿所致；麻醉反应多因患者为过敏体质所致；术中疼痛主要由于对麻醉药物敏感性较低所致；术后疼痛与个体差异相关；脂肪液化常见于肥胖患者。

防范措施：避免患者空腹接受治疗，充分沟通缓解紧张情绪；对过敏体质患者，局麻前进行药物皮试；对麻醉药物敏感性较低者，在麻醉药物安全剂量范围内调整用量；术后疼痛者可提前口服止痛药；针对肥胖患者，操作时需手法轻柔，减少脂肪层刺激，治疗后严格加压包扎预防脂肪液化。

二、钩活骨减压术疗效评价

钩活骨减压术于 2011 年由钩活术创始人魏玉锁开始研发，经过 5 年的理论研究和实验验证，于 2016 年成熟应用于临床，同时，"一次性使用钩活术钩鍉针刺探针"申请获得国家实用新型专利（专利号：ZL201620241110.1）。随着钩活骨减压术技术的精进和针具的改良，在临床上治疗骨内高压症取得了显著疗效，现对 2019 年 4 月 1 日至 2022 年 12 月 31 日在石家庄真仁中医钩活术总医院接受钩活骨减压术治疗病例的疗效进行统计。

疗效评价参照《中医病证诊断疗效标准》评价：①痊愈：疼痛症状缓解 ≥ 95%；②显效：70% ≤ 疼痛症状缓解 < 95%；③有效：30% ≤ 疼痛症状缓解 < 70%；④无效：疼痛症状缓解 < 30%。分别在治疗后 1 天、7 天及 3 个月进行随访评估，总有效率 =（痊愈例数 + 显效例数 + 有效例数）/ 总例数 ×100%。结果见表 1-9-14~ 表 1-9-17。

表 1-9-14 2019 年钩活骨减压术临床疗效评价

组别	时间	例数	痊愈	显效	有效	无效	总有效率（%）
髂骨	治疗后	314	45	86	152	31	90.13
	7 天后	314	46	92	148	28	91.08
	3 个月后	314	44	94	146	30	90.44
腰椎	治疗后	13	1	6	5	1	92.31
	7 天后	13	3	6	3	1	92.31
	3 个月后	13	3	6	3	1	92.31

组别	时间	例数	痊愈	显效	有效	无效	总有效率（%）
膝关节	治疗后	40	9	12	16	3	92.50
	7天后	40	10	13	15	2	95.00
	3个月后	40	13	10	14	3	92.50
股骨大转子	治疗后	34	6	7	19	2	94.12
	7天后	34	6	11	15	2	94.12
	3个月后	34	8	12	13	1	97.06
跟骨	治疗后	2	2	0	0	0	100.00
	7天后	2	2	0	0	0	100.00
	3个月后	2	2	0	0	0	100.00

表 1-9-15　2020 年钩活骨减压术临床疗效评价

组别	时间	例数	痊愈	显效	有效	无效	总有效率（%）
髂骨	治疗后	559	78	129	312	40	92.84
	7天后	559	81	156	284	38	93.20
	3个月后	559	80	160	280	39	93.02
腰椎	治疗后	111	16	21	63	11	90.09
	7天后	111	17	25	60	9	91.89
	3个月后	111	18	24	61	8	92.79
膝关节	治疗后	40	10	8	20	2	95.00
	7天后	40	10	11	17	2	95.00
	3个月后	40	12	10	17	1	97.50
股骨大转子	治疗后	27	4	6	15	2	92.59
	7天后	27	4	6	15	2	92.59
	3个月后	27	4	8	13	2	92.59
跟骨	治疗后	10	6	1	3	0	100.00
	7天后	10	6	3	1	0	100.00
	3个月后	10	9	1	0	0	100.00
肩胛骨	治疗后	2	1	1	0	0	100.00
	7天后	2	1	1	0	0	100.00
	3个月后	2	2	0	0	0	100.00

续表

组别	时间	例数	痊愈	显效	有效	无效	总有效率（%）
胸椎	治疗后	1	0	1	0	0	100.00
	7天后	1	0	1	0	0	100.00
	3个月后	1	0	1	0	0	100.00

表 1-9-16　2021 年钩活骨减压术临床疗效评价

组别	时间	例数	痊愈	显效	有效	无效	总有效率（%）
髂骨	治疗后	338	238	40	36	24	92.90
	7天后	338	193	102	32	11	96.75
	3个月后	338	232	67	29	10	97.04
腰椎	治疗后	80	60	11	4	5	93.75
	7天后	80	59	10	6	5	93.75
	3个月后	80	60	14	2	4	95.00
膝关节	治疗后	46	16	8	20	2	95.65
	7天后	46	16	11	17	2	95.65
	3个月后	46	18	10	17	1	97.83
颈椎	治疗后	10	6	1	3	0	100.00
	7天后	10	6	3	1	0	100.00
	3个月后	10	9	1	0	0	100.00
股骨大转子	治疗后	31	5	7	16	3	90.32
	7天后	31	7	7	15	2	93.55
	3个月后	31	7	9	13	2	93.55
跟骨	治疗后	6	2	1	3	0	100.00
	7天后	6	2	3	1	0	100.00
	3个月后	6	5	1	0	0	100.00
肩胛骨	治疗后	6	1	3	2	0	100.00
	7天后	6	1	1	4	0	100.00
	3个月后	6	3	2	1	0	100.00
胸椎	治疗后	2	1	1	0	0	100.00
	7天后	2	1	1	0	0	100.00
	3个月后	2	2	0	0	0	100.00

组别	时间	例数	痊愈	显效	有效	无效	总有效率（%）
乳突	治疗后	5	1	1	3	0	100.00
	7 天后	5	2	2	1	0	100.00
	3 个月后	5	3	1	1	0	100.00

表 1-9-17　2022 年钩活骨减压术临床疗效评价

组别	时间	例数	痊愈	显效	有效	无效	总有效率（%）
髂骨	治疗后	191	78	49	54	10	94.76
	7 天后	191	81	56	38	16	91.62
	3 个月后	191	80	60	46	5	97.38
腰椎	治疗后	27	16	6	3	2	92.59
	7 天后	27	17	5	4	1	96.30
	3 个月后	27	18	4	3	2	92.59
膝关节	治疗后	13	10	2	1	0	100.00
	7 天后	13	10	0	2	1	92.31
	3 个月后	13	10	2	0	1	92.31
股骨大转子	治疗后	32	15	6	9	2	93.75
	7 天后	32	15	8	7	2	93.75
	3 个月后	32	15	2	13	2	93.75
跟骨	治疗后	2	2	0	0	0	100.00
	7 天后	2	2	0	0	0	100.00
	3 个月后	2	2	0	0	0	100.00
肩胛骨	治疗后	4	1	1	2	0	100.00
	7 天后	4	1	2	1	0	100.00
	3 个月后	4	3	1	0	0	100.00
胸椎	治疗后	8	5	1	2	0	100.00
	7 天后	8	4	3	1	0	100.00
	3 个月后	8	5	2	1	0	100.00
颈椎	治疗后	4	2	1	1	0	100.00
	7 天后	4	1	1	2	0	100.00
	3 个月后	4	3	1	0	0	100.00

第十节 前景展望

一、科技成果和获奖

自 2002 年钩活术荣获第一项科技成果至今，以"钩活术治疗膝关节骨性关节炎的临床研究"为代表已完成 6 项科技成果，获得河北省科技进步奖 6 项（三等奖 3 项、二等奖 3 项），中华中医药学会科技进步奖三等奖 1 项，学术著作奖三等奖 1 项。

二、专利

自 2002 年钩活术获第一项专利至今，以"钩活术疗法治疗脊柱及四肢关节疾病的钩针"为代表已完成国家专利 10 项（发明专利 2 项，实用新型专利 8 项）。其中，国际专利覆盖澳大利亚、泰国两个国家。

三、商标

自 2009 年钩活术完成第一项商标注册至今，以"钩鍉针""真仁钩活"为代表已完成 5 项商标注册。其中，国际商标注册国家包括巴基斯坦、瑞士、新加坡。

四、学术论文

在《中国临床医生》2003 年第 11 期 44~46 页发表首篇论文《自定颈三穴"钩针"治疗颈椎病》，得到相关专家的关注与认可。首篇论文的发表使研究者备受鼓舞，后续有关钩活术的 28 篇论文相继发表于核心期刊。

五、学术著作

（一）钩活术专著 11 部

2009 年《中华钩活术》由中医古籍出版社出版，历经 9 年时间完成钩活术系列 9 部专著的出版发行，标志着钩活术理论体系的完善与临床实践的提升。第二套专著理论体系进一步优化完善，以中华钩活术钩鍉针治疗为主题的《中华钩活术基础理论与专用钩鍉针》由中国中医药出版社出版，其分册正在编撰中。

（二）其他著作 7 部

包含国家级钩活术标准规范 6 部及科普著作 1 部。钩活术技术通过国家中医药管理局组织编写的《基层中医药适宜技术手册》和《中医临床基层适宜技术》被纳入国家中医药管理局中医技术标准规范。2013 年国家中医药管理局医政司在中医技术分类中将钩活术列为中医微创技术，并载入 2013 年由国家中医药管理局、中医医疗技术协作组组织编写的《中医医疗技术手册》（2013 普及版）。这标志着钩活术技术这一中医特色针疗法正式成为独立的中医微创技术体系。

六、钩活术标准化、规范化建设

《中医医疗技术手册》（2013普及版）明确将钩活术技术归类为中医微创技术，并确立其技术标准。在此标准框架下，2016年制定钩活术诊疗方案与临床路径，2017年编制钩活术感染控制指南，2019年制定钩活术操作规范，且遵循国际惯例每5年进行技术标准与指南的更新。历经4年修订的《中医钩活术（钩针）技术诊疗方案和临床路径》于2020年由中国中医药出版社正式出版实施。

钩活术技术五大标准体系：

1.诊疗方案　2020年中国中医药出版社出版13个优势病种诊疗规范。

2.临床路径　2020年中国中医药出版社出版13个优势病种临床实施路径。

3.感控指南　2022年中国中医药出版社出版临床感染控制指导规范。

4.操作规范　2022年中国中医药出版社出版。

5.使用标准　2022年中国中医药出版社出版。

七、中华钩活术流派认定

2018年5月5日在北京人民大会堂，经中国民间中医医药研究开发协会正式认定并授牌，确立中华钩活术流派，同时颁发认定文件。钩活术创始人、钩鍉针发明人魏玉锁担任该流派学术带头人。

钩活术自1986年创立科研机构开展基础研究，历经10年科研攻关，于1996年投入临床应用。中华钩活术流派秉持"传承、创新、发展"核心理念，现已形成包含223家联盟机构、260名钩活术执行人的学术传承体系。

八、钩活术治疗脊柱病、四肢关节病的优势

钩活术为中医特异针疗法，融合10种针法与治法，具有安全无痛、微创高效的特点。其技术优势体现在：

1. 实现软组织与骨组织同步治疗。

2. 脊柱疾病与四肢关节病联合施治。

3. 颈腰椎病症交替治疗方案。

4. 术后并发症及微创后遗症干预。

5. 症状复发再治疗可行性。

6. 无手术瘢痕形成。

7. 非绝对卧床要求。

8. 避免抗生素使用。

该技术通过多针具协同治疗，临床疗效显著优于传统方法，充分体现其临床实用性、技术优越性和科学规范性。

九、钩活骨减压术治疗骨内高压症的优势

钩活骨减压术作为中医技术，是祛除骨内瘀血的有效方式，在解除骨面张力和压力的同时刺激骨膜达到刺骨治疗目的。

中医考据显示，《黄帝内经》成书年代甚至更早就有治骨记载，这比西医学对骨内高压症的认识和骨钻孔减压治疗早 2000 余年，且体现整体观念、无菌观念、慢病速治三大核心理念。

第一，强调骨与软组织的密切关系，使临床医生突破"骨科仅治骨病、伤科仅治软组织"的传统认知，确立"筋骨并重"治疗原则。

第二，确立在常规消毒下实施骨减压治疗的技术规范。

第三，通过钩活骨减压术使中晚期骨关节病治疗实现四大转变——不可治转为可治、慢治转为速治、间接治疗转为直接治疗、手术治疗转为保守治疗，开创现代骨病治疗新范式。

该技术仅造成针孔大小皮损，在脊柱关节退变和骨坏死领域，使众多需开放性手术或关节置换的患者免除手术创伤，尤其对西医学认定的骨内高压性疼痛具有显著疗效。更重要的是，中医钩活骨减压术既缓解疼痛症状，又通过调节皮、筋、肉、骨四维平衡降低复发率。

十、钩活术的发展前景

钩活术理论体系持续完善，2022 年临床定位尺的全面应用显著提升治疗精准度。未来随着智能定位系统与钩活术机器人的研发，该技术将在"健康中国"战略实施中发挥更大作用，为人民的健康提供创新性中医解决方案。

十一、钩活骨减压术的发展前景

1. 关节病治疗领域 针对关节退变与骨内高压形成的恶性循环，钩活骨减压术通过直接释放骨内高压、调节骨表面张力，配合软组织张力压力调整，重建骨－软组织力学平衡，有效阻断"退变－高压"病理循环。

2. 骨坏死治疗领域 针对发病率较高的股骨头无菌性坏死，该技术通过释放骨内高压（既是病因又是病理产物）、改善骨表张力，配合软组织调控促进骨内外血供重建，为股骨头血运恢复提供治疗新方案。

3. 脊柱退变治疗领域 针对脊柱退变继发骨内高压的恶性循环，该技术同步实施骨内压释放与软组织张力调节，在改善椎管狭窄、神经受压等病理改变的同时，实现脊柱生物力学环境整体修复。

4. 顽固性疼痛治疗领域 针对骨内高压症与软组织劳损共同导致的顽固性静息痛，通过双重调控骨内压与软组织张力，从疼痛源头上解决管内－管外复合致病因素。

5. 骨伤后遗症治疗领域 针对畸形愈合、异常骨痂形成等后遗症，通过骨内环境改善与局部软组织协调治疗，突破传统治疗瓶颈，为功能障碍康复提供新途径。

该技术在上述疾病领域展现广阔应用前景，为临床诊疗体系增添创新性治疗选择，显著提升骨关节疾病综合治疗效果。

第二章 钩活术 1G 技术临床应用

利用软组织类钩鍉针（一次性使用钩活术钩鍉针钩针），以中医理论和针灸学理论为指导，结合解剖学、影像学、骨伤科学、骨膜学、软组织外科学、生物力学、疼痛治疗学等学科知识，通过辨证施治（针），运用钩治法、割治法、挑治法、针刺法、放血法、减压法、减张法、疏松法、温补法、平衡法等多种治疗方法，对相应腧穴进行治疗（钩、割、挑、刺、推、弹、剥、捣）的常规无菌操作，为钩活术 1G 技术。

有关钩活术 1G 技术的基础内容已在概述中进行了介绍，本章重点介绍钩活术 1G 技术的临床应用。

第一节 颈椎病

颈椎病也称为颈部综合征或颈椎综合征，因其病理特征为颈部骨骼、椎间盘、韧带及周围组织的退行性变或生理曲度改变，累及邻近脊髓、神经根、血管及软组织，并由此引发系列症状，故国内外学界多采用"颈椎综合征"命名。但临床实践中仍习惯沿用"颈椎病"称谓。

根据病理改变及机制差异，临床表现呈现多样性特征。除颈痛、后枕痛及颈部活动受限等基础症状外，还可出现以下特征性表现：①颈脊神经根受压引发的神经根性疼痛伴感觉运动功能障碍；②脊髓受压导致的锥体束征及自主神经功能紊乱；③椎动脉受压引发的椎－基底动脉供血不足，表现为猝倒等中枢神经功能障碍。

流行病学数据显示，颈椎病发病率为 3.8%~17.6%，发病高峰集中于 40 岁以上人群，50 岁人群患病率约 25%，60 岁可达约 50%，70 岁以上人群患病率显著升高。值得注意的是，随着现代化生活方式及生活节奏改变，本病呈现年轻化趋势，中青年发病率呈较快增长态势，对学生群体及社会主要劳动力人群造成显著健康影响。至 21 世纪，颈椎病已成为具有广泛流行特征的常见疾病。

颈椎病在中医学中没有相应的病名，根据其临床表现，本病属中医学"颈肩痛""痹证""眩晕""痿证"范畴。近年来，中医学把颈椎病统称为"项痹病"。中医学对本病从理论探讨、实验研究及临床研究等方面做了大量工作。在临床治疗上，除传统的药物内治、外治、推拿和针灸治疗等方法外，尚有与西医学及现代科学相结合而创造出的中药离子导入、小针刀疗法、硬膜外中药治疗等新疗法，这不仅使颈椎病的临床疗效得到提高，而且丰富了中医治疗学的理论体系。中医疗法的新成果和上述新疗法的研究进展已引起医学界的广泛关注和认可。但临床观察发现，各种疗法虽有一定疗效，却仍存在局限性，现介绍一种中医特异针疗法——钩活术技术。目前关于钩活术治疗颈椎病的实验研究资料尚不充分，相信随着理论研究和实验研究的深入开展，其临床研究将取得更为实质性的进展。

一、西医诊断标准

西医学对颈椎病的分型目前普遍采用 7 型分类法，根据病理改变部位、程度及受累组织的差异，结合临床表现特征，将颈椎病分为颈型、神经根型、脊髓型、椎动脉型、交感型、食管压迫型及混合型 7 种类型。

诊断（依据颈椎病诊断标准）：①典型病史、症状与体征；②影像学检查结果与临床表现相符；③排除其他相关疾病。满足上述 3 项即可确诊为颈椎病。

具体诊断标准如下：

1. 反复发作的颈肩臂背部疼痛伴根性上肢痛，合并麻木、运动及感觉功能障碍。

2. 颈部肌肉痉挛，颈肩部肌腱、韧带附着点存在深压痛区，可伴或不伴放射痛。

3. 反复发作的头痛、头晕及视力障碍，症状与头颈部活动姿势相关。

4. 患侧上肢出现皮温降低、发凉、水肿、汗腺分泌异常等血管舒缩功能障碍表现。

5. 渐进性双下肢无力伴步态不稳，出现脚踩棉花感，胸部和 / 或下肢束带样感觉。

6. 臂丛神经牵拉试验、椎间孔挤压试验、颈部拔伸试验、旋转试验及病理反射等呈现阳性体征。

7. 影像学检查（X 线、CT、MRI）显示符合颈椎病特征的病理改变。

8. 排除其他相关疾病。

诊断成立条件：1~6 项中任意一项结合 7、8 项即可确诊。

二、西医学常用分型及其病因病理、诊断及鉴别诊断

（一）颈型

该型颈椎病临床较为常见，急性发作时症状与民间俗称的"落枕"相似，多因睡眠时头颈部位置不当、枕头过高、长时间保持固定姿势，或受寒凉刺激、颈部突发扭转等因素诱发。又称韧带关节囊型颈椎病，具有反复发作、症状时轻时重的特点。慢性病程患者常主诉颈部活动时出现弹响，此现象多与项韧带钙化相关。

1. 病因病理　该型颈椎病主要病理基础为颈椎退变初期阶段，表现为椎间隙高度降低、椎间关节失稳，纤维环内压增高刺激窦椎神经末梢，反射性引发头、颈、肩部疼痛及肌肉保护性痉挛。

常见诱发因素包括睡眠体位不良导致的颈部肌肉持续牵拉、长期伏案工作引发的颈肌劳损、单侧姿势性工作、颈部突发扭转动作，以及寒冷刺激等外界环境因素。

2. 临床诊断

（1）疼痛：典型表现为晨起时突发颈项部深在性疼痛，呈持续性酸痛或钝痛，常伴强迫性头颈偏斜体位。疼痛范围可波及肩胛区及上背部，严重时累及枕部及上肢近端，但无典型神经根性放射痛。

（2）活动受限：颈部各向活动度降低，尤以旋转及后伸受限显著，患者常通过维持特定体位缓解肌痉挛。

（3）体征：①患侧胸锁乳突肌、斜方肌等颈肌明显痉挛；②胸锁乳突肌后缘、乳突下区、斜方肌上束、肩胛提肌止点等肌筋膜附着处明显的局限性压痛；③无神经功能缺损体征。

（4）影像学特征

X 线：颈椎生理曲度轻度改变或变直，可见轻度骨质增生。

CT：显示椎间盘轻度膨出伴退变征象。

MRI：排除脊髓病变及占位性病变，可见椎间盘早期退变表现。

结合典型病史、临床表现、特征性体征及影像学证据，排除其他颈部疾病。

3. 鉴别诊断　应与颈部肌筋膜炎、炎性关节病、占位性病变等进行鉴别诊断。

（1）颈部肌筋膜炎：疼痛具有晨重暮轻特点，天气变化敏感，触诊可及痛性结节或条索状物，实验室检查无异常。

（2）炎性关节病：如类风湿关节炎、强直性脊柱炎等，伴晨僵、多关节受累特征，实验室检查可见血沉增快、类风湿因子阳性等异常指标。

（3）占位性病变：肿瘤性疼痛呈进行性加重，与体位无关，影像学可见骨质破坏或软组织肿块。

（4）感染性疾病：如颈椎结核，多伴低热、盗汗等全身症状，影像学显示椎体破坏及椎旁脓肿形成。

（二）神经根型

神经根型颈椎病是临床最常见的颈椎病类型，主要由于臂丛神经（图 2-1-1）受压引发相应支配区域的感觉、运动及反射异常，其发病率占颈椎病的 50%~60%，好发年龄多在 40 岁左右。

1. 病因病理　脊神经自脊髓发出后，于蛛网膜下腔内向外侧走行，穿出硬脊膜后经椎间孔延伸至外周。椎间孔前壁由椎体后缘及椎间盘构成，后壁为关节突关节，上下壁为相邻椎弓根切迹。椎间盘侧后方突出时易在此处压迫神经根，构成神经根型颈椎病的解剖病理基础。

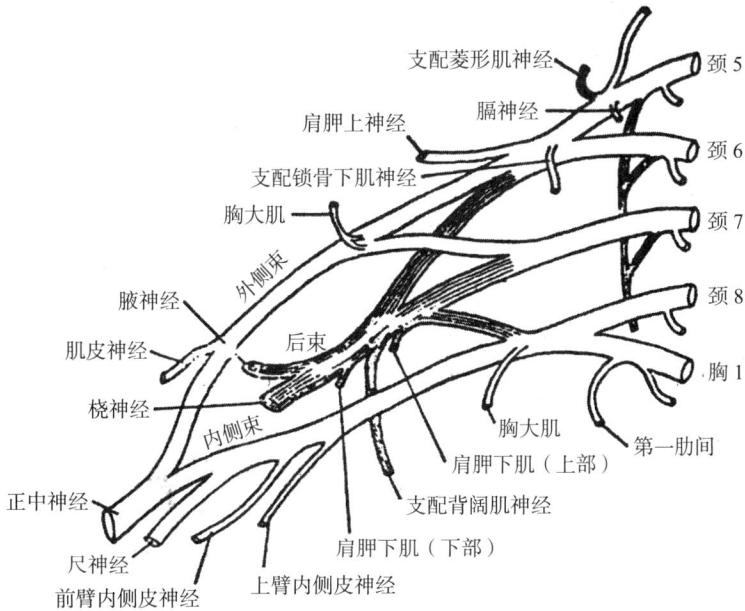

图 2-1-1　臂丛的组成

2. 临床诊断

（1）症状

①锥体束征：由于致压物对锥体束（皮质脊髓束）的直接压迫或局部血供减少与中断，出现上肢或下肢的单纯运动障碍、单纯感觉障碍或两者并存。

周围型：因压力先作用于锥体束表面，症状从下肢开始，表现为下肢无力、双腿发紧（如缚绑腿感）、抬步沉重等，逐渐发展为跛行、易跪倒（或易跌倒）、足尖不能离地、步态笨拙及束胸感（检查可见反射亢进、肌肉阵挛、萎缩等）。此型在临床上较为常见。

中央型：因锥体束深部（近中央管处，故称中央型）首先受累，症状从上肢开始，表现为手部持物易坠落（提示锥体束深部受累），逐渐发展为典型痉挛性瘫痪。单侧受压表现为单侧症状，双侧受压则双侧出现症状。

前中央血管型：因脊髓前中央动脉受累，导致上、下肢同时出现症状。

②肢体麻木：因脊髓丘脑束受累，出现部位及分布与运动障碍一致。

③头部症状：头痛、头晕或头皮痛。

④排尿、排便功能障碍：多见于病程后期，初期以尿急、尿频、排尿不尽及便秘为主，逐渐发展为尿潴留或大小便失禁。

⑤病程长，呈进行性加重或反复发作。

（2）体征

①分离性感觉障碍：受累肢体痛觉、温觉障碍显著，而触觉基本正常。此因脊髓丘脑束内痛温觉纤维分布差异及受压后反应不同所致。

②反射障碍

生理反射异常：上肢肱二头肌反射、肱三头肌反射及桡反射，下肢膝反射、跟腱反射早期多亢进或活跃，后期减弱或消失。腹壁反射、提睾反射及肛门反射可减弱或消失。

病理反射包括霍夫曼征（检查方法：前臂旋前，弹拨中指指甲引发拇指及其他手指屈曲为阳性）（图2-1-3）、巴宾斯基征（检查方法：划足底外侧引发踇趾背伸、其余四趾扇形展开为阳性）（图2-1-2）、髌阵挛、踝阵挛等。脊髓病手为脊髓型颈椎病特征性体征，表现为手指内收肌无力，严重者骨间肌麻痹；患者手臂前伸、手掌向下时，小指外展，示指、环指不能向中指靠拢，且握拳速度减慢（10秒内握拳少于20次）。

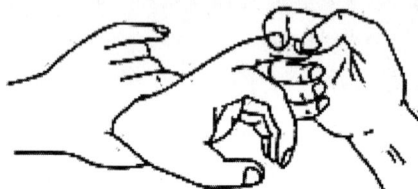

图 2-1-2　巴宾斯基征检查　　　　　图 2-1-3　霍夫曼征检查

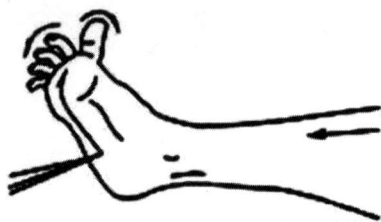

（3）特殊检查

屈颈试验：患者突然前屈头部时，双下肢出现"触电"样感觉。此因前屈位时椎管前方致压物直接压迫脊髓及血管，同时硬膜囊后壁张力增加加剧脊髓受压。

（4）影像学检查

X线片：特征包括椎管矢状径缩小，如 C_6 椎管矢径与硬膜囊矢径比值多低于1∶0.75，矢状径常小于13mm，约半数病例小于12mm；椎体后缘骨赘形成（80%以上病例可见）；后纵韧带钙化、先天性椎体融合（多见于 $C_{3\sim4}$）及前纵韧带钙化等。

CT检查：可直观显示椎体后缘骨赘、椎管矢状径、后纵韧带骨化、黄韧带钙化、椎间盘突出及致压物位置。三维CT可评估致压物大小及方向。

MRI检查：T_1 加权像显示蛛网膜下腔狭窄/闭塞、脊髓受压变形；T_2 加权像可区分韧带肥厚与骨质增生。横断面成像优于CT，显示椎间盘前压硬膜囊形成弧形切迹（T_1 加权像呈中等信号团块）。脊髓水肿、软化区在 T_2 加权像呈局限性高信号。横轴位 T_1 加权像可清晰显示侧隐窝、关节突及椎间孔狭窄，以及小关节增生、黄韧带肥厚所致椎管狭窄。

3. 鉴别诊断

（1）肌萎缩侧索硬化症：临床主要表现为上肢或四肢瘫痪，需与脊髓型颈椎病鉴别。要点如下：

年龄：脊髓型颈椎病多发于 50 岁以上，本病常见于 40 岁左右。

感觉障碍：脊髓型颈椎病多伴感觉障碍及分离征；本病通常无感觉障碍，偶见感觉异常。

病程进展：脊髓型颈椎病进展缓慢；本病常急性起病，以肌无力首发，进展迅速。

肌萎缩：脊髓型颈椎病萎缩多限于肩部以下；本病可累及全身，但以手部小肌群（大小鱼际、蚓状肌）萎缩显著，呈鹰爪手，并向上肢蔓延，可累及颈肌。

自主神经症状：脊髓型颈椎病多见，本病罕见。

影像学检查：脊髓型颈椎病可见脊髓受压征象，本病无特异性表现。

（2）原发性侧索硬化症：较为少见。主要表现为进行性强直性截瘫或四肢瘫，无感觉及膀胱症状。累及皮质延髓束时可出现假性球麻痹。余鉴别要点同肌萎缩侧索硬化症。

（3）进行性脊肌萎缩症：病变局限于脊髓前角细胞。肌萎缩由局部渐及全身，表现为肌无力、萎缩及束颤，无强直征。鉴别要点同前两种疾病。

（4）脊髓空洞症：青壮年多发，病程缓慢，需与脊髓型颈椎病鉴别。

感觉障碍：痛温觉缺失而触觉保留（感觉分离），此征脊髓型颈椎病无。

营养障碍：局部易出现无痛性溃疡、皮下组织增厚、排汗异常，关节过度活动形成夏科关节（Charcot 关节）。

影像学检查：脊髓型颈椎病 X 线示椎管狭窄、骨赘形成；CT、MRI 显示脊髓受压。本病 X 线无异常，MRI 可见中央管扩张。

（5）颅底凹陷症：本病属先天性畸形，可引起脊髓压迫症，故应予以鉴别。其临床特点是：

本病发病年龄多较早，可在 20~30 岁开始发病，临床上多表现为四肢痉挛性瘫痪，且其部位较脊髓型颈椎病为高，程度较重；多伴有短颈外观，此因上颈椎凹入颅内所致。

影像学检查：上颈椎动力性点片（以 C_1、C_2 为中心侧位屈伸位点片）、CT、MRI 检查对两者的鉴别具有重要意义。

（6）多发性硬化症：本病是一种病因未明的中枢神经系统脱髓鞘疾病，因其可出现锥体束症状及感觉障碍，易与脊髓型颈椎病相混淆。其鉴别要点如下：

年龄：脊髓型颈椎病多在 50 岁前后发病，而本病多在 20~40 岁，女性发病率较高。

精神症状：如情绪欣快、易冲动等。而脊髓型颈椎病无此类症状。

其他：本病当病变累及小脑时可出现构音障碍，甚至声带麻痹或共济失调。脊髓型颈椎病均无此类表现。

（7）颈椎结核：因其出现类似颈椎病的颈痛及活动受限，尤其是脊髓压迫症状而易与脊髓型颈椎病相混淆。其鉴别要点如下：

全身症状：本病常伴有持续性低热、盗汗等结核中毒症状，若合并肺结核时可出现咳嗽、痰中带血、胸痛等；而脊髓型颈椎病则无。

叩击痛：本病叩击颈部棘突时可引发明显疼痛。而脊髓型颈椎病多数在轻度叩击时反有舒适感。

实验室检查：淋巴细胞比例增高，血沉增快，痰液、脓肿穿刺液及窦道分泌物中可检出抗酸杆菌。此点是与脊髓型颈椎病的重要区别。

影像学检查：是两者鉴别诊断的重要依据。

X 线片可见颈椎结核多表现为溶骨性破坏，病灶呈圆形或不规则形，早期可见骨质疏松呈磨玻璃样改变，椎体可呈楔形变或扁平椎。脊髓型颈椎病则无上述骨质破坏性改变。

CT 检查可更早显示颈椎结核椎体破坏范围、程度及椎旁脓肿大小，能清晰显示 X 线片难以发现的早期病灶。

（8）周围神经炎：本病系由中毒、感染及感染后变态反应等引起的周围神经病变。常表现为肢体运动、感觉及自主神经功能障碍，故需与脊髓型颈椎病鉴别。其鉴别要点如下：

运动障碍：本病多表现为对称性四肢远端为主的弛缓性瘫痪，脊髓型颈椎病则呈非对称性痉挛性瘫痪。

感觉障碍：本病可出现双侧对称性"手套"或"袜套"样感觉减退，脊髓型颈椎病则无此特征。

（9）肿瘤：因可能出现脊髓压迫症状，如四肢痉挛性瘫痪、肌萎缩、感觉障碍等，需与脊髓型颈椎病鉴别。其鉴别要点如下：

全身症状：本病晚期可出现恶病质，而脊髓型颈椎病则无。

MRI 检查是鉴别两者的重要依据。

（10）颈髓过伸性损伤：本病为颈部外伤所致。因脊髓中央管周围损伤与脊髓前中央动脉综合征临床表现相似，需注意鉴别。

病因与发病机制：本病由头颈部过伸损伤导致，被牵张的脊髓嵌压于黄韧带与前方骨纤维管壁之间；而脊髓前中央动脉综合征是在椎体后缘骨赘或髓核突出基础上，因外伤引起该动脉痉挛狭窄所致。

运动障碍：本病上肢瘫痪较下肢显著，或呈上肢重下肢轻的四肢瘫；脊髓前中央动脉综合征则下肢瘫痪重于上肢。

X 线检查：本病可见损伤节段椎间隙前部增宽，椎前软组织影增厚（常超过正常值 1 倍以上）；脊髓前中央动脉综合征可见骨赘形成及椎管狭窄等颈椎病特征性改变。

（11）吉兰 - 巴雷综合征：属周围神经自身免疫性疾病。患者发病前 1~4 周多有胃肠道或呼吸道感染史，或疫苗接种史。急性或亚急性起病，表现为对称性四肢弛缓性瘫、末梢型感觉障碍、双侧面瘫及自主神经症状。脑脊液呈蛋白 - 细胞分离现象（病后 3 周蛋白达峰值），神经电生理检查异常。

（三）椎动脉型

该型颈椎病发病率较低，亦称"颈性眩晕""椎动脉压迫综合征"等。因椎动脉受压或受刺激导致椎 – 基底动脉供血不足而引发头痛、眩晕及视觉障碍等症状。

1. 病因病理 椎动脉自锁骨下动脉分出后，经 C_6 横突孔进入颈椎各横突孔，沿椎体旁上行，经寰椎椎动脉沟入枕骨大孔，于颅内双侧椎动脉汇合成基底动脉，参与构成基底动脉环。在颈椎横突孔内，当钩椎关节（尤其是 $C_{4\sim5}$ 或 $C_{5\sim6}$ 节段）侧方骨质增生，或椎体半脱位、上关节突向前方滑脱时，可压迫椎动脉或刺激其周围交感神经丛，引发椎动脉痉挛、扭曲或管腔狭窄，导致完全或不完全性阻塞，影响椎 – 基底动脉血供，产生相应临床症状。

（1）机械性因素

①椎间盘突出：变性髓核经破裂纤维环穿出后纵韧带裂孔进入椎管，可压迫脊神经根并累及椎动脉。

②钩椎关节失稳：外力作用下失稳的钩椎关节移位可刺激或压迫椎动脉，导致其痉挛、狭窄或折曲。

③钩椎骨质增生：骨赘直接压迫椎动脉，造成血管狭窄、折曲及痉挛性改变。

（2）动力性因素：因血管动力性改变导致血流受阻，引发椎 – 基底动脉供血不足。

①血管退变及硬化：管腔狭窄致血流受阻。

②椎间隙狭窄：颈椎退变致椎间隙变窄，椎动脉相对过长出现折曲，影响血流。

2. 临床诊断

（1）症状

①偏头痛：侧支循环血管扩张所致，发生率约 80%，常由头颈部突然旋转诱发，颞部跳痛或刺痛为主。一般为单侧（患侧），具有定位意义，可伴后枕痛；双侧椎动脉受累则呈双侧症状。

②迷路症状：内耳动脉供血不足致耳鸣、听力减退及耳聋，发生率为 80%~90%。

③前庭症状：颈部旋转时可出现眩晕，发生率约为 70%。因头颅旋转主要发生在 $C_{1\sim2}$ 节段，该处椎动脉受压所致，眩晕多发生于头部转向健侧时。

④视力障碍：约 40% 病例出现视力减退、视物模糊、复视、幻视及短暂失明，多因枕叶视觉中枢及第 Ⅲ、Ⅳ、Ⅵ 对脑神经核缺血所致。

⑤精神症状：约 40% 病例伴发抑郁、近事遗忘、失眠多梦等。

⑥猝倒：椎动脉痉挛致突发缺血，头颈部转动时突发头痛、头晕，患者突发下肢无力跌倒（无意识障碍），发生率为 5%~10%。

⑦自主神经症状：椎动脉周围交感神经受累可引发胃肠、呼吸及心血管功能紊乱，偶见霍纳综合征（Horner syndrome），表现为瞳孔缩小、眼睑下垂及眼球内陷等。

⑧颈椎病一般症状：颈痛、后枕痛及颈部活动受限等。

（2）体征：锁骨下动脉与椎动脉交界处可闻及血管杂音，或患侧上肢动脉压较健侧偏低。

（3）特殊检查：旋颈诱发试验（椎动脉扭曲试验）：患者头略后仰，嘱其左右旋转颈部（需保护），若出现单侧或两侧颞部跳痛、眩晕或猝倒（无意识障碍）为阳性。需注意血管疾病亦可出现阳性。

（4）影像学检查：X 线片可见钩椎关节增生、椎间孔狭窄（斜位片）、椎节失稳及椎体畸形等。CT、MRI 有助于诊断。椎动脉造影可显示受压血管狭窄或扭曲，具有定位意义，但不能作为诊断依据。

3. 鉴别诊断

（1）梅尼埃病：本病因内耳淋巴代谢障碍引起内淋巴积水所致。其临床特征主要表现为发作性眩晕、耳鸣及波动性听力减退。椎动脉型颈椎病虽可出现类似症状，但患者前庭功能检查结果正常，结合影像学检查可资鉴别。

（2）眼源性眩晕：本病多因眼肌麻痹或屈光不正（尤其散光）所致。其与颈性眩晕的主要鉴别要点为闭眼时眩晕症状可缓解或消失，而椎动脉型颈椎病所致眩晕在闭眼状态下仍持续存在。

（3）颅内肿瘤：颅内占位性病变可能累及前庭神经通路，常伴发颅内压增高征象。对于伴有颅内压升高的眩晕患者，鉴别诊断相对明确；若未出现颅内压升高表现，则需通过 CT 或 MRI 等影像学检查进行鉴别诊断。

（4）药物中毒性眩晕：以链霉素所致前庭神经损害较为常见，多在用药后 2~4 周出现进行性眩晕。临床表现可伴发耳鸣、共济失调及口周麻木等症状，后期多出现不可逆性感觉神经性耳聋。前庭功能检查与颈椎影像学检查相结合可明确鉴别。

（四）交感型

交感型颈椎病的发病率较低，其本质是颈椎退行性改变引发的交感神经功能紊乱综合征。由于该型颈椎病病理机制复杂且临床症状多样，其特殊临床表现需排除其他系统疾病后方可诊断。部分难以解释的临床症状，如原发性高血压、窦性心动过缓、阵发性心动过速、非心源性胸痛、慢性咽部异物感及睡眠障碍等，其原因可能为颈源性自主神经功能紊乱。

1. 病因病理　交感神经在颈部存在 3 个神经节，分布于颈段不同平面。

（1）颈上神经节：位于 C_2、C_3 横突前方，头长肌浅面与颈内动脉深面之间。其节后纤维形成颈内动脉神经丛、海绵窦丛及睫状神经节交通支，同时参与支配咽喉部、心脏和膈肌等器官功能。

（2）颈中神经节：位于 C_6 椎横突前，其节后纤维主要分布于甲状腺、心脏及 C_{4-6} 脊神经。

（3）颈下神经节：位于锁骨下动脉与椎动脉起始部之间，常与第 1 胸神经节融合形成颈胸神经节。其节后纤维参与心脏神经丛、椎动脉神经丛及 C_{6-8} 脊神经的组成。

颈部病理性刺激（如硬脊膜受压、后纵韧带钙化、小关节紊乱、神经根受压或椎动脉痉挛等）通过神经反射通路，可引发交感神经功能异常。

2. 临床诊断

（1）症状：本型颈椎病临床表现具有显著异质性，症状谱系广泛且存在个体差异性。

①头部症状：头痛可表现为偏头痛样发作、枕神经痛或颈源性头痛，寒冷刺激、疲劳状态、睡眠障碍及月经周期等因素易诱发症状。头痛性质多与头颈部活动无明确相关性，局部按摩可暂时缓解。部分患者可伴发头部昏沉感、头皮感觉异常或触诱发痛。

②五官症状

眼部：眼睑运动障碍（上睑下垂或眼轮匝肌无力）、瞳孔调节异常（扩大或缩小）、视觉功能障碍（视物模糊、飞蚊症）、泪液分泌异常等。

鼻咽部：慢性鼻咽部刺激症状（鼻腔灼痛、咽部异物感）。

耳部：耳鸣、听觉减退或耳闷胀感。

其他：面部感觉异常（舌麻、面部潮红）、自主神经功能紊乱（局部无汗或多汗）等。

③血管舒缩障碍：表现为肢体远端温度调节异常，可呈现血管痉挛型（肢端苍白、皮温降低、遇冷疼痛）或血管扩张型（肢端潮红、烧灼感、温度敏感性增高）。

④心血管症状：心律紊乱（窦性心动过速或过缓）、非典型胸痛，但常规心电图及胸部 X 线检查未见器质性病变。

⑤血压波动：可表现为血压调节功能异常，包括阵发性高血压、体位性低血压或血压昼夜节律紊乱。

⑥汗腺分泌异常：局部或区域性多汗或少汗，常伴肢体感觉异常（酸胀、麻木），症状晨起加重，活动后减轻。

⑦自主神经功能紊乱：偶见排尿功能障碍（尿频、尿急），但无器质性泌尿系统病变。

⑧其他表现：包括非典型三叉神经痛、胃肠功能紊乱、月经周期异常及气候适应能力下降等。

（2）体征：体格检查可见患侧颈肩部肌群紧张（斜方肌、肩胛提肌等），深层组织压痛阳性，伴局部皮肤温度异常（降低或升高）、色泽改变（苍白或潮红）及汗液分泌异常等自主神经功能障碍表现。

（3）特殊检查：风府穴按压试验阳性（按压风府穴可暂时缓解头面部症状）。

（4）诊断性阻滞：C_6 横突前路星状神经节阻滞术（1% 利多卡因 5~8mL）可验证诊断，有效者症状可部分或完全缓解。

（5）影像学检查：X 线侧位片显示颈椎生理曲度变直或反弓、椎间隙狭窄、椎体后缘骨赘形成（≥ 2 个椎体受累），可伴关节突关节失稳；正位片可见钩椎关节退变征象；斜位片及过伸、过屈位片显示椎间孔边缘骨质增生，椎间孔变小、变窄和变形。

CT 及 MRI 可辅助评估椎管容积、神经根受压及软组织病变情况。

3.鉴别诊断　需与偏头痛、原发性三叉神经痛、心绞痛、胆囊疾病、胰腺疾病、胃肠疾病等相鉴别。

（1）偏头痛

典型偏头痛：无风池穴压痛及颈项强直，影像学无颈椎退行性改变。

丛集性头痛：夜间突发剧烈头痛，伴结膜充血、流泪，持续 15~180 分钟，影像学无异常。

枕神经痛：疼痛沿枕大神经分布区放射，风池穴压痛阳性，无畏光流泪症状。

（2）三叉神经痛：好发于 40 岁以上人群，女性发病率略高。疼痛局限于三叉神经第二、三支分布区，呈电击样骤发骤停，存在明确触发点，每次发作持续数秒至 2 分钟。

（3）心绞痛：胸骨后压榨性疼痛，持续 3~5 分钟，伴濒死感，活动后加重，休息或舌下含服硝酸甘油 1~3 分钟缓解。发作时心电图可见 ST 段压低 ≥ 0.1mV 和 / 或 T 波倒置。

（4）胆囊疾病：右上腹压痛伴墨菲征（Murphy sign）阳性，疼痛向右肩胛区放射，超声检查可见胆囊壁增厚或结石影。

（5）胰腺疾病：上腹痛向腰背部放射，脂肪酶升高 3 倍以上具有诊断价值，增强 CT 可见胰腺实质改变。

（6）胃肠疾病：腹痛与进食相关性明显，胃镜检查可见黏膜病变，症状缓解与抑酸治疗相关。

（7）带状疱疹神经痛：单侧沿肋间神经分布的烧灼样疼痛，可见带状疱疹特征性皮疹，无皮疹者需 PCR 检测水痘 – 带状疱疹病毒 DNA。

（8）胸椎小关节紊乱：棘突旁压痛伴关节突关节弹响，X 线动态位片显示小关节对位不良，无骨质破坏。

（9）胸椎结核：低热盗汗等结核中毒症状，血沉增快，CT 可见椎体"虫蚀样"破坏伴椎旁脓肿形成。

（10）胸椎肿瘤：夜间痛进行性加重，碱性磷酸酶升高，MRI 增强扫描可见异常强化占位。

（五）食管压迫型

本型特指颈椎前缘骨赘压迫食管导致机械性狭窄或引发食管痉挛，进而产生吞咽功能障碍的颈椎病亚型。其病理基础为颈椎退行性改变，特征性表现为椎体前缘骨赘显著增生，尤以 $C_{5~7}$ 节段（环状软骨对应 C_6 水平）易发，因该区域食管解剖位置相对固定，骨赘形成后易与食管产生生物力学交互作用。

1.病因病理　食管受压机制主要涉及以下两方面：

（1）骨赘体积因素：当骨赘突入椎前间隙超过食管壁弹性代偿能力，可直接压迫食管引发吞咽受阻症状。

（2）食管敏感性增高：合并食管慢性炎症或功能紊乱时，即使较小骨赘也可能通过神经反射诱发吞咽障碍。

2. 临床诊断

（1）症状

①进行性吞咽困难：早期表现为固体食物通过受阻伴胸骨后异物感，随病程进展可影响半流质及流质饮食摄入。

②伴随症状：多数患者合并典型颈椎病表现，包括颈项僵痛、神经根性放射痛或椎－基底动脉供血不足症状。

（2）体征：颈部后伸位症状加重，前屈位可暂时缓解。环状软骨水平（C_6）椎前触诊可有骨性突起感。

（3）影像学检查：X 线钡餐造影显示下颈段食管外压性狭窄，47.6%~53.8% 病例累及两个及以上椎间隙。颈椎侧位片显示椎体前缘有骨赘形成或成唇样改变，$C_{5~6}$ 或 $C_{6~7}$ 椎体前缘多见鸟嘴样骨赘形成。

3. 鉴别诊断

（1）食管炎：本病多因吞咽食物不慎被鱼刺、骨块刺伤所致。必要时，行食管钡餐检查（透视或摄片）即可鉴别。

（2）食管癌：食管癌患者吞咽困难多发生于食管中、下部（亦可发生于颈段食管），且病程进展相对缓慢，以中老年人群多见。影像学检查可明确诊断。

（六）混合型

混合型颈椎病并非单一类型的颈椎病，而是两型或两型以上颈椎病同时存在，此类型在临床上较为常见。实际临床中，单纯单一型颈椎病相对少见，多数病例呈现混合型表现。需注意的是，混合型颈椎病的症状、体征常以某一型为主，如食管压迫型颈椎病合并交感型症状时以食管压迫表现为主，椎动脉型合并交感型时以椎动脉症状为主，神经根型合并椎动脉型时以神经根症状为主等。

1. 病因病理　该型颈椎病的病因病理符合颈型颈椎病、神经根型颈椎病、椎动脉型颈椎病、交感型颈椎病、脊髓型颈椎病、食管压迫型颈椎病的病理机制。

2. 临床诊断

（1）具备上述六型颈椎病中任一型的典型症状。

（2）合并其他型颈椎病的相关临床表现。

（3）症状表现为上述六型中 2 种、3 种或 4 种类型的组合。

3. 鉴别诊断　需与上述六型颈椎病进行鉴别诊断。

颈椎部位的损伤和劳损往往累及多种组织结构，导致临床症状复杂多样，给诊断带来一定困难。但若能系统掌握各型颈椎病的特征及鉴别要点，结合影像学检查（如 X 线、CT、MRI），仍可做出准确判断。需特别注意与神经炎、脑血管疾病、食管炎等疾病的鉴别。临床诊断时应综合考虑患者职业特点、年龄分布、发病特征、既往治疗史，以及是否合并心血管疾病、消化系统疾病、代谢性疾病（如高血压、高脂血症）、神经系统疾病、肿瘤性疾病等基础病史，结合影像学检查结果进行综合判断。

三、中医病因病机

颈椎病的病因病机较为复杂，以退变、老化、劳损导致正常功能受损为主要病理机制，具体涉及年龄因素、环境因素、慢性劳损、急性外伤、气血不足、先天禀赋异常及痰湿瘀阻等病理因素。

四、辨病与辨证

西医辨病与中医辨证相结合。需明确辨证、诊断、分型及分期，确保选钩、取穴、定位、手法及钩法操作的准确性。

（一）辨病

依据西医学诊断标准进行辨病。需符合颈椎病的病史特征、临床症状、体征及影像学表现，并排除其他相关疾病。

首要需与肿瘤性疾病、颈椎结核、脊髓炎、脊髓空洞症、先天性发育异常、周围神经病变、运动神经元病、脑血管疾病、风湿及类风湿性疾病等鉴别。

其次需把握七型颈椎病的特征：

1. 颈型颈椎病 颈椎退变初期阶段，主要表现为椎间隙失稳、纤维环压力增高刺激窦椎神经，引发头颈肩部疼痛及肌肉痉挛。临床特征为颈部僵直疼痛。

2. 神经根型颈椎病 因椎间盘后外侧突出、钩椎关节骨赘形成或神经根粘连等因素压迫颈神经根，好发于 $C_{4\sim5}$、$C_{5\sim6}$、$C_{6\sim7}$ 节段。典型表现为臂丛神经支配区放射性疼痛。

3. 脊髓型颈椎病 颈椎椎管解剖特点（$C_{5\sim6}$ 颈膨大处前后径较小）使其易受骨赘、椎间盘突出等压迫。病理机制包括直接机械压迫及脊髓血管受压导致的缺血性改变，临床特征为步态不稳（踩棉感）及运动功能障碍。

4. 椎动脉型颈椎病 钩椎关节增生或关节错位刺激椎动脉及其周围交感神经丛，导致血管痉挛或机械性狭窄，影响椎–基底动脉供血。临床表现以发作性眩晕、头痛及认知功能减退为特征。

5. 交感型颈椎病 颈椎退变刺激交感神经链引发广泛性症状，涉及头颈、上肢及躯干上部（颈交感神经支配区）。其发病机制与椎动脉周围交感神经丛受激惹相关，临床表现为自主神经功能紊乱症状群。

6. 食管压迫型颈椎病 椎体前缘骨质增生压迫食管（尤以 C_6 水平多见），临床以进行性吞咽困难为主要表现，影像学可见食管受压征象。

7. 混合型颈椎病 两种或两种以上类型颈椎病并存，临床表现呈现多系统复合症状。

（二）辨证

通过望、闻、问、切四诊合参，系统分析颈椎病的证候特征。辨证体系涵盖八纲辨证、经络辨证、分期辨证及分型辨证，为中医特异针疗法（钩活术）的应用奠定理论基础。

1. 八纲辨证 八纲包含阴、阳、表、里、寒、热、虚、实八类证候，其中阴阳为总纲，表证、热证、实证属阳，里证、寒证、虚证属阴。

八纲辨证是中医辨证体系的核心，通过对四诊信息的整合分析，运用八类证候归纳疾病病位、性质及正邪消长态势。其对于颈椎病的辨证具有提纲挈领作用，能有效简化复杂临床表现的辨识过程。需特别注意的是，交感型颈椎病虽症状繁杂，仍可纳入八纲辨证框架：病位深浅不离表里，病性本质不外寒热，正邪关系不脱虚实。

临床实践中需把握证候的动态演变规律，关注证型间的兼夹转化（如表里同病、寒热错杂）、真假疑似（如真寒假热）等复杂情况，方能实现精准辨证。

2. 病因病机辨证 颈椎病病机涉及多脏腑系统，核心病机如下：

（1）肝肾不足，气血亏虚：症见颈背酸沉、肢体痿软、关节不利，甚则步履艰难、二便失禁。气血不荣清窍则发为眩晕，伴恶心呕吐、视物旋转，静卧可缓，发作呈阵发性。舌淡胖有齿痕，苔薄白或腻，脉沉细弱。

（2）外邪痹阻，经络失畅：风、寒、湿邪客于经脉，气血运行受阻，致颈项强痛、麻木重着，症状遇寒加重、得温减轻，常伴晨僵及天气相关性。舌淡苔薄白，脉浮弦或沉弦。

（3）跌仆劳损，瘀滞筋脉：外伤致局部瘀血内停，或长期姿势不良引发慢性劳损，症见颈项僵痛、头痛目眩、寐差多梦、情志失调、肢端麻木等。舌质暗红或见瘀斑，苔薄黄或白，脉弦滑或细涩。

3. 分型辨证 西医分型已在前文详述。中医学根据临床表现及累及经络脏腑特点，将颈椎病辨证分为痹证型、痿证型、眩晕型、头痛型、失眠型、胸痹型、风厥型、颈痛型、脾胃型9型。

（1）痹证型（风寒湿热痹）：基本病机为风、寒、湿、热、痰、瘀等邪气痹阻颈部筋脉关节，致气血运行不畅。患者素体亏虚，卫阳不固，腠理疏松，外邪乘虚侵袭，闭阻经络而见疼痛、重着、麻木、活动受限等症。其证候演变与体质相关，阳盛之体易从热化形成热痹。

①行痹（风邪偏盛）

主症：颈项肢体关节游走性疼痛酸楚，屈伸不利，可涉及肢体多个关节，初起可见恶风、发热等表证。舌苔薄白，脉浮缓。

证机：风邪兼夹寒、湿、热，痹阻经络，气血失畅。

对应西医分型：颈型、神经根型颈椎病。

②痛痹（寒邪偏盛）

主症：关节冷痛剧烈，部位固定，遇寒加重，得温痛减，关节屈伸不利，局部肤温偏低。舌淡苔白，脉弦紧。

证机：寒凝气滞，经脉拘急。

对应西医分型：神经根型颈椎病。

③着痹（湿邪偏盛）

主症：肌肉、关节酸楚、重着、疼痛，肿胀散漫，活动受限，肌肤麻木。舌淡苔白腻，脉濡缓。

证机：湿浊困阻，经气不利。

对应西医分型：神经根型、脊髓型颈椎病。

④痰瘀痹

主症：病程迁延，关节刺痛固定，肌肤紫暗，或见结节瘀斑，肢体麻木僵硬，或关节僵硬变形，屈伸不利，伴面色晦暗，眼睑浮肿，胸闷痰多。舌紫暗有瘀斑，苔腻，脉弦涩。

证机：痰瘀互结，脉络痹阻。

对应西医分型：脊髓型、神经根型颈椎病。

（2）痿证型：颈椎病所致痿证可参照《素问·痿论》"筋痿""肉痿""骨痿"理论，病机多涉及脾胃失运、肝肾亏虚。

①湿热浸淫证

主症：肢体痿软无力，肌肤麻木不仁，伴身热不扬、胸脘痞闷。舌红苔黄腻，脉濡数。

证机：湿热蕴结，浸淫筋脉，气血阻滞。

对应西医分型：脊髓型、神经根型颈椎病。

②肝肾亏虚证

主症：肢体痿废不用，腰膝酸软，眩晕耳鸣，夜寐不安。舌红少苔，脉细数。

证机：精血亏耗，髓海不足，筋骨失养。

对应西医分型：脊髓型颈椎病。

③脾胃虚弱证

主症：肌肉萎缩无力，纳呆便溏，气短神疲。舌淡苔白，脉虚弱。

证机：中焦失运，气血生化乏源，四肢失濡。

对应西医分型：交感型颈椎病。

④痰瘀阻络证

主症：肢体麻木刺痛，活动受限，局部肌肤甲错。舌紫暗苔腻，脉弦涩。

证机：痰瘀互结，阻滞经络，气血不达。

对应西医分型：神经根型颈椎病。

（3）眩晕型：颈椎病所致眩晕可分为虚实两类，虚证多因气血不足、肝肾亏虚致清窍失养，实证常由痰浊上蒙引发。

①气血亏虚证

主症：眩晕遇劳加重，倦怠乏力，面色㿠白。舌淡苔薄，脉细弱。

证机：中气不足，清阳不升。

对应西医分型：椎动脉型颈椎病。

②肝肾阴虚证

主症：眩晕耳鸣，腰膝酸软，五心烦热。舌红少津，脉弦细数。

证机：水不涵木，虚阳上扰。

对应西医分型：椎动脉型颈椎病。

③痰浊上蒙证

主症：头重如裹，胸闷呕恶，纳呆多寐。舌胖苔腻，脉濡滑。

证机：痰浊中阻，清阳不展。

对应西医分型：椎动脉型、交感型颈椎病。

根据临床观察，颈椎病所致眩晕多呈现本虚标实之证，常见痰瘀互结与气血不足并存的复杂病机。虚证多兼夹痰瘀阻滞，实证亦常伴有正气亏虚，临床纯虚、纯实证型较为少见，而以虚实夹杂、虚多实少为主要特征。正如《景岳全书·眩运》所言："眩运一证，虚者居其八九。"此论与临床实际相符。

（4）头痛型：头痛可分为外感和内伤两大类。外感头痛多为外邪上扰清窍，壅滞经络，络脉不通。头为诸阳之会，手足三阳经皆上循头面，所谓伤于风者，上先受之，外感头痛以风邪为主，且多兼夹他邪，如寒、湿、热等。若风邪夹寒邪，凝滞血脉，络道不通，不通则痛；若风邪夹热，风热炎上，清窍被扰，而发头痛；若风夹湿邪，阻遏阳气，蒙蔽清窍，可致头痛。内伤头痛多为肝阳上亢、气血不足、气滞血瘀等，使清窍空虚瘀滞因而头痛。情志所伤，肝失疏泄，郁而化火，肝阳上亢，上扰清窍，发为头痛；或由肾阴不足，水不涵木，脑髓空虚，发为头痛；或由禀赋不足，脾胃虚弱，气血化源不足，营血亏虚，不能上荣于脑而致头痛；或由外伤或久病入络，气滞血瘀，瘀血阻于脑络，不通则痛，头痛随之而发。

①风性头痛

主症：头痛时作时止，遇风加重。兼寒者，头痛连及项背，常有拘急收紧感，或伴恶风畏寒，遇风尤剧，口不渴，苔薄白，脉浮紧；兼热者，头痛而胀，甚则头胀如裂，发热或恶风，面红目赤，口渴喜饮，大便不畅，或便秘，溲赤，舌尖红，苔薄黄，脉浮数；兼湿者，头痛如裹，肢体困重，胸闷纳呆，大便溏，苔白腻，脉濡。

证机：风寒热湿上蒙清窍，窍络失和，经脉凝滞。

对应西医分型：交感神经型颈椎病。

②肝阳头痛

主症：头昏胀痛，两侧为重，心烦易怒，夜寐不宁，口苦面红，或兼胁痛。舌红苔黄，脉弦数。

证机：肝失疏泄，气郁化火，阳亢风动。

对应西医分型：感神经型颈椎病。

③虚性头痛

主症：头痛隐隐，时发昏晕，心悸失眠，腰膝酸软，面色少华，神疲乏力，遇劳加重。舌质淡，苔薄白，脉细弱无力。

证机：气血不足，肾精亏虚，清窍失养，络脉空虚。

对应西医分型：脊髓型颈椎病。

④痰瘀头痛

主症：头痛昏蒙，痛处固定不移，痛如锥刺，或有头部外伤史，胸脘满闷，纳呆呕恶，舌质紫暗，或有瘀点。舌苔白腻，脉滑或弦滑。

证机：痰瘀阻络，窍道滞涩，不通则痛。

对应西医分型：交感神经型、椎动脉型颈椎病。

（5）失眠型：失眠又称不寐，病因虽多，但其病理变化总属阳盛阴衰，阴阳失交。一为阴虚不能敛阳，一为阳盛不得入于阴。其病位主要在心，与肝、脾、肾密切相关。因心主神明，神安则寐，神不安则不寐。而阴阳气血之来源，由水谷精微所化，上奉于心则心神得养；受藏于肝则肝体柔和；统摄于脾则生化不息；调节有度，输布有序，化而为精，内藏于肾，肾精上承于心，心气下交于肾，则神志安宁。若肝郁化火，或痰热内扰，神不安宅者以实证为主。

①肝火扰心

主症：失眠多梦，甚则彻夜不眠，急躁易怒，伴头晕头胀，目赤耳鸣，口干而苦，不思饮食，便秘溲赤。舌红苔黄，脉弦数。

证机：肝郁化火，上扰心神。

对应西医分型：交感神经型颈椎病。

②痰热扰心

主症：心烦不寐，胸闷脘痞，泛恶嗳气，伴口苦，头重，目眩。舌偏红，苔黄腻，脉滑数。

证机：痰热内扰，心神不宁。

对应西医分型：交感神经型颈椎病。

（6）胸痹型：胸痹指以胸部闷痛，甚则胸痛彻背，喘息不得卧为主症的一类病证，轻者仅感胸闷如窒，呼吸欠畅，重者则有胸痛，严重者心痛彻背，背痛彻心。

病因与寒邪内侵、饮食失调、情志失节、劳倦内伤、年迈体虚等因素有关。其病机有虚实两方面，实为寒凝、血瘀、气滞、痰浊，痹阻胸阳，阻滞心脉；虚为气虚、阴伤、阳衰、肺脾肝肾亏虚，心脉失养。在本病证的形成和发展过程中，大多先实而后致虚，亦有先虚而后致实者。

①气滞血瘀

主症：心胸疼痛，入夜为甚，或痛引肩背，伴有胸闷，与情绪变化有关，可因暴怒、情绪激动、劳累而发作或加重。舌质紫暗，苔薄白，脉弦细涩。

证机：气滞血瘀，胸阳不振，心脉不畅。

对应西医分型：交感型颈椎病。

②寒痰凝闭

主症：胸闷重而心痛微，痰多气短，肢体沉重，形体肥胖，遇阴雨天而易发作或加重，伴有倦怠乏力，纳呆便溏，咳吐痰涎。舌体胖大且边有齿痕，苔浊腻或白滑，脉滑。

证机：痰浊盘踞，胸阳失展，气机痹阻，脉络阻滞。

对应西医分型：交感型、脊髓型颈椎病。

③气阴两虚

主症：心胸隐痛，时作时止，心悸气短，动则益甚，伴倦怠乏力，声息低微，易汗出。舌质淡红，舌体胖且边有齿痕，苔薄白，脉虚细缓或结代。

证机：心气不足，阴血亏耗，血行瘀滞。

对应西医分型：交感型、脊髓型颈椎病。

（7）风厥型：风指中风，主要指中经络，症见头晕、半身麻木、行走基本正常，时轻时重。厥指厥证，症见突然昏仆、不省人事，片刻即醒，醒后如常，或伴一过性晕厥、短暂失神，无抽搐及肢体拘挛现象。

①风阳上扰（半身麻木）

主症：平素时而头晕头痛，耳鸣目眩，逐渐出现半身麻木，或手足重滞，甚则半身不遂，语言流利，思维清晰。舌质红，苔黄，脉弦。

证机：肝阳偏亢，化风上扰，横窜络脉。

对应西医分型：交感型颈椎病。

②肝亢脾虚（厥证）

主症：平素时而头晕头痛，稍觉疲乏无力，周身不适，突发晕仆、不省人事，片刻苏醒，或现短暂晕厥，醒后如常，症状渐进加重。舌淡红，苔薄黄，脉弦紧而弱。

证机：脾虚失运，肝阳亢逆。

对应西医分型：椎动脉型颈椎病。

（8）颈痛型

主症：颈部疼痛、僵硬，活动受限，可单侧或双侧，局部肿胀压痛，或触及结节，或伴筋肉挛急，多有外伤史或劳损史，X线检查排除骨折及脱位，影像学表现符合颈椎病改变。

证机：瘀血内停，经筋不利。

对应西医分型：颈型颈椎病。

（9）脾胃型：颈部僵硬不适，头晕头痛，恶心呕吐，胃脘胀满，食欲减退，泄泻，情绪不稳，经消化系统检查排除消化系统器质性疾病。

①肝郁气滞

主症：情绪波动、烦躁易怒，胃脘不适，嗳气吞酸，两胁胀痛，食欲减退，呃逆，胃中嘈杂，胃痛与情绪变化相关，月经周期前后不定或更年期症状明显，精神抑郁，头目昏沉，记忆力减退，口苦咽干，目眩。舌淡，苔薄黄，脉弦。

证机：肝郁气滞，横逆犯胃，肝脾失调。

对应西医分型：交感型颈椎病。

②湿热郁滞

主症：胃脘疼痛，时作时止，颈部劳损后加重，痛势急迫，脘闷灼热，口干口苦，渴不欲饮，纳呆恶心，小便黄赤，大便通畅，肢体困重。舌红，苔黄腻，脉滑数。

证机：湿热蕴结，胃气痞阻。

对应西医分型：脊髓型、交感型颈椎病。

③寒湿阻滞

主症：胃痛遇寒加剧，得温痛减，遇湿加重，喜揉喜按，口淡不渴，或喜热饮，小便清长，大便溏滞。舌淡，苔白厚腻，脉弦涩。

证机：寒湿困脾，中阳不振，气机阻滞。

对应西医分型：交感型颈椎病。

④脾胃虚寒

主症：胃痛隐隐，绵绵不休，喜温喜按，空腹尤甚，得食缓解，遇劳或感寒易作，泛吐清水，神疲纳呆，四肢倦怠，手足不温，大便溏薄，气短乏力。舌淡苔白，脉虚弱或迟缓。

证机：中阳不足，脾胃虚寒，失于温煦。

对应西医分型：脊髓型、交感型颈椎病。

4. 分期辨证 根据颈椎病的发病规律分为急性期、持续期、缓解期、康复期、反复期，共 5 期。

（1）急性期：颈肩臂痛，呈放射性，或头痛、头晕（交感神经功能障碍），或下肢无力，走路不稳，活动受限逐渐加重，甚至不能站立、行走不利，肌肉痉挛。专科检查大多阳性体征明显。舌淡，或兼有瘀斑，苔薄白，或薄黄；脉弦紧，或浮紧。

（2）持续期：各种症状持续，专科检查大多出现阳性体征。舌淡，苔白或薄黄；脉沉迟，或有力或无力，或沉迟而滑。

（3）缓解期：各种症状缓解，专科检查阳性体征有不同程度改善。舌淡，苔白；脉沉迟，或沉滑。

（4）康复期：各种症状基本消失，但有不同程度的残留症状。专科检查阳性体征消失。舌淡，或有齿痕，苔薄白；脉细沉无力，或沉迟稍滑。

（5）反复期：各种原因或无明显诱因，原有症状反复。专科检查阳性体征再现或较之前加重。舌淡，或兼有瘀斑，苔薄白，或薄黄；脉弦紧或浮紧。

5. 轻重判断 颈椎病的轻重不能单从一方面判断，需综合多角度评估。一般认为脊髓功能受累者病情较重，反之脊髓无明显受累者较轻，总体可分为轻度、中度、重度。

（1）轻度：患者年龄较轻，病程较短，初次发病，主要表现为酸胀不适，压迫症状明显，功能受限，疼痛麻木但不影响活动功能，阳性体征较多，无踩棉感，无间歇性跛行，无肌肉萎缩，无先天畸形，无肢体冷凉，二便正常，症状与天气变化无关，昼夜无明显差异，肌力与肌张力正常，温觉、触觉、痛觉无异常。

影像学检查：显示轻度退行性改变，单椎体病变。X 线可见生理曲度异常或正常，项韧带无钙化，关节突无肥大，椎体无旋转，椎间孔形态正常，椎间隙无狭窄。CT 显示椎间盘突出但无钙化，黄韧带无增厚，脊髓无受压表现。

（2）中度：中年患者或年轻患者多次发病，病程较长（1~2 年），初次或再次发病，酸胀不适感持续，压迫症状显著，功能受限明显，疼痛麻木症状突出（或麻木重于疼痛），伴头晕目眩、头痛、视物模糊、记忆力减退、情绪波动、心悸胸闷，局部功能轻度下降，或见轻度肌肉萎缩，肌力与肌张力轻度异常，偶现踩棉感及"打软腿"现象，肢体冷凉，症状与天气变化相关，昼轻夜重，二便基本正常，温觉、触觉、痛觉轻度异常。

影像学检查：显示轻中度椎体退变，单椎体或多椎体病变，可见斜颈或畸形。X 线显示生理曲度异常或正常，椎间孔狭窄，项韧带点状或片状钙化，关节突轻度肥大，椎间隙狭窄，椎体旋转或压缩。CT 显示椎间盘突出伴部分钙化，黄韧带局部增厚。MRI 显示硬膜外间隙变窄或脊髓轻度受压。

（3）重度：高龄患者或年轻患者反复多次发病，病程迁延，症状反复发作，麻木症状显著重于疼痛，压迫症状突出，功能明显下降，阳性体征较少，持续踩棉感，间歇性跛行，肌肉萎缩无力，肢体抽搐，明显冷凉感，二便异常，症状与天气变化密切相关，夜间加重，肌力与肌张力异常，皮肤感觉减退或过敏，定向力障碍，共济失调，偶发晕厥，可伴偏瘫症状，行走困难，严重者出现瘫痪。

影像学检查：显示中重度退行性改变，斜颈或畸形，伴骨质疏松。X 线可见项韧带钙化，椎间孔狭窄，椎间隙明显变窄，椎体压缩变形。CT 显示椎间盘突出伴钙化，黄韧带广泛增厚。MRI 显示脊髓明显受压，椎管狭窄，或见脊髓变性征象。

6. 手术和钩活术的辨证

（1）手术适应证辨证：经 6 周及以上非手术疗法（含钩活术）干预无效，且症状未见缓解并伴随功能进行性下降者。对于脊髓型颈椎病及颈椎间盘突出症出现明确手术指征者，可考虑手术治疗。

（2）钩活术适应证辨证：不符合手术指征的各期颈椎病患者均可采用钩活术治疗。发病后 24~48 小时为较佳治疗时机，早期介入治疗与临床疗效呈正相关。在非手术疗法中，钩活术可作为颈椎间盘突出症的常用选择之一，亦可联合其他疗法进行综合干预。

五、中医分型钩活术治疗

钩活术属中医特异针疗法，是运用系列特异钩鍉针（巨类颈胸型配合其他型），在辨证施治原则指导下，选取相应腧穴，通过钩、割、挑、刺、推、弹、拨、捣等手法，实现钩治、割治、挑治、针刺、放血、减压、减张、疏通、温补、平衡等多法协同的治疗方法。钩活术治疗颈椎病时，需根据四诊合参综合分析病因病机及临床特征，将颈椎病辨证分为痹证型、痿证型、眩晕型、头痛型、失眠型、胸痹型、风厥型、颈痛型、脾胃型共九型，并依据各证型特点选取对应腧穴施以相应手法。

治疗实施前需满足以下条件：①经影像学及相关检查明确符合颈椎病诊断标准；②严格排除治疗禁忌证；③完成中医四诊辨证及腧穴定位。

（一）新（魏氏）夹脊穴组合

根据影像学检查的结果，确定病位，准确选取新（魏氏）夹脊穴。

1. 颈脊穴

颈$_1$穴 + 颈$_2$穴 = C$_1$穴 + C$_2$穴

颈$_2$穴 + 颈$_3$穴 = C$_2$穴 + C$_3$穴

颈$_3$穴 + 颈$_4$穴 = C$_3$穴 + C$_4$穴

颈$_4$穴 + 颈$_5$穴 = C$_4$穴 + C$_5$穴

颈$_5$穴 + 颈$_6$穴 = C$_5$穴 + C$_6$穴

颈$_6$穴 + 颈$_7$穴 = C$_6$穴 + C$_7$穴

2. 颈脊撇穴

颈$_1'$穴 + 颈$_2'$穴 = C$_1'$穴 + C$_2'$穴

颈$_2'$穴 + 颈$_3'$穴 = C$_2'$穴 + C$_3'$穴

颈$_3'$穴 + 颈$_4'$穴 = C$_3'$穴 + C$_4'$穴

颈$_4'$穴 + 颈$_5'$穴 = C$_4'$穴 + C$_5'$穴

颈$_5'$穴 + 颈$_6'$穴 = C$_5'$穴 + C$_6'$穴

颈$_6'$穴 + 颈$_7'$穴 = C$_6'$穴 + C$_7'$穴

3. 特定取穴

风府穴（微内板 1.2、2.5）头面部症状者

风池穴（微内板 1.2、2.5）头面部症状者

（二）选穴与补泻

根据影像学检查与临床表现进行辨证分析，选取相应腧穴配伍。依据临床症状缓解程度，经综合评估后确定是否实施二次钩活术，此时应选用对应腧穴组合。特殊情况下，第 2~3 次治疗可选用十二正经腧穴或阿是穴。

配穴应用需遵循以下原则：①辅助配穴以 2~3 穴为宜，亦可不予加配；②遵循实

则泻之、虚则补之的治疗原则；③准确运用补法、泻法及平补平泻手法。

（三）选钩原则

根据疾病轻重辨证选择巨类颈胸型、中类、微类钩鍉针，根据补泻法辨证选择内板、内刃型钩鍉针。

1. 钩活术所用钩鍉针均为一次性使用钩活术钩鍉针钩针。

2. "巨颈胸型"代表巨类颈胸型钩鍉针；下面出现的"中内板 2.5 双或单"代表中类内板 2.5cm 型钩鍉针双软或单软钩法；"补或泻"代表补法或泻法，依此类推。

3. 颈椎病有虚实之分，根据具体情况，采用平补平泻，或内刃型钩鍉针补法，或内板型钩鍉针泻法。

（四）钩深（深度）

进入皮肤，深达病灶为之钩治深度，患者的体型差异导致钩治深度不同。进入深度为 1.15~1.49cm；垂直深度为 0.67~1.07cm。一定注意安全，防止损伤软组织、脊髓、神经，造成事故。

（五）钩角（钩进角）

钩活术操作过程中，钩针与所钩治腧穴表面构成的进针角度为钩进角度，简称钩进角。颈段钩进角为 45°。

（六）手法与钩法

1. 手法 新（魏氏）夹脊穴用倒八字钩提法。阿是穴用钩提法。

2. 钩法 新（魏氏）夹脊穴用颈椎单软或双软。阿是穴用单软。

（七）钩度

钩度以 3~7 分为准，严格执行"宁可不及，不可太过"的原则。

六、病案举例

杨某，女，34 岁，石家庄市新华区人。

初诊：2015 年 5 月 9 日。

主诉：右上肢疼痛，影响睡眠 10 天。

现病史：1 年前围产期因门窗对开受"穿堂风"引起头痛、颈部疼痛不适，右上肢麻木胀痛，经调理头痛消失，而右上肢疼痛逐渐加重，昼轻夜重，影响睡眠。

查体：颈部僵硬，抬头试验（+），低头试验（+），转头试验（−），捶顶试验（+），风府穴按压试验（−），臂丛神经牵拉试验（+），臂丛神经牵拉加强试验（+），引颈试验（+），双上肢功能正常，双手握力 V 级。心、肺、腹未见异常，血压 130/80mmHg，舌淡苔薄白，脉滑无力。

辅助检查：血常规、尿常规、心电图检查无异常。

影像学检查：X线检查显示颈椎序列整齐，生理曲度变直，各椎间隙未见明显变窄，双斜位 C_{3-4}、C_{4-5}、C_{5-6} 椎间孔狭窄，C_5 椎体前下缘变尖，C_5、C_6 椎体旋转，椎小关节可见双边双突征，项后软组织未见异常密度影（图 2-1-4~ 图 2-1-7）。

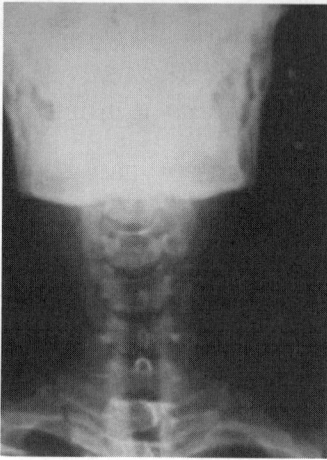

图 2-1-4　X线正位

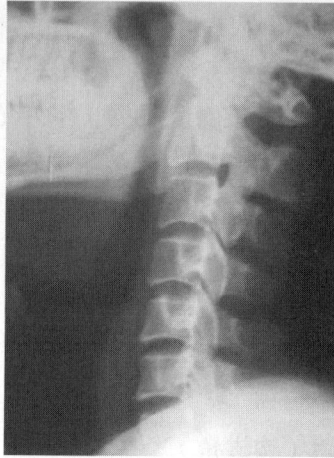

图 2-1-5　X线侧位

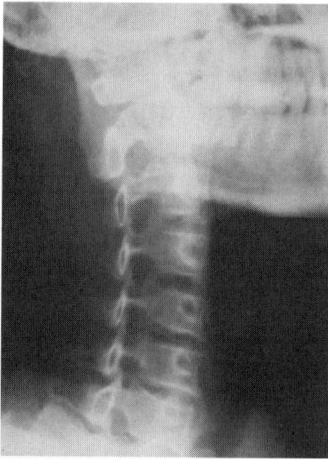

图 2-1-6　X线左斜位

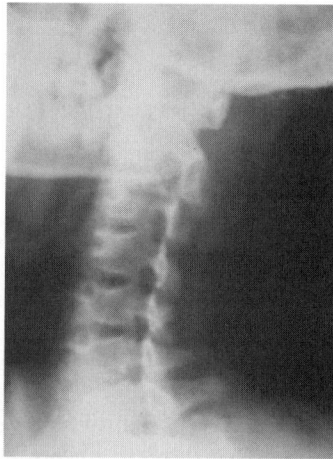

图 2-1-7　X线右斜位

中医诊断：痹证。

西医诊断：神经根型颈椎病。

治法：祛风除湿，活血通络。

治疗：钩活术疗法。

	选穴	钩鍉针	钩法与钩度	手法与钩角
主穴	C_1 穴 +C_2 穴	巨类颈胸型	单软 5 分	钩提法 45°
配穴	右肩贞 + 右曲池	微类内板 2.5 型	单软 1 分	钩提法 90°

按照《钩活术操作规范》完成钩活术操作。

二诊：2015 年 5 月 16 日，颈部不适消失，右上肢胀痛缓解约 80%，嘱患者 7 日后复诊。

三诊：2015 年 5 月 23 日，颈部不适消失，右上肢胀痛基本缓解。

2016 年 5 月 23 日电话随访。1 年内颈痛及右上肢疼痛未复发，嘱患者避风寒、适度劳作、注意保养。

【按语】

本病例是以风邪为主的痹证型颈椎病，病因与围产期外感风邪相关。产后气血亏虚，瘀滞内生，风邪乘虚侵袭颈部经络，致气血运行不畅，发为颈部僵硬、右上肢胀痛。治疗以"根部（C_1 穴 +C_2 穴）配合局部（循经取穴）"为法，直达病所，通调气机，祛风通络。首次治疗后症状显著改善，但随年龄增长易复发，需注重避风防寒以预防。

第二节　腰椎间盘突出症

腰椎间盘突出症是在腰椎间盘退变的基础上，因纤维环破裂、髓核突出压迫神经根，引起腰腿痛和神经功能障碍的疾病。根据流行病学统计数据显示，腰椎间盘突出症男性患病率为 1.9%~7.6%，女性为 2.5%~5.0%。该病症是导致腰腿痛的常见病因之一。

腰椎间盘突出症在中医学典籍中无对应病名，依据其临床表现可归属于中医学"腰腿痛""痹证"范畴。近年来，中医临床多将其统称为"腰痛病"。中医学界通过理论探讨、实验研究及临床观察，在本病的诊疗方面取得显著进展。临床治疗除传统中药内服、外敷、推拿及针灸等疗法外，还创新发展出与西医学及现代科技相结合的中药离子导入、小针刀疗法、硬膜外中药注射等新型治疗手段。这些创新疗法的应用，不仅提升了中医治疗腰椎间盘突出症的临床效果，同时丰富了中医治疗学的理论体系。在传统疗法中，中医推拿研究取得突破性进展，因其疗效确切、安全性良好，已受到西医领域的关注并应用于临床实践。传统疗法与新型疗法的协同发展已获得医学界的广泛认可。但需指出的是，目前相关实验研究数据仍显不足。预期随着基础理论研究和实验研究的持续推进，临床诊疗水平将实现更深层次的提升。

腰椎间盘突出症的病因病机具有复杂性特征，以椎间盘退变、老化及劳损导致功能异常为主要病理基础，可分为原发与继发两类致病因素，具体涉及年龄增长、环境因素、慢性劳损、急性外伤、气血亏虚、先天禀赋异常及痰瘀互结等病理环节。

一、症状

腰椎间盘突出症的主要症状为腰腿痛。据统计，50%~66.7% 的患者表现为先出现腰背痛后发生腿痛，10%~30% 表现为腰背痛与腿痛同时发生，另有 16.7%~25% 的患者先出现腿痛后发生腰背痛。但该病症引发的腰腿痛具有特征性临床表现，需与其他疾病所致腰腿痛进行鉴别诊断。

在腰椎间盘突出症患者中，超过 50% 的病例存在不同程度的腰部慢性劳损史，常见诱因包括长期从事重体力劳动、持续性弯腰作业，或既往有抬举重物、腰部扭转等机械性损伤史。临床观察显示，咳嗽、打喷嚏、便秘及寒冷环境中涉水作业等导致腹内压增高的情况，可能通过增强脊柱旁肌肉收缩而诱发椎间盘突出。值得注意的是，高处坠落等严重外伤虽可引发腰椎骨折或关节脱位，但较少直接导致腰椎间盘突出症。这一现象提示，慢性劳损通常是在椎间盘原有退变基础上加剧病理进程，而急性外伤与椎间盘突出的直接关联性较弱。但临床接诊中仍有部分患者无法明确追溯外伤史。

（一）腰背痛

腰椎间盘突出症患者中，90% 以上存在腰背痛症状，部分病例可仅表现为腰背痛。疼痛发生时间存在个体差异：约 60% 患者先出现腰背痛后发生下肢症状，30% 患者腰背痛与下肢症状同步出现，10% 患者下肢症状早于腰背痛。疼痛发作形式可分为突发性无诱因疼痛（约 25%）与明确外伤后延迟性疼痛（约 75%），外伤与症状出现间隔时间存在个体差异，短则 3~5 天，长则 6~18 个月。疼痛范围主要集中于下腰部及腰骶部，可单侧或双侧放射。其病理机制主要涉及突出椎间盘刺激外层纤维环及后纵韧带内的窦椎神经纤维，较大突出物可引发硬脊膜刺激症状。由于中胚层来源的韧带、肌腱等组织痛觉敏感，患者多主诉定位模糊的深部钝痛、刺痛或放射性疼痛，其放射区域符合胚胎生骨节分布规律。此类疼痛多提示后中央型或旁中央型小范围突出，尚未造成严重神经根压迫。

临床常见的腰背痛可分为 3 种类型：①慢性持续性腰痛（约占 45%）；②复发性腰痛（约占 35%）；③急性腰痛发作（约占 20%）。

（二）坐骨神经痛

因 90%~95% 的腰椎间盘突出发生于 L_{4-5} 及 $L_5\sim S_1$ 椎间隙，故腰椎间盘突出症患者多有坐骨神经痛症状。

疼痛发生时序存在三种模式：①腰背痛后出现（60%）；②与腰背痛同步出现（30%）；③先于腰背痛出现（10%）。

典型坐骨神经痛多呈渐进性发展，初期表现为臀部钝痛，沿坐骨神经走行（大腿后外侧→小腿外侧→足跟或足背）放射加重，约 5% 病例出现逆向放射（足部→小腿→大腿→臀部）。除中央型突出（约 15%）可致双侧症状外，85% 以上为单侧受累。咳嗽、排便等腹压增高行为可通过升高脑脊液压力加剧神经根刺激，使疼痛加重 3~5 倍。

（三）下腹部或大腿前侧痛

高位腰椎间盘突出（$L_{1~3}$）可压迫腰丛神经，引发腹股沟区（$L_{1~2}$ 支配区）或大腿前内侧（L_3 支配区）放射性疼痛。值得注意的是，约 8% 低位腰椎间盘突出（$L_4~S_1$）因神经解剖变异或交通支存在，亦可出现类似症状。

（四）间歇性跛行

当患者行走时，随行走距离增多，引起腰背痛或不适，同时感患肢出现疼痛麻木加重，当取蹲位或卧床后，症状逐渐消失。始能再次行走，行走距离从数十米至数百米不等，称为间歇性跛行。此多见于腰椎管狭窄合并椎间盘突出患者，并且多出现于多节段病变。

（五）麻木

腰椎间盘突出症有部分患者不出现下肢疼痛而是肢体麻木感。此多为椎间盘组织压迫刺激本体感觉和触觉纤维引起麻木。麻木感觉区域仍按神经根受累区域分布，麻木与神经根受压的严重程度无密切关系，但肌力下降者麻木较重。

（六）肌肉痉挛

腰椎间盘突出症肌肉痉挛多发生于神经根长期受压后，其原因可能为神经外膜或神经束间纤维化，使神经根的感觉纤维应激阈值升高。肌肉痉挛程度与椎间盘的类型、部位和大小无关。

（七）肌肉瘫痪

腰椎间盘突出压迫神经根严重时，可出现神经麻痹、肌肉瘫痪。较多见的为 $L_{4~5}$ 椎间盘突出，L_5 神经麻痹所致的胫前肌、腓骨长短肌、姆长伸肌和趾长伸肌麻痹，表现为足下垂。

（八）双侧下肢症状

腰椎间盘突出症通常为一侧下肢症状，少数患者可出现双下肢症状。出现双下肢症状有以下情况：

1. 双下肢同时出现症状，严重度可两侧一样，但多为一侧重、一侧轻。此为同节段中央型椎间盘较大突出。有时因巨大突出压迫马尾神经，出现马尾综合征。

2. 双下肢不同节段症状，表现为疼痛部位不同和疼痛严重程度不同，此为不同节段不同侧别的椎间盘突出。

3. 先为一侧症状，后出现相似对侧症状。此为同节段椎间盘突出，先压迫一侧，后又移位压迫另一侧出现症状。

（九）马尾综合征

中央型腰椎间盘突出症突然发生巨大突出时，常压迫突出平面以下的马尾神经。马尾通常包括 L_3~S_1 的神经根，因此支配盆腔内脏和 / 或会阴部的传出纤维，和 / 或传入神经纤维的病变，可能出现圆锥综合征。马尾损害与圆锥损害的临床鉴别存在较大困难。由于马尾病变通常累及骶髓节段及腰骶神经纤维，其运动和感觉功能障碍范围更广泛且累及更高节段。早期表现为双侧严重坐骨神经痛，会阴部麻木，排便、排尿无力。有时坐骨神经痛可交替出现，时左时右，随后坐骨神经痛消失而表现双下肢不全瘫痪。如不能伸趾或足下垂，同时双下肢后外侧会阴部痛觉消失，大小便功能障碍，多表现为急性尿潴留和肛门括约肌肌力降低，排便不能控制。女性患者可有假性尿失禁，男性患者出现阳痿。

坦登（Tandon）和桑卡兰（Sankaran）报道腰椎间盘突出发生马尾综合征有 3 种类型：

1. 既往无腰骶神经根痛症状，突然发病。

2. 腰骶神经根痛反复发作，在最后一次发作时突然出现马尾综合征。

3. 马尾综合征缓慢逐渐发生。

科斯图伊克（Kostuik）等报道 2/3 病例在发病后数天至数周内出现马尾综合征。本院及国内所遇病例多为重力推拿后发生椎间盘巨大突出，出现马尾综合征。

中央型腰椎间盘突出症合并马尾综合征患者，因膀胱麻痹、肛门括约肌无力常表现明显膀胱、直肠功能障碍。此时测定直肠压力、膀胱压力和尿流量，表现为压力较低，残余尿量较多。

二、体征

（一）腰部畸形

1. 腰椎生理曲度减小或消失，出现平腰。若合并腰椎管狭窄时，可有后凸畸形。

2. 腰椎凸向患侧，使患侧纤维环紧张并促进部分纤维环还纳，从而减轻椎间盘对神经根的压迫，故引起脊柱侧凸。此外，腰椎侧凸尚受骶棘肌痉挛的影响。

（二）步态

症状较重者，可出现行走时姿态拘谨、前倾或跛行。

（三）压痛点

压痛点主要位于棘突旁，距离中线 2~3cm 处。压痛时可诱发沿神经根走行的下肢放射痛，其疼痛区域与神经根支配平面相一致。棘突间和棘突上亦可出现压痛，但以叩痛为主。

（四）腰部活动受限

前屈位时，腰椎间盘脱出者因髓核从破裂纤维环向后方突出，加重神经根刺激和压迫，症状加剧；而纤维环未破裂的膨出或突出者，因后纵韧带紧张及椎间隙后方增宽，促使髓核前移，减轻对后方神经根的压迫，症状缓解。腰部向健侧活动时疼痛减轻，向患侧活动时疼痛加重。

（五）下肢肌肉萎缩

腰椎间盘突出症患者长期受累神经所支配的肌肉，可有不同程度萎缩，少部分严重病例可出现踝关节或踇趾背伸能力丧失。

（六）神经功能障碍

1. 感觉神经障碍　主要表现为麻木、痛觉过敏及感觉减退，按受累神经根支配区域分布。

2. 运动神经障碍　肌力减弱是较可靠的体征，但因肌肉受多神经根支配，肌力减弱可能表现不显著。

3. 反射功能障碍　腰椎间盘突出症在神经根受压早期，反射功能可表现为亢进（亦可减弱或消失），中后期多为减弱或消失。$L_{3~4}$ 椎间盘突出可出现膝反射减弱或消失；$L_5~S_1$ 椎间盘突出可出现跟腱反射减弱或消失；单纯 $L_{4~5}$ 椎间盘突出反射一般无改变。

三、特殊检查

（一）直腿抬高试验

腰椎间盘突出症出现直腿抬高试验阳性的机制是突出的椎间盘组织压迫神经根后，限制神经根正常活动度，直腿抬高牵拉神经根难以向远端移动，从而诱发坐骨神经痛。需注意以下要点：

1. 应先检查健侧，并以健侧为比较的标准。正常人下肢抬高度数为 60°~120°，当患肢抬高角度低于健侧并出现放射痛时方为阳性。运动员及女性患者即使存在腰椎间盘突出症，直腿抬高角度仍可超过 90°，此类情况应以是否存在坐骨神经痛为判断标准。

2. 本试验诱发的坐骨神经痛应呈放射性，按神经根支配区域分布。仅出现腰痛、腘窝痛或单纯大腿后方放射痛均不能判定为阳性，后者至多视为可疑。

3. 坐骨神经由 L_4、L_5、S_1、S_2 神经根组成，故 $L_{3~4}$、$L_{4~5}$ 及 $L_5~S_1$ 椎间盘突出时本试验呈阳性。

4. 腰骶部病变及骶髂关节病变累及坐骨神经时，亦可出现阳性。

（二）直腿抬高加强试验

直腿抬高加强试验用于鉴别直腿抬高试验诱发的坐骨神经痛源于神经根活动受限抑或肌肉等其他因素。

（三）健侧直腿抬高试验

健侧直腿抬高时患肢出现坐骨神经痛为阳性。机制为健侧神经根袖牵拉硬膜囊向远端移动，带动患侧神经根下移，当患侧椎间盘突出压迫神经根腋部时，神经根远端移动受限诱发疼痛。若突出物位于神经根肩部则试验呈阴性。

（四）仰卧挺腹试验

抬臀挺腹动作使椎间隙变窄，导致突出物后突加重，加剧神经根压迫和刺激。

（五）屈颈试验

屈颈动作通过牵拉硬脊膜和脊髓，刺激因下肢伸直而处于紧张状态的神经根。

（六）弓弦试验

患者取坐位，保持头、颈、脊柱平直，双小腿自然下垂。检查者逐渐伸直患肢小腿或按压腘窝后缓慢伸直小腿，出现坐骨神经痛即为阳性。

（七）股神经牵拉试验

对高位腰椎间盘突出症（$L_{2\sim3}$、$L_{3\sim4}$）诊断具重要意义。患者俯卧，患膝伸直180°，检查者上提小腿使髋关节过伸，出现大腿前方疼痛为阳性。此动作通过增加股神经张力，刺激被突出椎间盘压迫的神经根。$L_{4\sim5}$、$L_5\sim S_1$椎间盘突出时本试验阴性。

四、影像学检查

（一）X 线片

X线片的意义有二：一是提供诊断参考但不能作为定性依据，因部分腰椎间盘突出症患者腰椎平片可完全正常；二是用于排除腰椎化脓性炎症、结核、原发或转移性肿瘤等病变。

1. 腰椎正位片　腰椎间盘突出症患者中，脊柱侧凸多见于$L_{4\sim5}$椎间盘突出，侧凸方向可朝向患侧。

2. 腰椎侧位片　腰椎间盘突出症侧位片可见以下特征：

（1）腰椎生理曲度减小或消失，严重者呈后凸畸形，椎间隙表现为后宽前窄或前后等宽。正常腰椎生理前凸使椎间盘呈前宽后窄楔形，而椎间盘突出时因髓核后移导致椎间隙形态改变。

（2）椎间隙狭窄。正常腰椎间隙（除 $L_5 \sim S_1$ 外）自上而下逐渐增宽，腰椎退变或突出时可见下位椎间隙窄于上位。

（3）突出椎间盘相邻椎体前缘骨赘形成。

（4）假性腰椎滑脱，即下位椎体前移超过上位椎体形成半脱位，多见于 $L_{4 \sim 5}$ 椎间盘突出，此部位因承受最大应力且在生理曲度影响下易发生滑脱。

（二）CT 检查

CT 可清晰显示椎间盘突出的位置、大小、形态及神经根与硬膜囊受压情况，同时呈现椎板增厚、黄韧带肥厚、小关节增生及椎管狭窄等征象，诊断准确率约为 90%。主要表现如下：

1. 腰椎间盘膨出　正常情况下，椎间盘后缘与椎体骨性断面边缘平行。腰椎间盘膨出患者可见椎间盘后缘呈弥漫性膨出，膨出影密度高于硬膜外脂肪但明显低于椎体，密度均匀，且与椎体后缘保持基本等距的对称性膨出影像。

2. 腰椎间盘突出　当椎间盘破裂导致腰椎间盘突出时，髓核呈软组织密度进入低密度的硬膜外脂肪区域，形成密度差异影像。侧方型突出时，在椎间盘破裂层面双侧对比可见不对称的软组织密度影；中央型腰椎间盘突出时，椎间盘密度影向正中方向突出（可略偏向左侧或右侧），压迫硬脊膜囊形成新月形改变。

3. 腰椎间盘脱出　脱出的髓核密度高于硬脊膜及硬膜外脂肪，当硬膜外间隙出现软组织密度影时提示髓核碎片存在。

4. 硬脊膜囊变形　硬脊膜及其内容物密度低于椎间盘。CT 在椎间盘层面可清晰显示两者密度差异形成的分界线。硬脊膜囊与椎间盘分界形态：上腰段呈凹陷形，L_4 平面呈直线，$L_5 \sim S_1$ 平面略凸。巨大中央型突出或椎管内嵌顿大块髓核碎片时，硬脊膜囊显著变形呈新月状，此时椎间盘影与硬脊膜囊分界间隙消失，因密度差异仍可辨识硬脊膜囊变形，并见突出椎间盘或游离髓核碎片的高密度影。

5. 神经根鞘压迫移位　当脱出髓核组织移位至侧隐窝，可将神经根鞘向后推移。CT 断面可见神经根鞘被挤压至椎弓板外侧。

6. 髓核钙化　髓核长期突出发生钙化，表现为椎管内软组织密度区出现 CT 值增高影。

（三）MRI 检查

MRI（magnetic resonance imaging）虽对骨性组织的显影不如 CT 清楚，但对软组织的分辨率优于 CT 检查。由于其价格昂贵且尚未普及，在腰椎间盘突出症的影像学检查中不宜作为常规检查或首选方法。

1. 腰椎间盘膨出　T_1 加权图像可清晰显示椎体后方的条状低信号呈凸面向后的弧形改变，横轴位表现为边缘光滑的对称性膨出，椎间盘无局部突出。

2. 腰椎间盘突出　T_2 加权图像对椎间盘退变的显示更为清晰。在矢状位成像中，突出的髓核与未突出的髓核间有狭颈相连；在横轴位上，可显示椎间盘退变（出现不规则影像）、椎体后缘不对称的髓核突出、硬膜囊及脊髓受压情况。

3. 腰椎间盘脱出　游离的髓核呈圆形或卵圆形孤立团块，与未突出的髓核之间无连续性联系，脱出或游离的椎间盘碎片周围可见低信号带环绕。

4. 腰椎管狭窄　在 T_1 加权图像上，可清晰反映蛛网膜下腔变窄、闭塞、脊髓受压变形等征象。在 T_2 加权图像上，可明确区分韧带肥厚、骨质增生与蛛网膜下腔的解剖关系。横断面成像显示椎间盘从前方压迫硬膜囊，使硬膜囊呈现局限性弧形后压切迹。在 T_1 加权图像中，中央型狭窄导致的神经根聚拢可在盲囊中部形成中等信号强度的团块影。T_2 加权图像中，脊髓受压引发的水肿、软化区域可表现为髓内局限性信号增强。横轴位 T_1 加权图像能较好显示侧隐窝、上关节突及椎间孔部位的神经根管狭窄，同时可清晰观察增生的小关节突、肥厚的黄韧带及其导致的椎管狭窄征象。

五、诊断标准

目前国内外尚未形成统一的腰椎间盘突出症诊断标准。

1. 根据 1994 年国家中医药管理局发布的《中医病证诊断疗效标准》（ZY/T 001.1-94），腰椎间盘突出症的诊断标准为：

（1）有腰部外伤、慢性劳损或寒湿史。多数患者发病前存在慢性腰痛史。

（2）好发于青壮年群体。

（3）腰痛向臀部及下肢放射，腹压增高（如咳嗽、打喷嚏）时疼痛加剧。

（4）脊柱侧凸，腰椎生理曲度消失，病变节段椎旁压痛伴下肢放射痛，腰部活动受限。

（5）下肢受累神经支配区出现感觉过敏或减退，病程较长者可伴肌肉萎缩。直腿抬高试验及加强试验阳性，膝反射、跟腱反射减弱或消失，拇趾背伸肌力减弱。

（6）X 线检查显示脊柱侧凸、腰椎生理前凸消失，病变椎间隙变窄，相应椎体边缘骨质增生。CT 检查可明确椎间盘突出的部位及程度。

2. 原青岛医科大学（现青岛大学医学院）胡有谷教授团队根据临床实践总结的诊断标准：

（1）下肢疼痛程度重于腰痛，疼痛沿坐骨神经分布区域放射。

（2）神经支配区域出现皮肤感觉异常。

（3）直腿抬高角度较正常值减少 50% 及以上，或健侧直腿抬高试验阳性，弓弦试验（腘窝区压迫胫神经引发肢体远端放射痛）阳性。

（4）存在肌肉萎缩、运动功能障碍、感觉减退、反射减弱四种神经体征中的两种及以上。

（5）影像学检查（包括椎管造影、CT 或 MRI）结果与临床表现相吻合。

3. 诊断原则　依据腰椎间盘突出症的病理特征，确诊需同时满足以下条件：

（1）具备典型病史、临床症状及体征。

（2）影像学检查结果支持诊断并与临床表现相符。

（3）排除其他相似疾病。

六、鉴别诊断

（一）结核

1. 腰椎结核　腰椎结核属于脊柱结核范畴，其发病率居脊柱结核首位，约占脊柱结核病例的 50%。脊柱结核多由继发性感染引发，常合并其他部位结核病灶。

病变早期，坏死骨质与正常骨组织分界欠清；随着病情进展，结核性脓肿可突破椎体累及椎间盘或椎周组织。脓肿压迫脊髓及椎体结构破坏可导致脊柱畸形。腰椎结核早期表现为持续性腰部钝痛或腰骶部疼痛，当累及椎间盘或脊髓时，可出现神经根刺激症状、腰下肢活动受限、脊柱畸形，甚至引发病变平面以下运动感觉障碍，需与腰椎间盘突出症鉴别。鉴别要点如下：

（1）全身症状：多数病例存在原发感染灶，常见持续低热、盗汗等结核中毒症状（早期可能不典型）；而腰椎间盘突出症无全身症状。

（2）实验室检查：淋巴细胞比例升高，继发感染时中性粒细胞增多；红细胞沉降率增快；脓液涂片或培养可检出结核分枝杆菌；腰椎间盘突出症实验室指标多无异常。

（3）影像学检查：X 线片可明确骨质破坏范围、死骨形成及冷脓肿特征，清晰显示病理性骨折脱位；腰椎间盘突出症主要表现为椎体退变、骨赘形成、椎间隙狭窄等征象。X 线检查对鉴别诊断具有重要价值。

CT 检查能更准确评估椎体破坏程度、脓肿范围及脊髓受压情况，精确定位死骨；而腰椎间盘突出症的 CT 影像可清晰显示椎间盘突出的位置、大小、方向及其对神经结构的压迫程度。在 X 线尚未出现典型改变时，CT 可作为更有效的鉴别手段。

（4）病史：多有结核病史或接触史；腰椎间盘突出症则以外伤、劳损或受寒史为主。

2. 骶髂关节结核　骶髂关节结核多为继发病变，常伴发其他部位结核，好发于女性。早期症状以轻度腰腿痛为主，病程进展缓慢。典型表现为臀部疼痛（休息缓解、活动加重），骶髂关节扭转及咳嗽时疼痛加剧。因 L_4、L_5 神经根经骶髂关节前方走行，受炎性肿胀关节囊刺激可引发坐骨神经痛，需与腰椎间盘突出症鉴别。

其鉴别要点与腰椎结核相似。影像学特征包括骶髂关节间隙模糊、骨质密度减低及死骨形成等。

（二）肿瘤

1. 脊柱肿瘤　脊柱肿瘤可分为原发性良性肿瘤、原发性恶性肿瘤及转移性肿瘤三类。腰骶部肿瘤早期以持续性腰骶部疼痛为主要表现，夜间加剧且休息无法缓解。当肿瘤侵犯下腰椎并压迫脊髓、神经根或神经丛时，可出现相应神经支配区的根性症状，表现为坐骨神经痛、下肢肌力减退、肌肉萎缩、感觉异常及反射减弱或消失，严重者可发生截瘫，易与腰椎间盘突出症混淆，部分病例需术中探查方能明确诊断。鉴别要点如下：

（1）症状：脊柱肿瘤疼痛呈进行性加重，夜间尤甚，镇痛措施效果有限；腰椎间盘突出症疼痛多呈间歇性，休息后可缓解。脊柱恶性肿瘤常伴恶病质及贫血，转移性肿瘤患者发病年龄通常高于腰椎间盘突出症人群。

（2）实验室检查：血液常规检查中，贫血、白细胞与血小板减少、凝血酶原时间延长、红细胞沉降率增快具有提示意义。生化检测方面，碱性磷酸酶升高（多见于成骨性转移瘤）、酸性磷酸酶升高（提示前列腺癌骨转移）、总蛋白及球蛋白异常增高（需警惕多发性骨髓瘤）、脑脊液蛋白含量升高（提示硬膜外压迫）等指标对肿瘤诊断具有重要参考价值。

（3）影像学检查

X 线检查：可显示骨样骨瘤、动脉瘤样骨囊肿、血管瘤及骨肉瘤等特征性骨质改变，表现为溶骨性破坏、病理性骨折等征象，但对早期骨质病变及软组织显像分辨率较低，存在诊断局限性。X 线断层摄影较平片能更准确显示病灶范围及微小病变。

CT 检查：通过横断面成像清晰显示椎骨结构异常、肿瘤侵犯范围及椎管受压情况，可识别椎体边缘侵蚀、骨性突起异常等特征，这些影像学表现与腰椎间盘突出症存在本质差异。

MRI 检查：多平面成像（横断位、矢状位、冠状位）能更精确评估椎间盘、韧带、脊髓等软组织受累情况。T_1 加权像可清晰显示脊髓受压范围及椎体浸润程度，T_2 加权像有助于明确肿瘤形态学特征，但对骨皮质改变的显示效能逊于 X 线及 CT。

2. 椎管内肿瘤 椎管内肿瘤指发生于脊髓、神经根及其附属结构的占位性病变，临床常见类型包括神经鞘瘤、脊膜瘤及脊髓胶质瘤，约占椎管内肿瘤总数的 65%。其中神经鞘瘤与脊髓胶质瘤多以神经根痛为首发症状，腰骶部肿瘤可引发单侧或双侧下肢放射性剧痛，脊髓胶质瘤疼痛程度尤为剧烈，常表现为烧灼样或撕裂样疼痛。病程进展至晚期可出现感觉运动障碍甚至瘫痪。脊膜瘤虽以感觉异常（如肢体远端麻木）为早期表现，但后期亦可出现腰骶部刀割样疼痛伴根性放射痛。因椎管内肿瘤引发的神经根压迫症状与腰椎间盘突出症相似，肿瘤所致马尾综合征亦需与中央型椎间盘突出鉴别。鉴别要点如下：

（1）症状：椎管内肿瘤症状呈进行性加重，不因休息缓解。下肢麻木多呈上行性发展（从足部向近端延伸），可累及双下肢并伴随直肠膀胱功能紊乱，此特征有别于腰椎间盘突出症的马尾神经损害模式。

（2）体征：椎管内肿瘤通常无显著脊柱压痛，坐骨神经牵拉试验多呈阴性，神经功能障碍常超越单一神经根支配范围；而腰椎间盘突出症多存在明确压痛点，症状多局限于特定神经根分布区。

（3）实验室检查：椎管内肿瘤以良性居多，实验室指标多无特异性改变。

（4）影像学检查

X 线检查：约 30% 晚期病例可见椎体破坏、椎间孔扩大、脊柱侧凸等继发改变。

脊髓造影：可精确定位肿瘤节段及解剖位置，具有较高诊断价值。

CT 与 MRI：能清晰显示肿瘤形态、范围及纵向侵犯情况，MRI 多平面成像（矢状位、冠状位）对评估肿瘤与脊髓关系具有优势。

需特别指出，部分椎管内肿瘤临床表现与腰椎间盘突出症高度相似，最终确诊往往需术中探查及病理学检查。

（三）腰椎管狭窄症

腰椎管狭窄症是引发腰痛或腰腿痛的常见疾病之一，主要病理机制为椎管容积减少导致脊髓或神经根受压引发神经功能障碍。

1. 病因 根据病因可分为原发性和继发性两类，其中原发性约占 3%，继发性占 97%。按解剖部位分为中央型（椎管中央狭窄）和侧方型（侧隐窝狭窄）。

原发性狭窄多由椎管先天性发育狭小所致；继发性狭窄常见病因包括以下 4 种：①退行性改变：椎体骨赘形成、黄韧带肥厚（厚度 > 4mm）、后纵韧带钙化、侧隐窝狭窄及椎间盘退变；②创伤性因素：椎体骨折后畸形；③椎体滑脱：峡部裂或退变性滑脱导致椎管变形；④其他疾病：如氟骨症、佩吉特病及脊柱侧凸等。

2. 临床分型 根据症状特点分为中央型、侧隐窝型及混合型。中央型需与后中央型椎间盘突出症鉴别，侧隐窝型需与后外侧型椎间盘突出症鉴别。

（1）中央型腰椎管狭窄

①症状：在腰椎间盘退变的基础上，由于椎间盘变窄，纤维环出现弥漫性膨出，黄韧带皱褶，椎板向后重叠使椎管狭窄，椎间关节的骨质增生向中线侵占，使椎管进一步变窄。狭窄的椎管可压迫马尾神经产生马尾神经性间歇性跛行。其症状多在行走或运动时出现，发生疼痛症状时，只要弯腰前屈、蹲下、运动停止即可缓解或消失。一般认为，间歇性跛行是本病的特征性症状。腰椎管狭窄症中，70% 以上的病例有此症状。而腰椎间盘突出症出现间歇性跛行的概率较低，仅在伴有腰椎管狭窄时才会出现。

此外，本病发病缓慢，而中央型腰椎间盘突出症多发病急骤，除腰痛或腰腿痛伴有间歇性跛行外，极少出现压迫马尾神经而引发锥体束征。

②体征：腰椎管狭窄症的症状和体征多不匹配，即症状显著而体征轻微，或无明显阳性体征，这与中央型腰椎间盘突出症的马尾神经综合征不同。本病的直腿抬高试验阳性率较低，而腰部过伸试验阳性则是本病的重要体征。而腰椎间盘突出症患者则两项试验多呈阳性，其中直腿抬高试验绝大多数为阳性。此外，本病虽可出现部分感觉障碍，但其神经支配区的障碍多不完整，而跟腱反射减弱或消失者较为多见，这是本病具有诊断价值的体征。

③影像学检查

X 线片：对腰椎管狭窄症的诊断具有重要参考价值，不仅可观察椎体退变、关节突肥大、下关节间距缩小，更重要的是可测量椎管矢状径，如矢状径等于或小于 15mm 时，在临床症状的支持下即可确诊，而 16~17mm 时，则应考虑存在腰椎管狭窄的可能。但因 X 线显影存在放大率及体位因素的影响，故其测量数据的准确性受到一定限制。

椎管造影：腰椎管狭窄症进行椎管造影可见不同程度的造影剂充盈缺损或梗阻，与腰椎间盘突出症仅表现为椎管前方梗阻不同，腰椎管狭窄可出现侧方、外侧方或完全梗阻的影像表现。

CT 检查：可清晰显示椎管横断面的骨性结构，对黄韧带肥厚、椎间盘突出具有明确诊断价值，可准确判断腰椎管狭窄的程度和病因，但因其对软组织分辨率较低，对纤维环膨出的显示欠清晰，存在假阳性情况，故在观察椎间盘纤维环膨出、椎体后缘骨质增生、后纵韧带及黄韧带肥厚所致椎管狭窄，以及脊髓、马尾神经和神经根受压状态方面，其影像学表现不如 MRI 检查直观。

（2）侧隐窝型腰椎管狭窄

①症状：侧隐窝指椎管向侧方延伸的狭窄间隙，位于椎管侧方。侧隐窝型腰椎管狭窄症多发生于下位两个腰椎的三叶形椎管内。其前方为椎体和椎间盘后缘，后方为上关节突冠状部、椎板峡部、关节囊、黄韧带及下关节突前缘，外侧为椎弓根，内侧为硬脊膜囊外下接续椎间孔内口，形成扁三角形间隙。侧隐窝内包含离开硬膜囊后穿出椎间孔前的一段神经根（袖），故又称为神经根管。一般认为侧隐窝前后径正常值应大于 5mm，前后径为 3mm 或小于 3mm 者视为狭窄。通常情况下，三角形侧隐窝因管道较浅不易发生狭窄，而下腰椎的腰 4~5 三叶形侧隐窝神经根管较长，其前后径原本较小，加之退行性变导致的椎体后上缘骨质增生从前方向后突入侧隐窝、关节突增生肥大均可造成侧隐窝狭窄，致神经根在关节突和椎体后缘之间受压。此外，骨化的后纵韧带向偏侧方隐窝延伸可压迫神经根；椎间隙变窄导致椎间关节重叠，使穿过侧隐窝的神经根受上关节突挤压等。因此，侧隐窝狭窄引起的神经根受压及刺激，是侧隐窝型腰椎管狭窄症产生根性神经痛的主要机制。但该型腰椎管狭窄症引发的根性症状多在活动或特定体位时出现或加重，通常不伴有间歇性跛行。

②体征：侧隐窝型腰椎管狭窄症在神经根卡压严重的病例中，可出现下肢感觉障碍、肌力减退、腱反射减弱或消失，直腿抬高试验阳性等与腰椎间盘突出症相似的临床表现，两者鉴别诊断较为困难。

③影像学检查

X 线片：可显示侧隐窝型腰椎管狭窄患者的关节突肥大增生并向外膨出呈球形改变，上关节突位置上移，下关节突可见反应性骨密度增高。部分病例可见上关节突移位，增生的骨质突入椎间孔。

CT 检查：可清晰显示椎管横断面的骨性结构，对侧隐窝狭窄、椎间小关节病变具有较高的鉴别诊断价值，是区分侧隐窝型腰椎管狭窄与后侧型腰椎间盘突出症的重要检查手段。

MRI 检查：对腰椎管狭窄的诊断价值优于 CT 及椎管造影，亦较椎管造影 CT 扫描更具优势。在 T_2 加权像上，可直接观察到椎体骨赘突入侧隐窝、骨化的后纵韧带增厚，以及上述改变向侧隐窝延伸所引发的椎管狭窄和神经根受压征象。

七、辨病与辨证

腰椎间盘突出症为西医学病名，中医学无对应病名。根据该病的临床表现及病理特征，其病位在腰脊与经络。本病主要临床表现为腰背痛及沿坐骨神经分布区域的臀部和下肢放射性疼痛。腰为肾之府，肾主骨生髓，故本病标在腰脊，其本在肾。腰椎间盘退行性改变是腰椎间盘突出症的病理基础，该退行性变过程与遗传因素、体质状况及后天劳损密切相关。骨髓相贯，为肾精所化生，先天禀赋不足、后天失于调养及慢性劳损均可导致肾精亏虚，致骨髓失充、筋脉失养。这一中医学理论阐释与西医学病理认识具有相通性。因此肾精亏虚为病之本，属内因，是辨证论治的核心依据。

腰椎间盘突出症可因跌仆闪挫、寒湿之邪侵袭而诱发，并显现临床症状，此类外因属标证范畴。故临床辨证须明辨标本，不可本末倒置。关于椎间盘突出压迫神经根引发臀腿疼痛之症，其病本在腰脊，病位显于经络。《灵枢·本脏》载："经脉者，所以行血气而营阴阳，濡筋骨，利关节者也。"经络具有输布气血以濡养脏腑组织、抵御外邪、护卫机体之功能，故无论内伤外感导致经脉气血阻滞不通则发为痛症，表现为循经部位的疼痛。由此可见，病因病机为本，经络气血阻滞为关键病理环节，疼痛症状为标。

（一）辨病

按照西医对腰椎间盘突出症的诊断标准，其辨病过程需符合该病的典型病史、临床症状、阳性体征及影像学特征，并通过系统检查排除其他相似疾病。

腰椎间盘突出症需与以下疾病进行鉴别诊断：

1. 腰椎周围疾病　隐性脊椎裂、第三腰椎横突综合征、关节突畸形、腰骶移行椎、腰背肌筋膜炎、坐骨神经盆腔出口狭窄症、腰椎结核、骶髂关节结核、脊柱肿瘤、椎管内占位性病变、腰椎峡部裂、腰椎滑脱症、退行性腰椎失稳症、腰椎小关节紊乱综合征、腰椎管狭窄症等。

2. 痹证　以腰痛、下肢放射痛、关节僵硬、活动受限为主要表现，其症状随活动量增加可缓解，且与气候改变相关，CT 检查未见椎间盘突出征象。

3. 周期性瘫痪与周围神经病变　多表现为对称性肌萎缩、肌力减退伴感觉异常，CT 及 MRI 检查无腰椎间盘突出及神经根受压表现。

4. 运动神经元病

（1）进行性脊肌萎缩症：以脊髓前角细胞变性为主，受累肌群可见明显肌束震颤，呈弛缓性瘫痪，无腰部活动受限，影像学检查无异常。肌电图具有鉴别意义：腰椎间盘突出症相关肌萎缩可见纤颤电位及多相电位；本病则表现为巨大运动单位电位及同步电位。CT、MRI检查未见明确椎间盘突出及神经压迫。

（2）原发性侧索硬化：以锥体束损害为主，表现为慢性进展性痉挛性截瘫或四肢瘫，可伴假性延髓麻痹征象，如吞咽困难、构音障碍、咽反射亢进、强哭强笑等。

（3）肌萎缩侧索硬化症：同时累及脊髓前角细胞及锥体束，兼具上述两型病理特征。

5. 急性脊髓炎　多有前驱感染史，好发于青壮年，急性起病，早期表现为双下肢弛缓性瘫痪，1~2周后转为痉挛性瘫痪，常伴尿便功能障碍。脑脊液检查可见蛋白－细胞分离现象。

（二）辨证

根据望、闻、问、切四诊合参，结合八纲辨证、经络辨证、分期辨证及分型辨证，系统分析腰椎间盘突出症的中医证候特征。此辨证体系为实施中医特异针疗法钩活术确立治疗原则，明确取穴方案及补泻手法提供理论依据。

1. 分型辨证

（1）椎体型（Schmorl结节型）：指退变髓核沿破裂的纤维环裂隙垂直或斜向穿透软骨终板，侵入椎体中部或边缘形成的局限性突出。此型在X线侧位片可见椎体上、下缘弧形凹陷影，CT可显示椎体内"纽扣样"骨质缺损区。

（2）前缘型（边缘离断型）：髓核突破椎体前缘骨皮质，导致椎体边缘形成三角形骨赘或分离性骨块（影像学称"永存性骨骺"），常伴椎体前缘骨质增生（图2-2-1）。该型在X线正位片可见椎体前外侧"牵拉性骨刺"，需与椎体边缘骨折鉴别。此型患者可表现为慢性腰痛，亦可呈无症状状态。

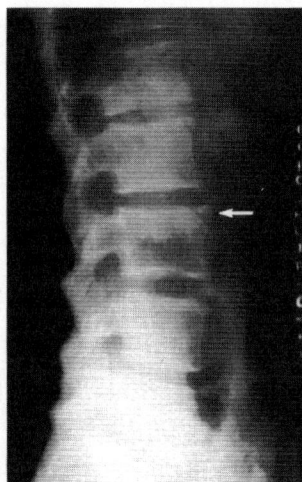

图2-2-1　前缘型

（3）中央型（Schmorl 结节亚型）：髓核经破裂的软骨终板突入椎体松质骨，导致局部骨小梁微骨折伴缺血性坏死，于椎体中后部形成直径 ≤ 5mm 的类圆形局限性突出（Schmorl 结节）（图 2-2-2）。此型患者多无临床症状，少数可有局限性轻度腰痛。

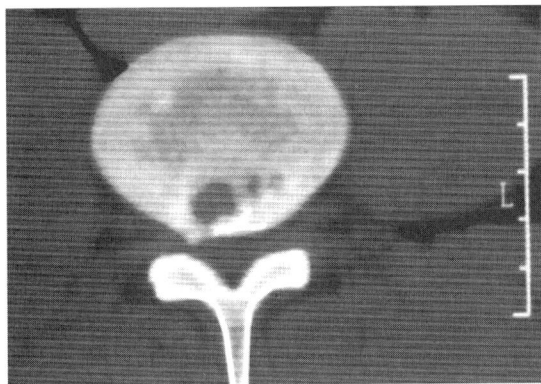

图 2-2-2　中央型

（4）椎管型：腰椎间盘突出症在临床上主要指此类型。此类型又称后型，指髓核穿过纤维环向椎管方向突出。

①后侧型突出：纤维环的后方最薄弱部位位于椎间盘中线两侧，此处同时缺乏后纵韧带的加强。因此该部位是腰椎间盘突出最常见的发生部位，约占 80%。由于突出物偏向一侧，其压迫神经根引发的根性疼痛和感觉障碍常发生于同侧腰部和下肢（图 2-2-3）。

若髓核脱出游离于椎管中，不仅可压迫同节段（内下方）脊神经根，亦可上移压迫上节段神经根。此种类型在临床中亦称为"外侧型"。此类病例较为少见，占 2%~5%。

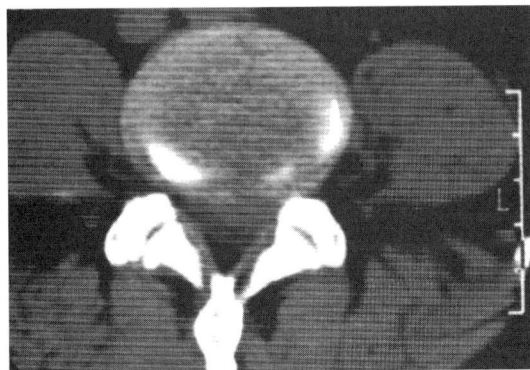

图 2-2-3　后侧型突出

②中央型突出：髓核穿过纤维环后部中间区域突出，抵达后纵韧带下方甚至穿破后纵韧带进入椎管。由于突出物位于椎管中央，不仅可压迫神经根引发双侧根性症状，

当突出物体积较大时还可压迫相应平面以下的马尾神经，进而出现马尾神经综合征，表现为双侧坐骨神经痛（偶可交替性发作）、会阴部麻木、排便排尿无力，严重者可出现双下肢不全瘫痪、假性尿失禁（女性患者）及性功能障碍（图2-2-4）。

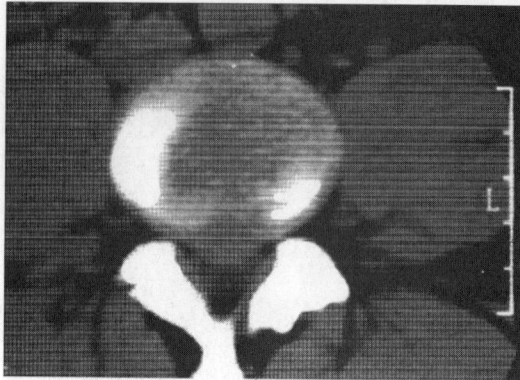

图 2-2-4　中央型突出

③椎间孔型突出：突出的椎间盘组织可向后经后方纤维环及后纵韧带突入椎间孔内，压迫穿行其中的神经根而产生相应临床症状（图2-2-5）。

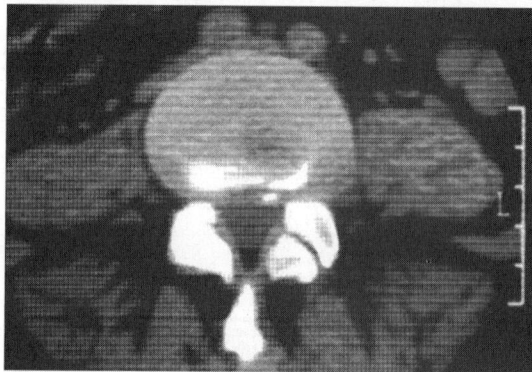

图 2-2-5　椎间孔型突出

2. 病因病机辨证

（1）肝肾阴亏："腰痛"一词的文字记载最早可追溯至两千多年前成书的《黄帝内经》，该书在不同篇章反复论及腰痛证候，首次提出"肾虚腰痛"及"肾病则腰也病"学说，为后世医家认识腰痛提供了重要理论指导。肾虚是腰痛首要病因的学术观点历来为医家所重视，从《黄帝内经》确立"肾虚腰痛"理论，至清代《医宗金鉴》在总结前人经验基础上明确"肾虚为腰痛之第一病因"，可见该理论体系经历代医家传承发展，至今仍是指导临床的重要理论依据。

（2）风寒湿邪：风寒湿邪侵袭腰部是常见腰痛诱因之一，古代将此类腰痛归为风湿腰痛范畴。宋代陈言在《三因极一病证方论·外因腰痛论》中系统论述六淫致腰痛机理，提出"大抵太阳少阴多中寒，少阳厥阴多中风热，太阴阳明多燥湿"的辨证纲领，详述外感六淫所致腰痛的症状特征及六经分证规律，为后世腰痛辨证奠定了重要理论基础。

（3）外伤瘀血：中医学将跌仆闪挫、坠堕外伤等归为不内外因，认为其可致恶血留滞引发腰痛。《黄帝内经》已认识到外力损伤及强力负重可因"恶血归之"导致腰痛，并出现腰部活动受限、"不可俯仰"等临床表现，明确提出"恶血在内而不去"是外伤腰痛的核心病机。张从正承袭此说，《玉机微义·腰痛门》引张从正言："腰者肾之府，为大关节血气不行，则沉痛不能转侧。"阐明气血瘀阻致痛机理。《诸病源候论》发展完善外伤腰痛理论，指出"血搏于背脊所为"的病理本质，并首次提出瘀血不散可耗伤肾精形成肾气虚衰，为风寒湿邪侵袭创造条件，这与现代临床所见损伤后继发退变的病理过程相契合。明代《景岳全书·腰痛》总结道："跌仆伤而腰痛者，此伤在筋骨，而血脉凝滞也。"精准概括外伤腰痛病机。

外伤腰痛以瘀血壅滞、经络不通为特征，临床表现为痛点固定、"转侧若刀锥之刺"（《医学心悟·腰痛》），脉象多见涩脉主瘀血，或见芤脉提示瘀血阻滞。

（4）痰积瘀滞：痰积腰痛理论首见于《丹溪心法·腰痛》，朱震亨提出腰痛脉滑者多痰积的辨证要点。此证型临床相对少见，其核心病机为痰饮积聚、困阻经络，本质属肾虚基础上形成的虚中夹实证。《医学心悟·腰痛》指出腰间肿，按之濡软不痛；《张氏医通·腰痛》指出动作时便有痰，或局部结块作痛；《张氏医通·腿痛》指出痰湿流注，郁痰留于腰胁有块，痛处游移，伴恶心头眩，脉沉滑或弦；《医林绳墨·腰痛》强调痰为有形之邪，有形作痛，皮肉青白，为临床辨识提供依据。《医宗必读·腰痛》指出此类腰痛乃肾虚为本、痰积为标之虚实夹杂证，此病理机制与腰椎间盘突出症在退变基础上继发病理改变的现代认识具有相通性。

关于腰痛病因的内在联系，《证治准绳·腰痛》精辟论述："有风、有湿、有寒、有热、有挫闪、有瘀血、有滞气、有痰积、皆标也。肾虚其本也。"此观点揭示各类腰痛均以肾虚为发病基础，与腰椎间盘突出症多在脊柱退变基础上发生的现代病理机制高度吻合。

3.八纲辨证

根据腰椎的生理特点、病因病机、临床特征及腰椎间盘突出症所累及的脏腑经络差异，将本病临床分为7型，即痹证型、痿证型、暴力瘀血型、劳损瘀滞型、痰浊瘀阻型、气血两虚型、肝肾双亏型腰椎间盘突出症。

（1）痹证型（风寒湿热痹）：痹证因风、寒、湿、热等邪气痹阻腰部筋脉关节所致，其基本病机为经脉闭阻、气血不通。患者素体虚弱，阳气不足，卫外不固，腠理空虚，易受外邪侵袭，致营卫失和，筋脉不通，发为疼痛、肿胀、酸楚、麻木及腰部活动受限。因禀赋差异可现寒热转化，素体阳盛者感邪易从热化，形成热痹。

①行痹

证候：腰腿疼痛，肢体关节肌肉酸楚，屈伸不利，痛处游走，初起伴恶风、发热。

舌苔薄白，脉浮或浮缓。

证机概要：风邪夹寒湿热，阻滞经脉气血。

西医分型：膨隆型、突出型腰椎间盘突出症。

②痛痹

证候：腰腿剧痛，痛处固定，遇寒加重，得热减轻，关节屈伸不利，局部肤温偏低。舌淡苔薄白，脉弦紧。

证机概要：寒邪夹风湿，闭阻经脉气血。

西医分型：膨隆型、突出型腰椎间盘突出症。

③着痹

证候：腰腿酸楚重着，肿胀散漫，关节活动不利，肌肤麻木。舌淡苔白腻，脉濡缓。

证机概要：湿邪夹风寒，阻滞经脉气血。

西医分型：膨隆型、突出型腰椎间盘突出症。

（2）痿证型：本病痿证形成与《素问·痿论》所述"筋痿""肉痿""骨痿"相关，病位多涉脾胃、肝肾。

①湿热浸淫

证候：外感寒湿郁而化热，致气血运行不利，症见筋脉弛缓、肢体痿废。《素问·痿论》云："有渐于湿，以水为事，若有所留，居处相湿，肌肉濡渍，痹而不仁，发为肉痿。"湿热困阻脾胃则运化失司，流注下焦可损及肾阴。舌淡红苔白腻，脉滑。

证机概要：湿热浸淫，营卫受阻，筋脉失养。

西医分型：突出型、脱出型、游离型腰椎间盘突出症。

②肝肾亏损

证候：精血亏虚致水不涵木，虚火上炎，症见筋骨失养、肢体痿弱。《儒门事亲·指风痹痿厥近世差玄说》谓："痿之为状……肾主两足，故骨髓衰竭，由使内太过而致然。"脾虚湿热下注亦可损及肝肾。舌淡苔薄白，脉沉迟无力。

证机概要：肝肾阴虚，精血亏损，筋骨失濡。

西医分型：脱出型、突出型腰椎间盘突出症。

③脾胃虚弱

证候：脾胃失运致气血生化不足，症见肌肉消瘦、肢体痿废，迁延不愈则脾胃益虚。舌淡苔薄白，脉沉迟无力。

证机概要：脾胃虚弱，气血失养，肢体失用。

西医分型：脱出型、突出型腰椎间盘突出症。

（3）暴力瘀血型：可分为自力和他力两类。自力是因自身在工作或运动过程中用力不当或过猛，损伤腰部经络导致瘀血形成，致腰部经络受阻而引发腰痛、腿痛。他力是因车祸、高处坠落、跌倒损伤或其他外力作用，损伤腰部经络形成瘀血，造成腰部经络受阻而产生腰痛、腿痛（外力引起的腰部软组织损伤和骨折不在此讨论范围，仅讨论因外力导致椎间盘突出引发的腰腿痛）。

①自力瘀血：因自身用力过猛、体质虚弱负重过大、年幼过度负重、超负荷运动等，由于自身因素伤及腰部。腰为肾之府，继而损伤肾气，肾气虚弱者易形成自身瘀血，两者互为因果。腰部受伤形成瘀血，经络不通则突发腰痛，下肢经络受阻则出现腿痛，疼痛以酸痛、钝痛、咳嗽时加重性疼痛、胀痛为主，部位集中于腰部、大腿根部及小腿外侧，疼痛固定不移（不向对侧或其他部位放射）。主要病机为腰部瘀血阻滞局部经络。舌质淡，可见紫斑，苔薄白，脉沉滑。

证机概要：自力致瘀，腰部经络阻滞。

西医分型：突出型、脱出型、游离型腰椎间盘突出症。

②他力瘀血：因外来暴力损伤腰部，损及肾气，致腰部瘀血形成，经络不通则突发腰痛，累及下肢经络则出现下肢疼痛，其疼痛性质及部位特征与自力瘀血型相同。舌质淡，可见紫斑，苔薄白，脉濡滑。

证机概要：他力致瘀，腰部经络阻滞。

西医分型：突出型、脱出型、游离型腰椎间盘突出症。

（4）劳损瘀滞型：劳损瘀滞是因长期保持固定姿势劳作（如久坐、久站、单一姿势工作）、慢性劳损及运动劳损而突发腰腿痛，或慢性腰腿痛突然加重。因长期固定姿势劳作耗伤正气，肾气不足，防御能力下降而致腰痛、腿痛，疼痛缠绵，时轻时重，劳作后加剧，休息后缓解，舌质淡红，苔薄白，脉沉迟无力。

证机概要：劳损致瘀，肾气亏虚，腰部经络受损。

西医分型：膨出型、突出型腰椎间盘突出症。

（5）痰浊瘀阻型：人至中年后，因精血渐耗，脏腑功能呈不同程度衰退。若脾胃失于健运，水湿内停，聚而成痰；肾气虚损则气化失司，津液输布失常，关门不利，代谢障碍，内停化为痰饮；肝肾阴虚致阴不制阳，阳亢化热亦可炼液成痰；肝失疏泄则津液代谢紊乱，停聚体内而化生痰湿。痰湿阻滞经络，血行受阻则生瘀血；瘀血滞留经络，遏阻气机，津液输布失常则聚湿成痰。痰瘀互结，胶着为患，致病情复杂难愈。

痰浊阻滞气血运行，筋骨肌肉失于濡养则加剧腰椎退变；痰湿留滞肌肉筋骨间，阻碍气血濡养，可见四肢腰腿部麻木、强直、沉重乏力。

瘀血既为病理产物又属继发病因，阻滞经络气血，筋骨失于濡养，进一步加重腰椎（椎间盘、韧带、小关节）退变。此外，腰椎术后亦可导致气滞血瘀，络脉闭阻，余邪滞留，致原发病因未除而新瘀又生，形成迁延难愈之势。

痰浊与瘀血互为因果，既可影响整体机能，又可阻滞腰部经络。临床症候复杂，病程迁延，既可致痹证亦可致痿证。

①痰瘀痹证：痹证日久，肌肉关节刺痛固定，或见关节肌肤紫暗肿胀、触之坚硬，肢体顽麻重着，或关节僵硬变形屈伸不利，伴皮下结节瘀斑。面色晦暗，眼睑浮肿，或胸闷痰多。舌质紫暗有瘀斑，苔白腻，脉弦涩。

②痰瘀致痿：腰椎间盘突出所致痿证，虽由上述病机演变，然各病因常相互转化，不可拘泥单一脏腑。其诱发因素尤需重视痰浊瘀血交互为患，特别是瘀血致痿在本病中最为常见。如坐骨神经痛患者常见肢体麻木无力与疼痛呈正相关即为明证。另需注意：急骤发病者多属实证，当急治防成顽疾；渐发者多属脏腑虚损，需中西医结合施治。舌质紫暗有瘀斑，苔白腻，脉弦涩。

证机概要：痰瘀互结，经络阻滞，肢麻失用。

西医分型：突出型、脱出型腰椎间盘突出症。

（6）气血两虚型：本型多见于腰椎间盘突出症缓解期，属邪退正虚阶段。气虚失于温煦则麻，血虚失于濡养则木，气血不足致局部冷凉。相当于西医分型中水肿消退、疼痛缓解后的残余神经症状。临床以下肢麻木冷凉为主症，遇热减轻、遇寒加重，伴腰部隐痛或小腿足踝麻木，可兼面色少华、头晕失眠、神疲乏力。舌淡嫩，苔薄白或微黄少苔，脉沉细。

证机概要：气血两虚，经络失养。

西医分型：突出型、脱出型、游离型腰椎间盘突出症急性期后。

（7）肝肾亏虚型：本型依据腰椎间盘突出后肝肾亏损、筋脉失养的病机特点划分。肝主筋、肾主骨，腰为肾之府，故病位在腰而累及肝肾，多见于缓解期及康复期。临床以患肢抬举无力（如足下垂）但无肌肉萎缩为特征，此与痿证型的主要鉴别在于是否存在肌萎。可伴腰部酸楚隐痛或小腿足踝麻木，兼见头晕耳鸣、健忘；肾阳虚者见畏寒肢冷、小便清长，舌淡有齿痕，苔薄白，脉沉细或迟；肾阴虚者见五心烦热、小便短黄，舌淡红少津，脉细数。

证机概要：肝肾亏虚，筋脉失濡。

西医分型：突出型、脱出型、游离型腰椎间盘突出症缓解期及康复期。

4. 分期辨证

据腰椎间盘突出症的病程演变规律可分为发作期、持续期、缓解期、康复期、反复期五期（对应膨隆型、突出型、脱出型病理改变）。

（1）发作期：指腰椎间盘突出症症状初现并呈进行性加重阶段，临床症状呈逐日加重趋势，或在 24 小时内达到症状峰值。

病因病理：慢性劳损、急性外伤、椎间盘退变、风寒湿邪侵袭、内分泌紊乱等因素，导致腰椎失稳、骨赘形成、韧带骨化、脊椎旋转、小关节紊乱、椎间隙狭窄、椎间孔缩窄。病理改变包括硬膜囊及神经根受压，引发椎旁软组织水肿痉挛、神经根水肿变性、传导功能障碍等。

中医病机：因年龄增长、劳损外伤、气血亏虚、肝肾不足、先天禀赋异常及瘀血痰浊等，致腰部经络阻滞、气血运行失常、阴阳失调。

症状：主症为腰痛伴放射性坐骨神经痛。疼痛呈典型根性分布，初始为腰部酸胀钝痛，渐次向臀部、大腿后侧、小腿外侧及足背足底放射，伴感觉异常或麻木。咳嗽、打喷嚏及体位变动时疼痛加剧。

体征：椎间盘突出节段椎旁压痛明显，按压可诱发或加重放射痛。椎旁肌群保护性痉挛。直腿抬高试验、加强试验、屈颈试验阳性。膝反射与跟腱反射异常（亢进、减弱或消失）。

病程：通常持续 1~3 天（发病第 1~3 天），偶见 24 小时内症状缓解者。

影像学表现：X 线可见腰椎生理曲度变直或后凸，椎体边缘骨赘形成，椎间隙狭窄，椎间孔变形，椎体滑移及旋转征象。CT/MRI 可清晰显示椎间盘突出程度、骨赘形态、黄韧带肥厚及椎管矢状径变化。

舌脉：舌质淡或见瘀斑，苔薄白或薄黄。脉弦紧或浮紧。

（2）持续期：指临床症状及病理改变达峰值并持续存在的阶段，病程数日至数周不等。

病因病理：病理进程与发作期相延续，损伤程度持续加深。

中医病机：外邪侵袭、正气虚损、气血瘀滞、痰湿阻络等致阴阳失衡加剧，属邪盛正实阶段。

症状：在发作期基础上症状进行性加重，表现为腰腿痛持续剧烈、活动严重受限、强迫体位、睡眠障碍，可伴下肢肌力减退及二便功能障碍。

体征：椎旁压痛范围扩大，神经牵拉试验阳性程度加重，部分患者出现肌力分级下降及感觉障碍平面。

病程：通常持续 3~7 天（发病第 3~10 天），病程长短与病情严重程度相关。

影像学表现：与发作期影像特征基本一致。

舌脉：舌质淡，苔白或薄黄。脉沉迟或滑，或见脉象虚实夹杂。

（3）缓解期：指临床症状开始减轻、病理过程趋向修复的阶段，病程数周至数月。

病因病理：通过治疗干预或自然转归，椎间生物力学趋于平衡，炎性水肿消退，神经根压迫缓解。

中医病机：正邪交争态势转变，邪气渐退而正气始复。

症状：腰腿痛程度显著减轻，放射痛范围缩小，下肢麻木无力改善，二便功能逐步恢复。

体征：椎旁压痛减轻，直腿抬高角度增加，神经牵拉试验阳性程度降低，肌力及反射功能部分恢复。

病程：通常持续 10~14 天，实际病程受个体差异及治疗干预影响。

影像学表现：影像学改变与急性期相比无明显变化。

舌脉：舌质淡，苔白。脉沉迟或沉滑。

（4）康复期：指经系统治疗后临床症状基本消除，遗留部分难愈性症状的阶段，病程可持续数月乃至数年。若后遗症逐步消退则标志康复期结束；若缓解期后仍存留不可逆症状且未进入反复期者，仍属康复期范畴；若长期存在后遗症而无复发者，则视为终身康复状态。

病因病理：病理进程与缓解期相延续。

中医病机：正邪交争后邪气衰其大半，正气渐复而余邪未净，属经络失养或痰瘀残留阶段，治疗当以扶正固本为主。

症状：核心症状基本消失，残留腰部酸胀不适、下肢间歇性麻木发凉、肌力轻度减退及二便调控功能部分障碍。偶见天气变化诱发的短暂性腰腿疼痛。

体征：神经根刺激征及病理反射基本消失。

病程：通常始于发病 1 个月后，持续时间因个体差异悬殊。

影像学表现：部分病例 CT、MRI 可见突出椎间盘组织部分吸收，腰椎代偿性侧凸有所改善，其余表现与缓解期相似。

舌脉：舌质淡或见齿痕，苔薄白。脉沉细无力或兼滑象。

（5）反复期：指临床治愈后经数月或数年再次出现与原发病相似的症状，此期可重新经历发作期、持续期、缓解期、康复期的完整病程演变。

病因病理：病理机制与初发期类同，但存在程度差异。

中医病机：以督脉经气运行不畅为核心，因肾气亏虚致督脉失于温煦，经气痹阻而见腰脊酸软隐痛，痛势游走不定，可放射至臀腿部。

症状：腰腿症状谱系与初发期相似，但因病变节段差异可呈现不同临床表现，症状程度存在个体差异。

体征：神经根压迫体征再现，其阳性程度与病变节段及突出物形态相关。

病程：多在初次发病 3 个月后进入此期。

影像学表现：影像特征与初发期基本一致，部分病例可见较前次更显著的椎间盘退变征象，具体表现因病变节段不同存在差异。

舌脉：舌质淡或见瘀斑，苔薄白或薄黄。脉弦紧或浮紧。

八、手术和钩活术的辨证

（一）手术适应证辨证

1.腰椎间盘突出症病史超过 6 个月，显著影响工作生活，经 6 周以上非手术疗法（含钩活术）干预无效，疼痛无缓解，直腿抬高试验持续阳性或神经症状进行性加重。

2.腰椎间盘突出引发剧烈疼痛（尤以下肢症状突出），致患者活动严重受限、睡眠障碍，被迫采取屈髋屈膝侧卧位甚至胸膝跪位等代偿姿势。

3.出现单神经根麻痹或马尾神经综合征，表现为肌力减退（如足下垂）或直肠膀胱功能障碍。

4.CT、MRI 或脊髓造影显示椎间盘突出体积较大或完全脱出，且与临床症状、体征高度吻合。

5.非手术治疗后症状反复发作，疼痛程度严重影响生活质量。

6.椎间孔内型或极外侧型腰椎间盘突出，临床表现与影像学定位一致。

（二）钩活术适应证辨证

1. 不符合上述手术适应证的腰椎间盘突出症患者，无论处于病程何期，均可采用钩活术治疗。

2. 发病后 24~48 小时为钩活术干预较佳时段，早期治疗与预后呈正相关。

3. 可作为非手术疗法的优先选择之一，亦可联合其他治疗手段进行综合干预。

九、中医分型钩活术治疗

钩活术属中医特异针疗法范畴，其技术核心在于运用系列特制钩鍉针（含巨类腰椎型及配套针具），在中医辨证论治原则指导下，选取特定腧穴实施钩提、松解、挑拨、刺络等复合手法，实现钩治、挑治、刺络、减压、疏通、温补等疗法的协同作用。该技术治疗腰椎间盘突出症时，通过四诊合参系统分析病因病机，将本病辨证分为痹证型、痿证型、暴力瘀血型、劳损瘀滞型、痰浊瘀阻型、气血两虚型、肝肾亏虚型 7 类证候，并依据各证型特点选取相应穴位组合施治。

通过相关检查明确腰椎间盘突出症的诊断，排除禁忌证，综合辨证分析确定钩治腧穴。

（一）新（魏氏）夹脊穴组合

根据影像学检查的结果确定病位，准确选取新（魏氏）夹脊穴。

1. 腰脊穴

腰$_1$穴 + 腰$_2$穴 =L$_1$穴 +L$_2$穴

腰$_2$穴 + 腰$_3$穴 =L$_2$穴 +L$_3$穴

腰$_3$穴 + 腰$_4$穴 =L$_3$穴 +L$_4$穴

腰$_4$穴 + 腰$_5$穴 =L$_4$穴 +L$_5$穴

2. 腰脊撇穴

腰$_1'$穴 + 腰$_2'$穴 =L$_1'$穴 +L$_2'$穴（双）

腰$_2'$穴 + 腰$_3'$穴 =L$_2'$穴 +L$_3'$穴

腰$_3'$穴 + 腰$_4'$穴 =L$_3'$穴 +L$_4'$穴

腰$_4'$穴 + 腰$_5'$穴 =L$_4'$穴 +L$_5'$穴

（二）选穴与补泻

根据影像学特征与临床表现综合辨证选取对应腧穴组合，依据症状改善程度评估后，可间隔 7~14 日实施二次治疗，此时应选用对应脊撇穴组合。特殊情况下，第二、三次治疗可选择十二经脉腧穴或阿是穴。

配穴原则：①辅穴选取以 2~3 个为宜，可根据临床实际酌情取舍；②遵循"实则泻之，虚则补之"治则，灵活运用提插补法、捻转泻法及平补平泻手法。

（三）选钩原则

根据疾病轻重辨证选择巨类腰椎型、中类、微类钩鍉针，根据补泻法辨证选择内板、内刃型钩鍉针。

1. 钩活术所用钩鍉针均为一次性使用钩活术钩鍉针钩针。

2. "巨腰椎型"代表巨类腰椎型钩鍉针；下面出现的"中内板 2.5 双或单"代表中类内板 2.5cm 型钩鍉针双软或单软钩法；"补或泻"代表补法或泻法，依此类推。

3. 对需要重补患者，使用肛门型巨类钩鍉针，因肛门型巨类钩鍉针属于巨类内刃型，其设计本身即适用于补法。

4. 腰椎间盘突出症有虚实之分，根据具体情况，采用平补平泻法，或内刃型钩鍉针补法，或内板型钩鍉针泻法。

（四）钩深（深度）

进入皮肤，深达病灶为之钩治深度，患者胖瘦差异不同其深度亦不同。

1. 进入深度 1.77~2.20cm；垂直深度 1.75~2.20cm。

2. 深双软垂直深度 2.00~3.00cm，以触及骨面为准。

3. 重深双软在完成深双软触及骨面时，向上或向下调整角度进入 0.50cm 即可，注意安全，防止损伤硬膜囊造成低颅压综合征、损伤坐骨神经导致足下垂等并发症。

（五）钩角（钩进角）

钩活术操作过程中，钩针与所钩治腧穴表面进针的角度为钩进角度，简称钩进角。

1. 腰段倾斜 85° 角。

2. 深双软倾斜 45° 角。

3. 重深双软倾斜 45° 角。

（六）手法与钩法

手法：新（魏氏）夹脊穴钩提法；阿是穴钩提法。

钩法：新（魏氏）夹脊穴单软或双软；阿是穴单软。

（七）钩度

4~7 分为准，严格执行"宁可不及，不可太过"的原则。

十、病案举例

熊某，男，51 岁，河北深泽人。

初诊：2010 年 10 月 25 日。

主诉：腰痛、左下肢麻木 20 天。

现病史：20 天前因秋收秋种劳累过度而发腰痛，经针灸、按摩及口服药物稍缓解，过时依旧，逐渐加重伴左下肢麻木，劳累后加重，遇冷加重，休息热敷后减轻，夜间加重，影响睡眠。

查体：神志清楚，面色无华，弯腰行走，查体合作。$L_{4~5}$、$L_5~S_1$ 棘间压痛、椎旁压痛，左直腿抬高试验 70°（+）、仰卧挺腰试验（+）、坐位伸膝试验（-）、坐位屈颈试验（-）、抱膝试验（-）、鞠躬试验（-）。心、肺、腹未见异常，舌质淡，苔薄白，脉细弱。

辅助检查：血常规、尿常规检查未见异常，心电图检查未见异常。

影像学检查：

X 线表现：腰椎左侧倾斜，顺列尚整齐，生理前凸存在。L_5 椎体骶化，$L_{4~5}$ 椎间隙变窄，关节面模糊。$L_{3~5}$ 椎体边缘唇样变，椎旁软组织未见异常（图 2-2-6、图 2-2-7）。

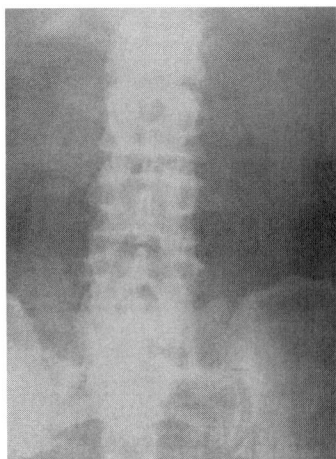

图 2-2-6　X 线正位　　　　　　　　图 2-2-7　X 线侧位

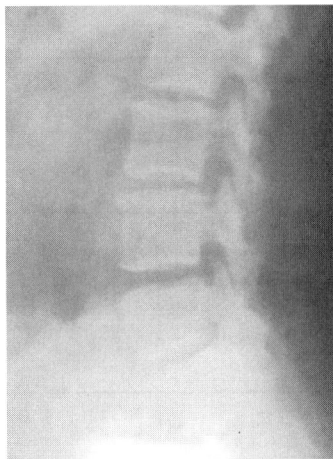

CT 表现：腰椎缘欠光整，可见轻度骨赘形成，$L_{3~4}$、$L_{4~5}$、$L_5~S_1$ 椎间盘均向周边膨出环形软组织影，硬膜囊前方脂肪间隙受压。$L_{3~5}$ 骨性椎管形态无狭窄，黄韧带无肥厚。椎旁软组织无肿胀（图 2-2-8、图 2-2-9）。

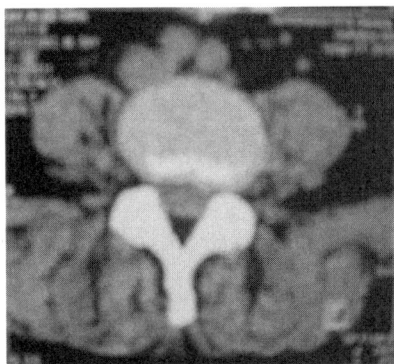

图 2-2-8　横断位 CT 像　　　　　　图 2-2-9　横断位 CT 像

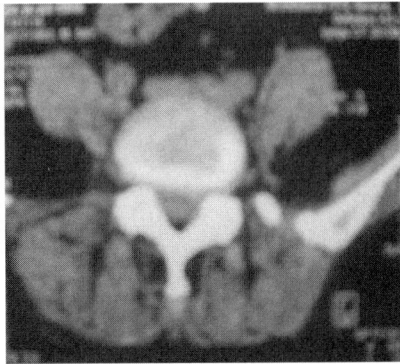

中医诊断：劳损瘀滞型腰椎间盘突出症。

西医诊断：腰椎间盘突出症。

治法：活血祛瘀，营养筋脉。

治疗：钩活术疗法。

	选穴	钩鍉针	钩法与钩度	手法与钩角
主穴	L_1 穴 + L_2 穴	巨类腰椎型	单软 5 分	钩提法 80°
配穴	左环跳 + 左承扶	微类内板 7.5 型	单软 1 分	钩提法 90°

按照《钩活术操作规范》完成钩活术操作。

二诊：2010 年 11 月 1 日，腰痛、左下肢麻木较前好转约 30%。

治疗：

	选穴	钩鍉针	钩法与钩度	手法与钩角
主穴	L_1' 穴 + L_2' 穴	巨类腰椎型	单软 5 分	钩提法 80°
配穴	左委中 + 左承山	微类内板 3.5 型	单软 1 分	钩提法 90°

按照《钩活术操作规范》完成钩活术操作。

三诊：2010 年 11 月 8 日，腰痛、左下肢麻木较前好转约 70%。

治疗：

	选穴	钩鍉针	钩法与钩度	手法与钩角
主穴	L_2 穴 + L_3 穴	巨类腰椎型	单软 4 分	钩提法 80°
配穴	左足三里 + 左丰隆	微类内板 3.5 型	单软 1 分	钩提法 90°

按照《钩活术操作规范》完成钩活术操作。

四诊：2010 年 12 月 8 日，腰痛、左下肢麻木等症状消失，食欲可，面色红润，大便正常。嘱其勿劳累，少忧思，加营养，强体质。

随访：2011 年 12 月 8 日电话随访，症状未复发。

【按语】

常年劳损，致筋脉受损，日久形成瘀滞，辨证属劳损瘀滞型腰椎间盘突出症。腰部筋脉失于濡养，因劳损与瘀滞交互作用而发为腰痛。予钩活术治疗新（魏氏）夹脊穴 L_1、L_2 配合循经取穴，辅以足三里、丰隆等穴调理脾胃功能，使瘀滞得散、气机调达、气血充盛而筋脉得养，经 3 次钩活术治疗后症状消除。日常调护需注意起居规律、饮食有节、营养均衡、劳逸结合，以防病情反复。

第三节 股骨头缺血性坏死

股骨头缺血性坏死指由于多种原因导致股骨头的血液循环障碍，引起骨细胞、骨髓造血细胞及脂肪细胞坏死的病理过程。由于机体对坏死区具有自然修复能力，当新生细胞随新生血管向坏死区生长并形成新骨时，坏死骨小梁将被逐步吸收，在此过程中骨的力学性能明显减弱，正常负重即可导致股骨头塌陷变形。本病早期可能没有临床症状，初期临床表现为一侧（或两侧）髋部隐痛，有的患者主诉膝部疼痛。随着病情发展，髋部疼痛加重，出现跛行，患者髋关节外展、内收或外旋等动作受限，患肢短缩，肌肉萎缩。重者行走需要扶拐，双侧股骨头坏死患者行走困难。中医古籍中并无股骨头缺血性坏死的直接记载，但文献中有相关症状的描述。本病大抵属于中医学"骨蚀""骨痹"范畴。如《素问·长刺节论》载："病在骨，骨重不可举，骨髓酸痛，寒气至，名曰骨痹。"《圣济总录》中的"髋骨痹"及《素问·痿论》的"骨痿"等论述亦与之相关。

早在 1829—1842 年，法国解剖学家让·克鲁韦耶（Jean Cruveilhier）已有关于外伤后血管损伤导致股骨头变形的记录。1907 年，阿克豪森（Axhausen）首先描述股骨头无菌性坏死。1910 年，莱格（Legg）、卡尔韦（Calvé）及珀斯（Perthes）分别报道儿童股骨头骨骺缺血性坏死。1936 年，弗罗因德（Freund）最早对双侧特发性股骨头缺血性坏死进行详细描述。此后，菲米斯特（Phemister）在 1934—1947 年对本病的病因、发病机制及治疗等进行了系统研究。20 世纪 70 年代以来，本病研究取得新进展，在发病机制方面提出多种假说，早期诊断和治疗亦有显著进步。

本病好发于 30~50 岁人群，约有半数累及双侧股骨头，男性多见。双侧病例随着病程延长，发生率可达 40%~80%。由于本病早期症状轻微，X 线改变亦不明显，临床医师稍不注意，容易漏诊，以致错失早期治疗以保留关节功能的良机。由于绝大多数病例一旦发生股骨头缺血性坏死，其病理过程将持续进展，股骨头终将发生塌陷。至晚期，股骨头明显变形，出现严重骨关节炎时，治疗将十分困难，疗效亦不理想。然而，早期诊断不仅是骨科医师的职责，也要求相关临床科室医师充分了解本病的病理过程和临床表现，提高警惕，以便早期发现并及时干预。对已有一侧发病者，应密切观察对侧股骨头，加强监测，及时采取诊治措施。

一、西医病因

股骨头坏死是骨坏死中较为常见的疾病，其发病机制复杂，通常可归纳为内源性因素与外源性因素两大类。

（一）内源性因素

在人体众多骨骼结构中，股骨头坏死发生率较高、致残风险较大、临床治疗难度较为显著,这与该部位特殊的解剖生理特征密切相关。国内外学者通过血管造影研究证实,股骨头独特的血供系统使其更易发生缺血性病理改变。其易感机制主要包括解剖结构特殊性、血管分布特征、负重区生物力学特点、软组织包覆状态、内压应力分布异常、血流动力学改变及局部生化微环境失衡等多重因素。

(二)外源性因素

股骨头坏死的致病机制具有多源性特征,临床通常将其分为创伤性与非创伤性两类发病模式。创伤性因素主要指股骨颈骨折或髋关节脱位等损伤导致股骨头血供系统遭受破坏的病理过程;非创伤性因素除部分明确诱因(如长期大剂量糖皮质激素使用、酗酒等)外,多数病例的确切病因与发病机制尚未完全阐明。此外,先天发育异常与骨结构变异等体质因素也可能参与疾病发生发展过程。

二、西医病理

股骨头坏死是骨坏死的主要类型,其病理演变呈现阶段性特征。在疾病发展过程中,受损骨组织可能经历部分自我修复过程。发病初期,骨组织发生局限性坏死,坏死区域被肉芽组织逐步替代,当坏死范围较小时,骨骼仍能维持基本力学性能以承载生理负荷。随着病程进展,坏死区骨小梁发生微骨折并出现结构塌陷,导致骨组织结构完整性丧失。若在此病理阶段继续承受机械应力,可能引发软骨下骨骨折,致股骨头形态发生扁平化改变及轮廓不规则。进入修复期后,破骨细胞介导坏死骨吸收,同时成骨细胞活性增强形成新生骨组织,通过爬行替代机制重建骨小梁结构,骨组织微观结构可逐步恢复至接近正常状态,但已发生形态学改变的股骨头难以实现解剖学完全复原。该病理演变周期通常需要 2~3 年完成。

正常股骨头的组织学特征表现为骨小梁按生物力学规律分布,形成应力骨小梁系统与张力骨小梁系统;关节软骨细胞呈层状有序排列;骨陷窝内骨细胞分布均匀。当发生缺血性坏死时,其病理进程可分为 4 个典型阶段:

Ⅰ期(隐匿期):临床多无明显症状,X 线片未见特征性改变,需通过组织病理学检查或骨髓造影技术方可明确诊断。

Ⅱ期(坏死进展期):影像学可见局限性骨密度异常增高,主要因坏死区骨质吸收减缓形成相对高密度影,周边区域呈现反应性骨质疏松改变。

Ⅲ期(塌陷期):股骨头结构发生塌陷变形,影像学显示病灶区密度显著不均,表现为坏死区与新生骨组织混杂存在的特征性改变。

Ⅳ期(终末期):股骨头形态严重破坏,X 线可见斑片状骨质疏松灶与骨质硬化区并存,继发关节间隙狭窄、骨赘形成等退行性改变。

各类骨组织缺血性坏死的病理演变具有共性特征,由于骨细胞对缺氧耐受性较强,且致病因素多呈渐进性发展,故其病理进程通常较为缓慢。

不同病因导致的股骨头缺血性坏死,其核心病理改变均包含缺血性坏死与修复反应两个阶段。需特别指出的是，坏死与修复并非独立发生，当坏死进展至特定阶段时，修复过程即同步启动，形成坏死与修复并存的动态病理过程。病变早期，表层关节软骨因滑液营养供应仍可保持结构完整，随着病程发展，软骨逐渐失去正常光泽与弹性，表面出现不规则凹陷，股骨头形态由球形向扁平状演变，最终导致关节生物力学特性改变。

（一）坏死期病理特征

股骨头坏死程度与血供阻断范围、持续时间及完全性呈正相关。早期骨骺血供中断触发坏死进程，组织学上红骨髓改变可作为缺血早期敏感指标：损伤后 48 小时内未见细胞坏死征象；损伤 96 小时后始现细胞死亡特征，表现为核固缩、核碎裂直至核溶解，胞质嗜酸性增强。脂肪骨髓在损伤 120 小时后呈现类似改变，可伴微血管坏死。值得注意的是，骨小梁内骨细胞存活时间较长，通常损伤后 2~4 周方出现骨陷窝空虚现象。组织学特征包括骨陷窝细胞缺失、骨与骨髓细胞坏死、细胞基质溶解，但骨小梁框架结构暂时保留。此阶段关节软骨因滑液营养支持仍维持形态完整，后期逐步出现灶性坏死伴周边组织充血及炎性反应。

（二）修复期病理机制

此阶段特征为新生血管及纤维组织长入坏死区形成肉芽组织。坏死骨小梁呈现双向改建：一侧破骨细胞介导骨吸收，另一侧成骨细胞启动新骨形成，形成典型的爬行替代现象。大体标本可见坏死区呈灰白色、质地松脆，关节软骨因滑液营养维持存活。镜下观察显示：坏死组织分解引发交界区炎性浸润，坏死灶边界清晰；周边活骨区反应性充血伴骨质吸收，形成坏死区相对高密度影像；坏死边缘可见幼稚间充质细胞、毛细血管及胶原纤维向髓腔浸润。

损伤后 14 天起，骨小梁间原始间充质细胞与毛细血管增生，间充质细胞极向分化为成骨细胞并分泌类骨质。新生骨最初以编织骨形式覆盖骨小梁表面，经板层骨改建逐步成熟。未分化间充质细胞协同破骨细胞清除死骨，最终完成骨结构重建。关节软骨修复常迟发于骨组织重建后期。肉芽组织从正常骨区向坏死区延伸，通过破骨活动清除死骨，随后转化为胶原纤维网络。坏死骨小梁被不规则新生网状骨包绕，经吸收替代完成修复过程。

（三）病理分型的特殊性

上述病理演变过程为骨缺血性坏死的共性特征，实际临床中因病因学差异（如激素性与创伤性）、病灶部位及范围不同，其病理反应速率与程度存在显著差异。以激素性坏死为例，由于糖皮质激素抑制成骨细胞活性，骨小梁表面新生骨沉积有限，影像学上较少出现典型密度增高征象；而创伤性坏死因成骨功能相对正常，骨修复过程更为充分。典型股骨头缺血性坏死晚期冠状切面可见特征性 5 层病理结构：

Ⅰ层（关节软骨层）：软骨改变呈现区域性差异：部分区域结构基本正常，部分区域表面粗糙伴灶性软骨细胞坏死，基质嗜酸性增强。软骨下骨板厚度影响细胞活性，较薄区域细胞存活率较高，厚板区常伴细胞失活。

Ⅱ层（坏死核心区）：骨小梁及骨髓成分完全坏死，组织学表现为骨陷窝空虚、髓腔被无结构坏死碎屑填充，局部可见钙盐沉积灶。

Ⅲ层（纤维修复层）：肉眼观呈灰蓝色柔软组织包绕坏死区，镜下可见血管化肉芽组织伴泡沫细胞、异物巨噬细胞浸润。该层呈现功能分区：近坏死区可见密集破骨细胞骨吸收活动及软骨化生；中层为致密少血管纤维区；外层含疏松血管化纤维组织。

Ⅳ层（新生骨反应带）：影像学表现为硬化带，组织学特征为活跃的骨重建过程：坏死骨小梁表面见板层骨沉积，新生骨小梁增粗重塑，呈现代偿性骨质硬化。

Ⅴ层（正常骨组织层）：与Ⅳ层相比，此层骨小梁形态纤细、髓腔造血细胞丰富，保持正常骨代谢状态。

总之，骨坏死的本质表现为骨小梁表面成骨细胞层断裂、骨细胞缺失，但骨基质支架结构保留。修复过程始于坏死骨小梁表面，通过类骨质沉积与不规则分布的骨细胞实现结构重建。

三、诊断

股骨头缺血性坏死诊断的三个阶段：①怀疑阶段：患者出现患髋疼痛及髋关节活动受限症状，X 线检查结果可表现为正常或接近正常。②可能阶段：通过血流动力学检测或放射性核素显像、CT、MRI 等影像学检查进一步支持股骨头缺血性坏死的诊断可能性。其中 MRI 检查具有无创性优势，在临床应用中具有较高的诊断符合率，其检测灵敏度与特异度均表现良好。③确诊阶段：需依据病变组织的病理学检查结果予以确认，通过组织活检获取的标本经显微镜观察可见特征性骨坏死病理改变。

（一）症状

1. 疼痛　股骨头缺血性坏死早期可无临床症状，多在进行 X 线检查时偶然发现。最常见的首发症状为髋关节或膝关节疼痛，疼痛性质可呈持续性或间歇性发作。静息状态下仍存在疼痛症状，负重活动后疼痛程度加重。疼痛类型包括髋部刺痛、钝痛或酸胀不适等，可向腹股沟区、臀后侧、外侧或膝部放射，相应区域可能出现感觉异常。早期疼痛程度多较轻，但呈进行性加重趋势，亦可因外伤诱发急性加剧，经保守治疗可暂时缓解，但存在反复发作特征。原发疾病与疼痛出现的时间间隔差异显著，如减压病常在异常减压后数分钟至数小时内出现关节疼痛，但 X 线影像学改变可迟至数月乃至数年后显现；长期激素使用者的发病时间多在用药后 3~18 个月；酒精性骨坏死的病程进展与饮酒史密切相关，通常需数年乃至数十年酗酒史；股骨颈骨折合并脱位者，疼痛发生时间跨度在伤后 15 个月 ~17 年，其中 80%~90% 病例于伤后 3 年内出现症状。

2. 活动受限　早期患者髋关节活动度可正常或轻微受限，特征性表现为特定方向活动障碍，尤以内旋受限为典型体征。需在半卧位伸髋及屈膝屈髋 90° 体位下进行屈伸、内收、外展及内旋检查，通过双侧对比方能准确识别。随着病程进展，关节活动范围呈渐进性缩小，晚期因关节囊纤维化挛缩，导致髋关节各向活动严重受限，出现纤维性强直。合并类风湿关节炎者晚期可发生髋关节骨性融合。

3. 跛行　早期因股骨头内压增高及髋关节内压异常引发疼痛，表现为间歇性跛行，休息后症状改善。随着股骨头软骨面完整性破坏，骨内压下降可使疼痛暂时缓解。晚期患者因股骨头塌陷、继发性骨关节炎及髋关节半脱位，呈现持续性跛行。股骨头塌陷严重者因下肢短缩导致步态异常，骨关节炎患者因晨僵及疼痛加剧跛行程度，晚期畸形（屈曲、外旋、内收）可进一步加重步态障碍。

（二）体征

髋关节局部无显著肿胀及皮肤温度改变，可见股四头肌与臀大肌萎缩，腹股沟区存在压痛。典型步态为疼痛性跛行，股骨头严重塌陷者可伴患肢短缩。查体可见大转子叩击痛、深部压痛及内收肌止点压痛，部分病例轴向叩击痛阳性。早期髋关节屈曲挛缩试验（Thomas sign）、"4"字试验阳性。晚期因股骨头塌陷及髋关节半脱位，膝高低征（Allis' sign）及单腿站立试验（Trendelenburg test）可呈阳性。合并阔筋膜张肌或髂胫束挛缩者髂胫束紧张试验（Ober sign's）阳性。其他体征包括外展、外旋或内旋活动受限，患肢短缩伴肌肉萎缩，严重者出现半脱位体征。合并髋关节脱位者可见 Nelaton 线上移、Bryant 三角底边长度 < 5cm、沈通线连续性中断。

（三）辅助检查

实验室检查显示血常规正常，红细胞沉降率无增快，类风湿因子阴性，抗链球菌溶血素 O 未升高，人类白细胞抗原 HLA-B$_{27}$ 检测阴性。X 线片可检出 Ficat 分期 I 期及以上病变，但检出率受医师经验影响，易漏诊早期病例。CT 与放射性核素显像（ECT）可显著提高诊断阳性率。最具诊断价值的影像学检查为磁共振成像（MRI），能在早期阶段发现骨坏死征象，具有较高的诊断准确性。

（四）舌脉

舌质淡，苔薄白或薄黄，脉象多见弦脉、沉脉或滑脉。

（五）诊断要点

在典型症状、体征结合影像学证据的基础上，需排除其他髋关节疾病方可建立临床诊断。最终确诊需依赖病理学检查，通过组织活检观察到骨坏死特征性改变。

四、鉴别诊断

股骨头缺血性坏死是临床诊疗中具有较高复杂性的疾病，其鉴别诊断对明确诊断、指导治疗及评估预后均具有重要临床价值。需重点鉴别的疾病包括：①髋关节骨关节炎；②类风湿关节炎；③髋关节结核；④化脓性关节炎；⑤强直性脊柱炎；⑥复杂性区域疼痛综合征；⑦髋关节色素沉着绒毛结节性滑膜炎；⑧髋关节良性占位性病变；⑨髋关节恶性肿瘤。

五、西医分期

常用六期分法（Marcus 于 1973 年提出，临床应用较广）。

1 期：存在或不明显的股骨头前上负重区影像学改变，X 线片显示局部密度增高影，边界模糊不清。

2 期：可见明确坏死病灶，病灶基底部形成骨硬化带。

3 期：正侧位 X 线片显示软骨下骨板出现新月形透亮区，正位片常隐匿而侧位片显影清晰。此新月征多由软骨下骨小梁微骨折或关节软骨分离所致。

4 期：坏死区域出现结构性塌陷，病灶边缘关节面发生骨折，股骨头几何形态改变。

5 期：继发髋关节骨关节炎，表现为关节间隙狭窄、骨赘形成，股骨头与髋臼负重区软骨下骨可见囊性变。

6 期：严重退行性改变，关节间隙显著狭窄伴股骨头塌陷变形。

六、西医分级

分级依据为缺血范围与坏死发生的部位。

（一）按缺血范围分级

Ⅰ级：局限性缺血性坏死。

Ⅱ级：区域性缺血性坏死。

Ⅲ级：全头性缺血性坏死。

（二）按坏死发生部位分型

1. 内侧型坏死　病灶位于股骨头内侧非负重区。

2. 外侧型坏死　病灶累及股骨头外侧负重区，是导致结构塌陷的重要病理基础。

3. 中央型坏死　病灶集中于股骨头中央区域。

4. 顶部型坏死　病灶位于股骨头穹窿部中央区域。

七、中医病因病机

中医学认为疾病发生的原因分为外因和内因，且内外因相互作用，内因为发病之本，外因通过内因起作用，人体阴阳失衡、气血运行失调而致病。先天不足、后天失养、劳损、外伤、失治误治均可导致本病发生。

（一）外伤

跌仆闪挫或遭遇暴力打击，或致筋骨断裂，或为经脉瘀阻，或关节脱位，皆可使髋部气血运行不畅而瘀滞，经脉不通，骨失濡养而为髀枢痹、骨痿。髋部外伤后气血瘀阻，正气亏虚，易感风寒湿邪，闭阻髋部筋脉而为痹。此外，四肢骨折、脱位若致髋部损伤漏诊失治，则筋骨不续，瘀血滞留，新骨痹生，发为本病。髋部受损后若治疗不当，或复位欠佳，或固定失宜，可加重脉络损伤，瘀血阻滞经脉，或伤及脏腑气机而诱发本病。

（二）六淫侵袭

六淫中以风寒湿邪易袭人体。风寒湿邪侵袭髋部经络，气血痹阻，筋骨失于温煦，筋脉挛缩，屈伸不利，日久则发为股骨头坏死。在致病三邪中，寒邪尤为关键。《素问·痹论》云："风寒湿三气杂至，合而为痹也……以冬遇此者，为骨痹。"此与寒邪性质及致病特点相关。

寒为阴邪，易损阳气。阳气既伤，气血运行无力而瘀滞；阳气虚则筋脉失于温煦而拘挛，阴无以化生，骨失濡养，渐致骨枯髓减，发为本病。

寒性凝滞收引，侵袭人体则筋脉拘挛，气血闭塞，骨与关节失养，发于髋则为髋骨痹。骨失濡养日久，则发为骨蚀。《素问·举痛论》曰："寒气入经而稽迟，泣而不行，客于脉外则血少，客于脉中则气不通，故卒然而痛。"《灵枢·刺节真邪》载："虚邪之入于身也深，寒与热相搏，久留而内著……寒胜其热，则骨疼肉枯；热胜其寒……内伤骨为骨蚀。"

（三）邪毒外袭

邪毒侵袭致局部红肿热痛，迁延不愈则筋脉挛缩，屈伸不利，日久可发为股骨头坏死。如激素过量使用、放射性损伤、减压病等，皆可致经络受阻，气血运行紊乱，筋骨失养而现骨痿、骨痹。《素问·痿论》谓："肾气热则腰脊不举，骨枯而髓减，发为骨痿……有所远行劳倦，逢大热而渴，渴则阳气内伐，内伐则热舍于肾。肾者水脏也，今水不胜火，则骨枯而髓虚，故足不任身，发为骨痿。"

（四）正气虚衰

先天之本在于肾，肾藏精主骨生髓；肝主筋。先天不足致肝肾亏虚，髓海空虚，肾不主骨则骨怠懈惰；肝血不荣筋则筋弛乏力，骨痿筋松，关节不利。股骨头骨骺发育不良、髋臼发育不良或髋关节先天脱位，均可诱发本病。后天之本在于脾，脾胃失运则水谷精微无以化生气血，肾精失充，先后天俱虚，遇诱因则易发骨坏死。

脾胃为气血生化之源，运化失司则气血亏虚，肾精失养，肾阳不足无以温煦脾土，两者互为因果，遇诱因则发为骨坏死。先天不足与后天失养乃本病发生之基础，正如《素问·评热病论》云："邪之所凑，其气必虚。"

（五）七情所伤

七情过极，情志郁结，致肝失疏泄，气机升降失常，阴阳失衡，日久肝肾亏损。肝主筋，肾主骨，筋骨相连为肝肾之外合。肝血充盈则筋骨得养，关节功能正常；肝肾不足则髓海空虚，骨质疏松，易发本病。四肢百骸及关节活动赖气血温养，劳伤过度致气血不足，股骨头失于濡养，伴轻微损伤即可诱发本病。

（六）饮食所伤

过食肥甘厚味，酿生湿热痰浊。湿热蕴结消灼阴津，致骨髓失充，发为骨痿、骨蚀。酒性大热有毒，长期酗酒致湿热痰瘀阻络，骨失所养而为痿。《素问·生气通天论》曰："因于湿，首如裹，湿热不攘，大筋软短，小筋弛长，软短为拘，弛长为痿。"此类病因所致股骨头坏死进展迅速，若合并糖皮质激素使用史则治疗尤为困难。

（七）瘀血阻络

"气为血之帅，血为气之母"。跌仆损伤、手术创伤或慢性劳损后，局部气机阻滞，脉络受损，致瘀血阻络，气血不通。瘀血既成，反为致病之因，进一步阻滞经脉，使气血生化失常，营气不能环周运行，终致血气隔绝，不能周荣，筋骨失于濡养，遂发本病。《景岳全书》载："跌仆伤而腰痛者，此伤在筋骨而血脉凝滞也。"故髋部损伤后骨断筋伤，气滞血瘀，脉络痹阻，骨失濡养，发为"骨蚀""骨痹""骨痿"。《诸病源候论》云："血气隔绝，不能周荣。"风寒湿邪乘虚内侵，稽留关节，致气血瘀滞，筋脉失温，日久则发为股骨头坏死。

（八）痰湿阻络

素体肥胖、气虚湿盛者，或过食肥甘厚腻，或长期酗酒，致脾失健运，水湿不化，湿困脾土，久则化热生痰。痰热互结，随气窜行，流注关节，阻于髋部，血脉不通，筋骨失养，终致骨枯髓空。酒为五谷之精所酿，性大热有毒，《本草纲目》谓："痛饮则伤神耗血，损胃亡精，生痰动火。"长期酗酒者湿热蕴结，痰瘀阻络，临床可见体胖或嗜酒患者舌苔黄厚腻，治疗尤为棘手。若痰湿郁久化热，或长期使用激素，或宿疾致湿热蕴结，灼伤阴津，肾阴亏损，筋骨失养，软骨萎缩，则发为"骨蚀""骨痹""骨痿"。

（九）药物滥用

过用辛热燥烈之品，易耗伤阴液，损及肾阴，致骨髓失充而骨失坚养。长期大剂量应用糖皮质激素类药物，可导致气虚血滞、阴阳两伤或脾肾阳虚，造成筋骨失于濡养而发为本病。现代研究认为，激素性股骨头坏死的发生机制与激素引发的脂肪代谢紊乱及股骨头解剖生理特点密切相关。大剂量激素进入体内后，首先引发骨髓腔内脂肪异常堆积，导致骨内压升高，尤其在股骨头、股骨髁及肱骨头等球形松质骨区域，因受周围致密骨壁限制，骨内压升高现象尤为显著，致局部微血管受压狭窄，血流动力学受阻；其次，脂肪代谢异常可引发肝脏脂质沉积，形成脂肪栓子，这些栓子在骨内压升高导致的血管狭窄部位易发生栓塞，造成局部血供障碍；最后，股骨头血供系统本身存在解剖学脆弱性，在上述多因素协同作用下，其血液循环易发生失代偿性损害，最终导致股骨头缺血缺氧乃至骨组织坏死。此病理过程与中医学"痰瘀互结"理论具有较高的相似性。

中医理论强调，股骨头坏死的核心病机在于"邪之所凑，其气必虚"，指出当人体受内外因素影响导致脏腑功能失调时，可出现"血不濡内，气不卫外"的病理状态，机体抗病能力随之下降。特别是肝肾亏虚体质者，常伴发骨质疏松现象，此为无菌性股骨头坏死的重要潜在诱因。病变形成后，骨与软骨结构受损，气血运行受阻，经络循行失常，正如《正体类要》所述："肢体损于外，则气血伤于内，荣卫有所不贯，脏腑由之不和。"气血瘀滞、脉络闭阻可引发严重血液循环障碍，肢体组织失于濡养，再生修复能力衰退，最终导致局部无菌性坏死。

中医学认为，股骨头坏死病变与肝、脾、肾三脏功能失调关系最为密切。肾为先天之本，主骨生髓，肾气充盛则髓海充盈、骨骼强健；反之则髓枯骨痿，骨组织再生能力减退。肝主筋藏血，与肾精互化，两者生理功能相辅相成。若肝失疏泄，藏血功能异常，则血液输布失司。血液运行失常、营养输布障碍是导致缺血性股骨头坏死的重要病机环节。脾胃为后天之本，气血生化之源，脾运健旺则水谷精微得以化生气血，濡养周身。若脾胃运化失职，气血生化乏源，则筋骨肌肉皆失所养。张景岳在《景岳全书》中强调："使脾健胃和，则水谷腐熟，而化气化血，以行营卫。"充分说明脏腑功能失调、气血运行障碍、脉络闭阻不通等病理改变，均可导致骨组织失于濡养而发生缺血性坏死。

中医学将"坏死"归因于气滞血瘀病理状态，认为血液循环障碍属瘀血范畴，局部缺血、瘀血、血栓形成等病理改变均符合血瘀证特征。这种血瘀概念与西医学血液循环障碍理论具有高度相关性，为中西医结合诊治本病提供了理论契合点。

八、中医理论

本病属中医骨蚀范畴，病位以肾、肝为主。虚证多因肝肾亏虚，股骨头代谢功能减退，阴阳失衡而引发疼痛及功能障碍，治以补法为主。实证多因风、寒、湿、痰、瘀聚结髋关节，痰瘀内阻、风寒湿痹所致。故临证治疗当以活血化瘀、祛风除湿、舒筋通络、补益肝肾为要，取股骨大转子穴＋股骨颈穴＋股骨头穴组成腧穴配伍，具祛风湿、活瘀血、散痰结、益脾肾之效，此三穴配伍既实现补益之功，又通过钩、割、挑、刺、推、分等手法达到疏通之效，且能直达病所，标本同治。

（一）先天之本在于肾，肾藏精生髓主骨，肝主筋

先天禀赋不足致肝肾亏虚，髓海失充，肾失主骨生髓之职，骨髓不充则骨惫懈惰；

肝血不荣筋脉则筋弛乏力，终致骨痿筋松、关节活动不利。股骨头骨骺发育不良或髋臼发育不良，髋关节先天脱位，均可引发股骨头坏死。

1. 先天性髋关节脱位可致高位大转子及髋内翻畸形，直接影响股骨头纵向生长，严重者可出现肢体不等长，最终发展为股骨头坏死。

2. 先天性髋关节发育不良者，长期关节功能失调可致股骨头局部血液循环障碍，引发缺血性坏死。

3. 扁平髋继发股骨头坏死，因关节结构异常导致运动力学改变。关节内压增高、异常应力作用及机械损伤进一步破坏股骨头血供，形成缺血 – 坏死 – 再损伤的恶性循环。

脾胃虚弱、后天失养亦可累及先天之肾。脾胃为后天之本，主运化水谷而为气血生化之源。正如《素问·评热病论》所言："正气存内，邪不可干；邪之所凑，其气必虚。"钩活术疗法注重标本兼治，取肾俞穴、关元俞、足三里等穴直接补益脾肾，乃治本之道。

（二）邪之所凑，其气必虚

中医学认为股骨头坏死病机关键在于"邪之所凑，其气必虚"，提示脏腑功能紊乱或衰退时，易致血不濡内、气不卫外，机体抗病能力下降。病变发生后，骨与软骨损伤致气血运行受阻，经脉失于周流。《正体类要》云："肢体损于外，则气血伤于内，荣卫有所不贯，脏腑由之不和。"气血瘀滞、脉络不通则血液循环障碍，肢体失养则再生修复能力减弱。凡跌仆闪挫、暴力外伤致筋骨损伤，或劳损过度、久坐久站、姿势固定等，皆可致髋部气血运行不畅而瘀阻，经脉闭塞则骨失濡养。此皆属血瘀之候。"坏死"乃气滞血瘀所致，血液循环障碍属"瘀"，血供受阻属"瘀"，局部缺血、瘀血、出血、血栓形成亦属"瘀"。瘀者，血行凝滞不通也，与西医学血液循环障碍理论相契合。钩活术疗法选取髋三穴，运用微类钩鍉针直达病灶，因股骨头穴 + 股骨颈穴 + 股骨大转子穴为瘀血积聚之要冲，直接捣散瘀结而愈疾。

（三）六淫致病尤重风寒湿邪

风寒湿邪侵袭髋部经络，致气血运行受阻，气滞血瘀则筋骨失于温煦，筋脉挛缩而屈伸不利，日久可致股骨头坏死。三者之中以寒邪为要。《素问·痹论》言："风寒湿三气杂至，合而为痹也……以冬遇此者，为骨痹。"钩活术疗法治疗股骨头缺血性坏死时，配伍梁丘、血海、风市、髂前上棘穴、髂后上棘穴等穴，共奏祛风除湿、舒筋活络、调畅气机、活血化瘀之效，正所谓"治风先治血，血行风自灭"。

（四）"血瘀"与"肾虚"

股骨头坏死的中医学认识主要基于辨证理论体系。随着中西医结合研究的深入，中医对股骨头坏死的辨证认知不断拓展。当前中医辨证方法可分为两类：与西医学分期相结合的辨病辨证体系，以及传统中医辨证分型。两者共同强调"肾虚"与"血瘀"是本病核心病机，此观点在各类专著及期刊文献中均有体现。

1. 血瘀病机　　血瘀机制是中医治疗股骨头坏死的研究重点。

《素问·调经论》曰："人之所有者，血与气耳。"《难经》言："气主煦之，血主濡之。"气血是维持人体生命活动的重要物质基础与生理功能。气为血之帅，血为气之母，血随气行，循于脉中，化生津液，濡养四肢百骸。气血畅达，机体方能保持健康状态。反之，气机升降运行失常，导致气血凝滞，或经脉损伤，气血溢于脉外，则形成瘀血。瘀血是多种疾病的病理基础之一。在股骨头坏死病变中，瘀血这一病机贯穿病程始终。外伤、寒热、痰湿及劳损等不同致病因素，均可导致瘀血形成，致股骨头失却精血濡养而发生坏死。瘀血为全身性病理产物，其凝滞日久可影响脏腑功能，继而产生更多病理因素，形成恶性循环，加重股骨头坏死病变进程，终致骨枯髓空、股骨头碎裂塌陷。

大量临床与实验研究表明，不同病因引发的股骨头坏死，其根本病理机制均与股骨头局部血液循环障碍及供血不足密切相关。例如糖皮质激素可引发血液高黏、高凝及高脂状态，损伤血管内皮细胞，导致股骨头微循环内血栓形成，最终引发缺血性坏死；而外伤、骨折等则直接破坏股骨头血供系统，造成缺血性坏死等。这些病理过程均印证了瘀血在股骨头坏死发病中的重要作用。需要指出的是，中西医理论体系对"瘀血"概念的内涵与外延存在学术认知差异。

在股骨头坏死的中医辨证体系中，无论何种证型均需重视瘀血这一核心病机。临床遣方用药时，活血化瘀法为不可或缺的治法。当前中医治疗股骨头坏死的研究领域中，针对"血瘀"病机始终作为重点研究方向，活血化瘀法也被确立为治疗本病的主要方法之一。由此可见，"血瘀"这一病理改变在股骨头坏死发生发展过程中具有重要临床意义。

2. 肾虚病机　　肾虚是本病另一关键病机。

肾为先天之本，藏精生髓主骨。机体气血均由肾精化生。肾与骨的关系尤为密切。《黄帝内经》载肾主身之骨髓，其充在骨，肾气、肾精充盈则气血生化有源，筋骨得以强健。若肾气肾精亏虚，则气血生化乏源，骨骼失其濡养。《素问·生气通天论》云："因而强力，肾气乃伤，高骨乃坏。"《难经·第二十四难》亦载："足少阴气绝，则骨枯。"此二段经典论述系统阐释了骨骼生理病理与肾中精气盛衰的密切关联。在股骨头坏死的发生、发展及转归过程中，肾之虚实变化始终与之相关。本病既可因病程迁延耗损肾气而发，亦可因肾气不足致血虚成瘀；尤其在疾病转归阶段，肾气充盛者可促进新骨生成与坏死修复，而肾气亏虚者则易致瘀滞难除，最终发展为骨结构塌陷。

关于肾虚与各型股骨头坏死的相关性研究，学界已开展大量临床观察与基础实验，取得阶段性研究成果。其中激素性股骨头坏死与肾阳虚证的相关性探讨，目前仍存在学术争议，尚未形成统一结论。

在股骨头坏死的中医辨证体系中，肾虚与血瘀同为关键病机，临床常见肾阳虚、肝肾阴虚及肾气虚（兼气血两虚）等证型。治疗方面，补肾填精、强筋壮骨法具有重要临床价值。当前针对肾虚病机的研究，正通过多学科交叉方法持续深化。

九、中医三期辨证

根据股骨头坏死的病程进展，可将其分为三期，即早期、中期及晚期。

（一）早期（急性期）

患髋疼痛伴肌肉痉挛，髋关节活动受限，X线片显示关节间隙增宽，股骨头骨小梁结构稀疏。病程4~6周。此期病机以实邪为主，常见证型包括气滞血瘀、寒湿痹阻、痰瘀互结或湿热内蕴。

（二）中期（坏死期）

患髋疼痛与肌肉痉挛程度加重，下肢呈屈曲内收位伴轻度短缩，可伴发创伤性关节炎症状。X线片可见股骨头密度增高伴囊性变，股骨颈增粗短缩。病程1~1.5年。此期多呈虚实夹杂证候，实邪以痰瘀寒湿为主，正虚涉及气血不足或肝肾亏虚。

（三）后期（恢复期）

患髋疼痛及肌肉痉挛症状缓解，但遗留下肢内收畸形与短缩，步行时轻度跛行。X线片显示股骨头密度均匀增高，部分可见骨小梁结构重建，股骨头形态改变呈扁平蕈状。此期病机以虚损为主，常见肝肾亏虚或气血两虚证型。

这种分期辨证体系与西医学分期方法具有较好的对应性，有助于促进股骨头坏死的中西医结合诊疗研究，以及运用现代科学技术阐释中医诊疗机制。但需注意该分型方法存在局限性，不可机械套用。鉴于股骨头坏死病因复杂且患者体质差异显著，同病程阶段可能出现不同临床表现：例如，部分老年患者在早期即呈现肝肾亏虚证候，辨证当属虚实夹杂甚至以虚证为主；而某些青年患者即使进展至晚期股骨头塌陷阶段，仍无明显虚证表现。因此临床实施分期辨证时，须结合个体特征进行具体分析。

十、中医分型分期辨证

股骨头缺血性坏死是临床较为复杂的疾病，分型分期辨证无论在理论研究、临床实践、诊疗指导、预后评估等方面都具有重要意义。

中医辨证采用传统理论体系进行分型，以八纲辨证为基础框架，此类分型方法在临床广泛应用。然而具体分型数目尚未统一，现有文献报道存在四型至十余型不等的情况。魏玉锁认为，临床证候表现复杂多变，过于细致的分型难以全面涵盖，但确立纲领性分型对临床诊疗仍有必要。魏玉锁在综合对比各类分型方案的基础上，结合临床经验，提出以虚实为纲的分型体系，供同仁参考。

（一）实证

1. 气滞血瘀型　多见于中青年患者，常有髋关节脱位、股骨颈骨折等外伤史。症见髋部胀痛或刺痛，痛有定处，放射至膝部，伴跛行，久坐久卧后痛势加剧，适度活动可暂缓，但剧烈活动后复加重，夜间尤甚，髋关节活动受限，舌质紫暗或见瘀斑，脉象细涩或沉弦。

2. 湿热内结型　常见于长期过量饮酒、吸烟，或体态肥胖、嗜食肥甘厚味者。表现为髋部持续性疼痛伴灼热感，下肢困重，口干舌燥，五心烦热，小便短赤，大便干结，舌质红，苔黄腻，脉滑数。

（二）虚证

1. 气血两虚型　多见于病程迁延或年老体弱者，可由气滞血瘀型转化而来。症见髋关节功能障碍长期存在，跛行明显甚则步履艰难，髋部钝痛时作，疼痛可沿大腿内侧放射至膝部，静息痛减，活动后加重，患肢肌肉萎缩，面色㿠白，唇甲淡白，气短乏力，舌淡苔薄，脉细弱。

2. 肝肾阴虚型　常见于阴虚体质或形体消瘦者，多由湿热内结型转化发展。髋部隐痛，活动后加剧，休息可缓。伴患肢肌肉萎缩，腰膝酸软，盗汗自汗，头晕耳鸣，健忘失眠，精神萎靡，五心烦热，舌红少苔，脉细数无力。

3. 肾阳虚型　多见于阳虚体质患者，部分研究认为，激素性股骨头坏死多属此型。症见髋部钝痛遇劳加重，形寒肢冷，腰膝冷痛，跛行明显，精神萎靡，面色㿠白或黧黑，或见完谷不化，下肢浮肿，小便清长，夜尿频多，舌淡胖苔白，脉沉弱。

（三）虚实夹杂

1. 气虚血瘀　常见于高龄患者，因轻微外力即可诱发骨折，症见髋关节胀痛为主，痛势不剧，以功能障碍为著，严重者活动受限需扶拐或卧床，伴轻度肌萎，面色少华，气短懒言，舌暗红苔薄，脉沉无力。

2. 寒湿阳虚　多见于疾病初期。患者常有贪凉饮冷、反复感寒或久居寒湿环境史。疼痛与气候变相关节，影像学可见股骨头未塌陷但伴髋臼病变，关节间隙狭窄，功能障碍显著，痛势起伏，可累及多关节致肿胀僵硬。此证符合历节病特征，多处于稳定期，伴面色淡白，头晕耳鸣，畏寒汗出，腰膝酸软，小便清长，舌淡苔薄，脉沉细弱。

需要特别说明的是，上述实证与虚证的划分具有相对性，疾病发展存在动态演变规律。临床观察发现，中青年患者多呈现由实证向虚证转化的病程特点，其中寒湿痹阻证易转化为肾阳虚证，实热内结证多演变为肝肾阴虚证，气滞血瘀证常转为气血两虚证。而老年体弱患者往往初起即现虚证或虚实夹杂证候，临证需重视证型间的兼夹转化关系。

十一、中医分型钩活术治疗

钩活术治疗体系包含软组织治疗与硬组织治疗两大部分，其中硬组织治疗即骨减压术，临床根据病情程度选择单纯软组织治疗或联合骨减压综合治疗。

（一）适应证

适用于股骨头缺血性坏死不同分期分型。

（二）选穴原则

主穴：基于影像学确诊的股骨头缺血性坏死区域（遵循以下定位公式）。

股骨大转子穴 + 股骨颈穴 + 股骨头穴（二、三次腧穴组合保持恒定）。

配穴：循经取穴结合局部激痛点定位，根据病变单、双侧情况对应选取配穴。

（三）分型选钩

1. 实证及虚实夹杂证　选用微类内板型钩鍉针。

针具组合：微类内板 4.5 钩鍉针（大转子穴）+ 微类内板 7.5 钩鍉针（股骨颈穴）+ 微类内板 7.5 钩鍉针（股骨头穴）。

2. 虚证　选用微类内刃型钩鍉针。

针具组合：微类内刃 4.5 钩鍉针（大转子穴）+ 微类内刃 7.5 钩鍉针（股骨颈穴）+ 微类内刃 7.5 钩鍉针（股骨头穴）。

（四）分型钩法

1. 实证与虚证大转子穴均采用捣划法之雀啄术；股骨颈穴与股骨头穴统一应用触骨法（针尖轻触骨膜即止，严禁提拉钩割，规避坐骨神经损伤风险）。

2. 操作全程需缓进针体，保持微类钩鍉针弧面朝外。大转子穴达骨面后行雀啄手法，股骨颈及股骨头穴触骨即止；虚证治疗时，微类内刃钩鍉针行雀啄术后，股骨颈与股骨头穴触骨后匀速退针。

十二、钩活术原理

髋关节局部解剖结构的特殊性易导致生物力学负荷异常，引发局部应力分布失衡及微循环障碍，临床表现为疼痛与功能障碍，严重者可进展为骨组织结构破坏及股骨头形态塌陷。中医钩活术疗法融合钩治、割治、挑治、针刺及放血五种技法，通过调节髋周软组织张力平衡、增强关节稳定性，改善局部生物力学环境。该疗法可有效解除病理性机械压迫，促进血管神经功能恢复，调节血管舒缩状态，加速血液循环及营养供给，促进炎性介质代谢清除，从而为骨组织修复创造有利条件，有助于改善股骨头坏死病理进程。

十三、病案举例

成某，男，35 岁，已婚，石家庄市新华区人，个体运输从业者。

初诊：2014 年 10 月 11 日。

主诉：右髋疼痛 1 年半，近期加重 10 日。

现病史：患者自 1 年半前始现右髋外侧疼痛，自述与 2012 年交通事故致右侧股骨颈骨折术后恢复相关。经影像学检查确诊为右侧股骨头缺血性坏死，症状时轻时重，长期口服药物维持治疗。近 10 日右大腿前侧及膝关节疼痛加剧，夜间尤甚，伴活动受限、步态异常及跛行，二便正常。2014 年 10 月 11 日就诊于本院。

既往史：2012 年右侧股骨颈骨折切开复位内固定术史。

辨证分析：青年男性患者，存在明确股骨颈骨折手术史。证见右髋外侧疼痛放射至膝关节，活动受限伴夜间痛甚，舌质紫暗、脉细涩。此系外伤致髋部瘀血阻滞，经络不通，气机郁滞，属气滞血瘀型股骨头坏死。夜间阴盛阳衰，血行迟滞，故疼痛加重；痛处固定、入夜尤甚皆为瘀血内停之征。

查体：右髋外侧见纵行术后瘢痕，长约 10cm；右侧避痛性跛行步态；右股骨颈压痛，右 "4" 字试验 (＋)，右大转子叩击试验 (＋)，右足底叩击试验 (＋)。血压 120/80mmHg，心、肺、腹无异常；舌紫暗，脉细涩。

辅助检查：血常规、尿常规、心电图、空腹血糖均未见异常。X 线片示右侧髋关节间隙狭窄，右侧股骨头骨小梁结构广泛中断，股骨头及股骨近端可见多发片状透亮区。股骨头体积缩小伴形态不规则，股骨颈区显示病理性骨折线。右侧股骨大转子、小转子骨质结构完整，周围软组织层次清晰，未见异常密度影（图 2-3-1、图 2-3-2）。

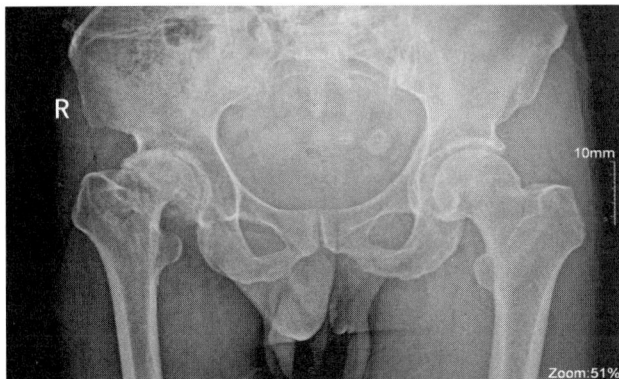

图 2-3-1　X 线正位片

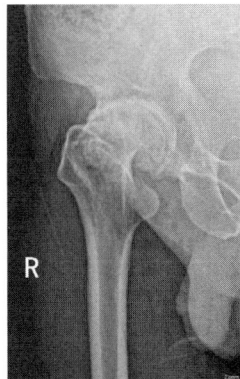

图 2-3-2　X 线侧位片

中医诊断：骨蚀。

西医诊断：右股骨头缺血性坏死。

治法：活血化瘀，疏通经脉。

治疗：

1. 钩活术疗法。

	选穴	钩鍉针	钩法与钩度	手法与钩角
主穴	股骨大转子穴	微类内板 4.5 型	单软 5 分	鸟啄法 90°
主穴	股骨颈穴	微类内板 7.5 型	单软 3 分	触骨法 90°
主穴	股骨头穴	微类内板 7.5 型	单软 3 分	触骨法 90°
配穴	梁丘	微类内板 4.5 型	单软 1 分	钩提法 90°

按照《钩活术操作规范》完成钩活术操作。

2. 富血小板血浆髋关节腔注射。

二诊：2014 年 10 月 18 日，右髋疼痛减轻，夜间疼痛明显减轻。

治疗：

1. 钩活术疗法。

	选穴	钩鍉针	钩法与钩度	手法与钩角
主穴	股骨大转子穴	微类内板 4.5 型	单软 5 分	鸟啄法 90°
主穴	股骨颈穴	微类内板 7.5 型	单软 3 分	触骨法 90°
主穴	股骨头穴	微类内板 7.5 型	单软 3 分	触骨法 90°

按照《钩活术操作规范》完成钩活术操作。

2. 富血小板血浆髋关节腔注射。

三诊：2014 年 10 月 25 日，右髋、膝关节疼痛症状基本缓解，关节活动度及步行功能明显改善。暂停钩活术治疗，予血府逐瘀汤加减方 15 剂内服调理。

四诊：2014 年 11 月 1 日，右髋、膝关节疼痛症状完全消失，关节功能恢复良好。现阶段无须继续钩活术干预，医嘱注意规律作息，避免过度劳损，定期复查。

随访：2015 年 11 月 1 日电话随访，患者症状无复发。

【按语】

此病例系外伤后瘀血内停、气血不畅、经络不通所致骨蚀，法当活血化瘀、疏通经脉。第一次钩活术主穴选用股骨大转子穴＋股骨颈穴＋股骨头穴（微类内板 4.5 型、7.5 型钩鍉针），配穴选用梁丘（微类内板 4.5 型钩鍉针）以泻法为主，利用触骨法，常规九步逐一完成，直达病灶、活血化瘀、舒筋活络，治疗后症状明显好转；第二次钩活术选用股骨大转子穴＋股骨颈穴＋股骨头穴（微类内板 4.5 型、7.5 型钩鍉针），疗效显著。

第四节　膝骨关节炎

膝骨关节炎是一种以退行性病理改变为基础的疾病，以组成膝关节的关节软骨变性、破坏、骨质增生、关节间隙狭窄为病理特征。多见于中老年人群，其症状多表现为膝盖疼痛、上下楼梯痛、坐起立行时膝部酸痛不适等，部分患者可出现肿胀、弹响、积液等症状。

膝骨关节炎是对患者身体功能和活动能力均造成较大影响的疾病，属于骨关节炎中最常见的类型。与髋关节炎相似，可导致患者下肢负重困难及功能障碍。其治疗所需医疗费用较高，1994 年美国此病的相关医疗支出达 155 亿美元。骨关节炎属关节软骨退行性疾病，病程从症状性局灶性软骨缺损发展至全关节软骨变性。在临床上，骨关节炎症状源于关节软骨结构病变，该病变通常在 X 线检查中有所表现。其病理学特征主要表现为进行性软骨破坏及关节边缘骨赘形成，而骨赘本质上属于机体的修复反应。由于 X 线检查具有经济性和便于广泛实施的特点，常被用于流行病学研究。但需注意，骨关节炎患者的临床症状与 X 线改变程度往往并不完全一致。

目前认为，创伤或疾病导致的关节软骨损伤若无法有效修复，可逐渐引发退行性改变并最终形成骨关节炎。关于骨关节炎的发病机制尚未完全明确，但多数学者认为与患者体内生化平衡改变、外伤导致的关节软骨生物力学失衡等多因素综合作用相关。作为独立致病因素，关节软骨严重磨损继发关节内纤维组织增生，或关节内骨质异常增生、肥大，均可诱发骨关节炎形成。

一、临床诊断

（一）年龄

膝骨关节炎的发生、发展与患者年龄密切相关，发病率随年龄增长而升高，女性发病率高于男性。

（二）临床表现

疼痛、肿胀、僵硬、畸形和功能障碍是膝骨关节炎最显著的临床表现。疼痛最初出现于关节活动时，逐渐发展为持续性疼痛。休息痛常见于重症骨关节炎患者，锐痛多出现于膝关节运动至特定体位时。在骨关节炎早期阶段，疼痛可局限于膝关节某一间室，继发性骨关节炎患者此特征更为显著。慢性静止性骨关节炎患者的疼痛则多呈弥散性分布。若出现剧烈疼痛，需鉴别其他疾病可能，如骨坏死、炎症性关节炎或由软骨病变引发的机械性症状（关节内游离体交锁、半月板或关节软骨撕裂）。需注意部分脊柱疾病或髋关节疾病患者也可表现为膝关节牵涉痛，而膝关节周围疾病（如鹅足滑囊炎、髌骨下区滑囊炎及髌前滑囊炎）易与膝骨关节炎混淆。

（三）体格检查

需系统观察患者体型与步态特征，测量下肢力线并详细记录肢体畸形特点。慢性原发性骨关节炎与继发于创伤或半月板切除术后的继发性骨关节炎患者，膝关节屈曲内翻畸形多提示内侧间室受累，屈曲外翻畸形则提示外侧间室受累。长期畸形患者可因侧副韧带过度牵拉导致对侧副韧带假性松弛。

（四）影像学检查

1. X 线检查　膝骨关节炎的 X 线表现见表 2-4-1。

表 2-4-1　膝骨关节炎的 X 线表现

骨
费尔班克改变（Fairbank changes）
骨赘形成
软骨下骨硬化
骨坏死
骨软骨炎
股骨髁间窝变窄
胫骨髁间棘高耸
游离体
撕脱骨折
胫骨平台外缘撕脱骨折
内侧副韧带骨化
内侧副韧带附着部损伤
软骨
关节间隙变窄
软骨钙化
关节面边缘不规则
软组织
软组织肿胀
肌肉萎缩
关节腔积液
膝关节力学改变
膝关节冠状面畸形（膝内翻或膝外翻） 　膝关节矢状面畸形（屈曲挛缩或膝反张） 　髌骨高度异常 　髌骨倾斜/半脱位
全身性改变 　骨化性肌炎 　异位骨化

2. 磁共振成像　　通常不作为膝骨关节炎常规检查项目，但对疑似骨软骨骨折、骨坏死或局灶性软骨缺损病例具有重要诊断价值。磁共振成像适用于存在膝关节疼痛且临床检查提示半月板病变或交叉韧带损伤的患者，可显示细微关节内病变并测量关节软骨厚度。骨关节炎患者常伴有退行性半月板撕裂，但症状较轻时多无须单纯为明确诊断行手术探查。目前特殊 MRI 技术已广泛应用于关节软骨评估，包括质子密度加权成像（proton density weighted imaging，PDWI）、脂肪抑制技术（fat suppression technology）及梯度回波序列（gradient echo sequence），亦可选择关节腔内钆对比剂增强扫描。但对于仅表现为负重屈膝 45° 位 X 线片关节间隙狭窄的患者，磁共振成像检查阳性率较低。

3. 骨闪烁摄影检查　　骨显像技术（骨闪烁摄影）可用于显示病变骨骼代谢活性改变及其累及范围。对于临床疑似骨关节炎但 X 线检查与 MRI 检查未见异常者，此项检查具有诊断价值。若骨显像显示骨代谢异常（如髌股关节放射性核素摄取增高），可辅助发现关节病变。通过对比治疗前后骨代谢活性变化，该技术可用于评估治疗效果，同时在法医学鉴定领域亦有应用价值。对于症状性骨关节炎、半月板撕裂、骨坏死及骨软骨损伤病例，骨显像检查阳性检出率较高。此类患者常伴发的患肢肌肉萎缩，多与失用性肌萎缩机制相关。

在流行病学研究中，多数学者仍采用 Kellgren 和 Lawrence 放射学诊断标准。该标准将骨关节炎分为 5 级：

0 级：正常。

Ⅰ级：关节间隙可疑狭窄，伴或不伴骨赘形成。

Ⅱ级：明确骨赘形成，关节间隙轻度狭窄。

Ⅲ级：中度骨赘形成，关节间隙明显狭窄，伴局限性软骨下骨硬化。

Ⅳ级：广泛骨赘形成累及关节面，关节间隙显著狭窄，软骨下骨硬化显著，伴关节肥大及畸形。

该标准基于放射学特征评估且侧重骨赘改变，目前在临床应用中仍存争议。

（五）诊断

1. 膝骨关节炎诊断标准　　美国风湿病学会（American College of Rheumatology）于 1986 年制定的膝骨关节炎诊断标准包含临床标准及临床联合影像学标准。

临床标准：

①1 个月里大多数时间有膝痛。

②关节活动伴弹响。

③晨僵≤ 30 分钟。

④年龄≥ 40 岁。

⑤膝关节骨性肿胀伴弹响。

⑥膝关节骨性肿胀不伴有弹响。

最少存在①、②、③、④或①、②、③、⑤或①、⑥即可诊断骨关节炎。

临床联合影像学标准：

①1 个月里大多数时间有膝痛。

②X 线关节边缘有骨赘形成。

③骨关节炎性滑液（透明、黏性、WBC < 2000/mL）。

④年龄≥ 40 岁。

⑤晨僵≤ 30 分钟。

⑥关节活动伴弹响。

最少存在①、②或①、③、⑤、⑥或①、④、⑤、⑥，即可诊断骨关节炎。

2. 病情严重程度评估　为便于评估药物治疗效果及判定人工关节置换手术指征，需建立标准化严重程度评估体系。目前主要采用勒肯膝骨关节炎严重指数（Lequesne Index）评估方法，具体分级标准见表 2-4-2。

表 2-4-2　膝骨关节炎严重指数（ISOA）

姓名：　　　　　　　　　　诊断：　　　　　　　　　　日期：

症状及体征	评分标准	计分
夜间卧床休息		
无不适	0 分	
只在某种姿势下活动时	1 分	
不活动也痛	2 分	
晨僵或起床后痛		
< 1 分钟	0 分	
> 1 分钟且 < 15 分钟	1 分	
15 分钟或更长	2 分	
持续站立		
30 分钟以上	0 分	
30 分钟以下	1 分	
走路时痛否		
无不适	0 分	
只在走远距离后疼痛	1 分	
走不久即痛且坐后增加	2 分	
坐位起立		
不需上肢帮助	0 分	
需要上肢帮助	1 分	
最大步行距离（步行时痛）		
无限	0 分	
≥ 1km，但有限	1 分	
约 1km（约 15 分钟）	2 分	
500~900m（8~15 分钟）	3 分	
300~500m	4 分	
100~300m	5 分	
< 100m	6 分	
需一手杖或拐杖	1 分	
需双手杖或双拐	2 分	

续表

症状及体征	评分标准	计分
日常生活		
上楼梯	0~2 分	
下楼梯	0~2 分	
下蹲或下跪	0~2 分	
行不平的路	0~2 分	
总分：	分	

二、鉴别诊断

膝骨关节炎应与类风湿关节炎、夏科关节、膝关节结核等疾病鉴别。此外，膝关节受 L_3、L_4 神经根支配。当这两个神经受到刺激时可出现类似膝骨关节炎的疼痛。但神经性疼痛多为烧灼样，神经牵拉试验阳性，同时伴有运动和反射异常。其他如膝关节周围肌腱炎、滑囊炎也可出现局部疼痛，但此类情况多伴有局部压痛或肿胀，且疼痛具有自限性。此外，还应与股骨髁及胫骨平台骨坏死、肿瘤等鉴别，骨坏死及肿瘤的疼痛通常呈持续性，表现为夜间静息痛，与活动无明显相关性。

（一）类风湿关节炎

多由 1~2 个关节开始发病，女性多始发于掌指或指间小关节，男性则常以膝、踝、髋等单关节起病。通常在数周至数月内隐匿起病，早期可有数周至数月的疲劳乏力、体重减轻、食欲减退、低热及手足麻木刺痛等前驱症状。早期 X 线检查仅表现为软组织肿胀和关节腔积液。关节部位骨质疏松可在起病数周内即较明显。病情进展逐渐出现关节间隙变窄、骨侵蚀，甚至关节面融合及关节软骨破坏。晚期可发生半脱位、脱位及骨性强直。

（二）膝关节结核

患者多为儿童及青壮年，单侧发病，双侧同时受累者少见。通常全身症状较轻，若合并其他活动性结核时可加重。全身中毒症状多不明显。疼痛与压痛、肿胀、肌肉萎缩、功能障碍及跛行是膝关节结核的典型临床表现，部分病例可出现病理性半脱位等畸形。部分晚期病例可形成脓肿及窦道。X 线表现方面，单纯滑膜结核可见软组织肿胀及骨质疏松，股骨下端与胫骨上端可出现广泛骨质疏松。晚期全关节结核可见骨破坏显著加重，软骨下骨破坏明显，关节间隙狭窄或消失，严重者可出现骨性强直、病理性脱位及膝关节屈曲挛缩伴内外翻畸形。

（三）股骨髁、胫骨平台骨坏死

自发性股骨髁及胫骨平台骨坏死患者多主诉突发局部剧烈疼痛，疼痛常位于膝关节内上方，负重时加剧，伴行走困难，多有夜间静息痛。继发性股骨髁及胫骨平台骨坏死多有长期糖皮质激素应用史，疼痛呈渐进性，部位不固定，可出现在股骨内侧髁、外侧髁或胫骨上端，疼痛部位与骨坏死发生部位相关。临床体征主要表现为股骨内上髁局部小范围压痛，关节活动度多正常，膝关节屈曲位时内侧间室加压可诱发疼痛。

三、中医分型钩活术治疗

（一）选穴原则

根据影像学检查结果，结合临床症状确定病位，准确选取腧穴。

1. 主穴 内侧副韧带穴、股骨外上髁穴、髌骨下穴。根据影像学表现与临床症状综合辨证，三穴可同时选取或单独使用，根据症状缓解情况综合分析后酌情进行后续钩活术治疗。

治疗方案：

第一次：内侧副韧带穴＋股骨外上髁穴＋髌骨下穴。

第二次：内侧副韧带穴＋髌骨下穴。

第三次：髌骨下穴＋股骨外上髁穴。

2. 配穴 循经取穴或局部取穴配合阿是穴，一般选取 1~2 个腧穴。

（二）针具选择

1. 微类内板 3.5cm 型钩鍉针适用于内侧副韧带穴、股骨外上髁穴及髌骨下穴。

2. 巨类膝关节型钩鍉针仅用于内侧副韧带穴的扇形分离法。

（三）手法与钩法

主要手法包括钩提法、分离法（含扇形分离法、菱形分离法）、捣划法（鸟啄法）、触骨法及钻骨法。

内侧副韧带穴的操作手法为菱形分离法，或加用扇形分离法；股骨外上髁穴的操作手法为鸟啄法；髌骨下穴的操作手法为扇形钩提法。

（四）钩度

内侧副韧带穴：菱形分离法 3 次，扇形分离法 1 次。

股骨外上髁穴：鸟啄法 3 次。

髌骨下穴：扇形钩提法各 3 次。

（五）钩角（钩进角）

钩活术操作时，钩针与所钩治腧穴体表进针平面形成的角度称为钩进角。

（六）钩深

根据解剖部位差异确定进针深度，特殊情况下可至骨面（如股骨外上髁穴）。

内侧副韧带穴：0.50~0.80cm。

股骨外上髁穴：0.80~1.00cm。

髌骨下穴：2.00~3.00cm。

注：内侧副韧带穴行菱形分离法时，钩鍉针角度需与内侧副韧带走行方向平行。

四、病案举例

李某，女，56 岁，河北省石家庄市元氏县人。

初诊：2013 年 2 月 20 日。

主诉：双膝关节疼痛 2 年，加重 1 个月。

现病史：双膝关节疼痛反复发作 2 年，时轻时重，1 个月前因气温骤降致疼痛加重，表现为下蹲起身困难、上下楼梯痛甚，无法久行久站，自行热敷可暂时缓解，口服双氯芬酸钠维持症状。

既往史：既往体健。

辨证分析：患者女性，56 岁，双膝关节疼痛渐进性加重，遇寒痛甚，得热则缓，伴关节僵硬，活动受限，舌淡苔薄白，脉弦滑，符合风寒湿邪痹阻经络之证。

体格检查：双膝呈 O 型畸形，双髌骨摩擦音（＋），髌骨活动度＜2cm，双膝麦氏征（＋），左膝主动屈伸活动度 120°—10°—0°，右膝主动屈伸活动度 110°—15°—0°，心、肺、腹查体未见异常，血压 120/80mmHg。

辅助检查：血常规、尿常规及心电图检查均未见异常。膝关节 X 线片示双侧膝关节间隙不对称，内侧间隙变窄，关节面骨质结构模糊；构成关节的各骨边缘及胫骨髁间隆起均可见骨赘形成，周围软组织未见明显异常（图 2-4-1~ 图 2-4-3）。

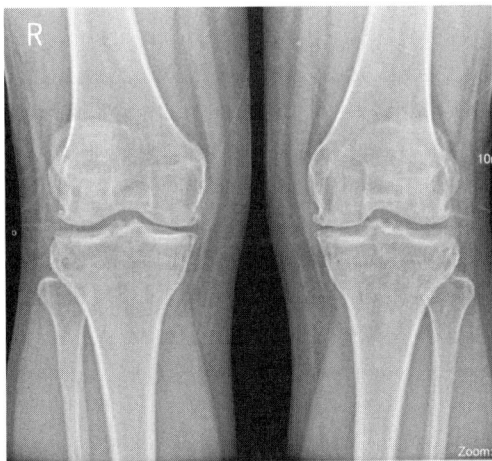

图 2-4-1　X 线片正位

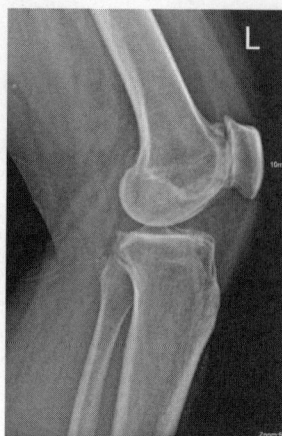

图 2-4-2　X 线片左侧位　　　　图 2-4-3　X 线片右侧位

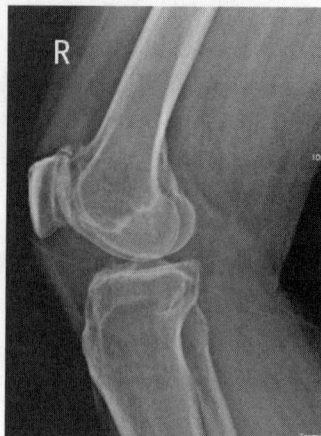

中医诊断：风寒湿型双侧膝骨关节炎。

西医诊断：双侧膝骨关节炎。

治法：祛风除湿，活血通络。

治疗：钩活术疗法。

	选穴	钩鍉针	钩法与钩度	手法与钩角
主穴	髌骨下穴	微类内板 3.5 型	单软 5 分	钩提法 扇形
主穴	内侧副韧带穴	微类内板 3.5 型	单软 5 分	分离法 菱形
主穴	股骨外上髁穴	微类内板 3.5 型	单软 5 分	鸟啄法 90°

按照《钩活术操作规范》完成钩活术操作。

二诊：2013 年 2 月 27 日，双膝疼痛及关节活动功能较前改善，查体示左膝主动屈伸活动度 130°—10°—0°，右膝主动屈伸活动度 120°—10°—0°。

治疗：

	选穴	钩鍉针	钩法与钩度	手法与钩角
主穴	髌骨下穴	微类内板 3.5 型	单软 3 分	钩提法 扇形
主穴	内侧副韧带穴	微类内板 3.5 型	单软 3 分	分离法 菱形
主穴	股骨外上髁穴	微类内板 3.5 型	单软 3 分	鸟啄法 90°

按照《钩活术操作规范》完成钩活术操作。

三诊：2013 年 3 月 6 日，患者双膝疼痛基本消失，关节活动功能较前明显改善。查体示：双髌骨摩擦音（±），髌骨活动度＞2cm，左膝主动屈伸活动度 140°—5°—0°，右膝主动屈伸活动度 130°—5°—0°。临床疗效显著，嘱避风寒、慎劳作。

随访：2014 年 3 月 6 日电话随访，患者症状无复发。

【按语】

本病例属风寒湿痹型膝骨关节炎，以风邪侵袭为主。患者年近花甲，经络空虚，卫外不固，适逢膝部受凉致风寒湿邪乘虚而入，痹阻膝部经络，气血运行不畅，故见双膝僵硬疼痛、活动受限。治疗采用内侧副韧带穴配合髌骨下穴及股骨外上髁穴，联合应用微类内板 3.5cm 型钩鍉针与巨类膝关节型钩鍉针，直达病所以疏经通络、祛风散寒，经 3 次治疗症状显著缓解。鉴于中老年患者体质特点，此类膝骨关节炎易反复发作，当注重避风寒等预防措施。

第五节　腰椎滑脱症

在腰椎椎弓上下关节突之间的狭窄部位称为椎弓峡部。若峡部存在先天性骨化不全，形成纤维性连接而非骨性连接，称为峡部裂。当遭受外伤或发生严重退变时，可导致腰椎滑脱并引发相应临床症状，该病变在成人中发生率约为 5%。峡部裂进展可致椎体向前移位，称为腰椎滑脱症（真性滑脱），其发生与退变、外伤加速退变或先天结构异常导致退变进程加快等因素相关。

腰椎滑脱症分为峡部裂性滑脱与退变性滑脱两类，其中退变性滑脱（又称假性滑脱）多见于 50~60 岁中老年人群。发病机制涉及椎间盘退变、外伤加速退变、关节突关节紊乱、周围韧带松弛等因素，导致椎间失稳、上位椎体后移。伴随小关节增生肥大、黄韧带肥厚内突、棘突根部增宽、椎板增厚硬化伴形态不规则、椎板间隙狭窄甚至呈叠瓦状排列等病理改变，最终引发椎管狭窄，临床表现为腰痛或腰腿痛等症状。

本病属中医学"腰痛""腰腿痛"范畴。

一、西医病因病理

（一）病因

主要病因包括先天性、外伤性及退变性三类因素。

1. 先天性因素　临床观察显示椎体滑脱具有家族聚集倾向，流行病学数据显示患者家族史阳性率达 27%~69%，显著高于普通人群 4%~8% 的发病率。

胚胎发育过程中，脊柱起源于外胚层组织。妊娠 12 周后，胚胎背侧中胚层组织增殖分化形成脊索。随着胚胎发育，中胚层来源的软骨细胞索长入脊索并分节化，形成脊柱雏形。正常发育时，每个腰椎具有 3 个骨化中心（椎体 1 个，双侧椎弓各 1 个），在胚胎 6~8 周出现，5~6 周时椎弓骨化中心与椎体融合。若此过程中发生发育障碍导致骨化中心未融合，则形成椎弓峡部裂。

2. 外伤性因素　存在先天性峡部发育缺陷者，局部结构存在力学薄弱区。当遭受外伤（特别是腰部过伸位损伤）时，应力作用可导致正常椎板发生骨折，而发育不全的椎板更易发生断裂。

3. 退变性因素　为椎体滑脱的重要机制，其病理过程包括椎间盘退变、关节突关节紊乱、韧带松弛及椎间失稳等改变。典型表现为小关节增生肥大、黄韧带肥厚内突、棘突根部增宽伴椎管内突。椎板呈现增厚硬化伴形态不规则，椎板间隙狭窄甚至呈叠瓦状排列。

（二）病理

由于 $L_{4\sim5}$ 活动度较大，易发生椎间盘及韧带代偿功能减退，导致关节退行性改变显著。生物力学研究表明，L_4 活动范围最大，L_5 次之，故 $L_{4\sim5}$ 节段发病率最高。部分学者指出女性骶骨结构较男性具有更好的解剖稳定性，但月经周期激素变化可致韧带松弛，在原有失稳基础上加重不稳定因素，因此女性 $L_{4\sim5}$ 节段退变性滑脱发生率较高。流行病学数据显示，40 岁及以上人群中有 40% 存在 $L_{4\sim5}$ 棘间韧带退变破裂，其程度与椎间盘退变呈正相关。当 $L_5\sim S_1$ 节段稳定性良好时，$L_{4\sim5}$ 韧带退变更易进展。

椎体滑脱发生前常存在小关节与椎间盘退变，退变性滑脱与峡部裂性滑脱的病理基础不同：前者主要累及小关节面，后者源于双侧椎弓峡部缺陷。儿童期峡部裂性滑脱多发生于 $L_5\sim S_1$ 节段，骨骼成熟期达进展高峰；退变性滑脱多见于 60 岁及以上人群，好发于 $L_{4\sim5}$ 节段，肥胖人群发病率显著增高。

尽管椎间盘及小关节退变普遍存在，但并非均进展为椎体滑脱。博登（Boden）等研究证实，退变性滑脱患者腰椎小关节面冠状位角度较对照组更趋矢状位，此差异在 $L_{4\sim5}$ 节段尤为显著。数据显示，当 $L_{4\sim5}$ 双侧小关节面与冠状面夹角 ≥ 45° 时，退变性滑脱发生风险为正常人群的 25 倍。长荣（Nagaosa）团队发现脊柱后部结构异常与滑脱相关，指出椎板形态改变及小关节面水平化常早于滑脱发生，而小关节矢状位改变仅见于约 40% 的滑脱病例。

多节段椎体滑脱可继发退变性脊柱侧凸，导致冠状面成角畸形，而脊柱侧凸又加速椎体退变进程，形成小关节与椎间盘退变的恶性循环。影像学上，退变性脊柱侧凸不伴特发性脊柱侧凸的椎体轴向旋转征象。

二、诊断

（一）症状

患者多主诉腰痛或下肢疼痛病史，早期常无症状，多经影像学检查偶然发现。症状随活动量增加或劳累加重，休息后可缓解，多呈间歇性发作，部分病例伴坐骨神经痛表现。

根据临床表现可分为以下类型：

1. 峡部裂或轻度滑脱 表现为下腰部轻度酸痛，偶向臀部或大腿放射。症状与过度活动相关，制动后减轻，其疼痛源于受累节段机械性失稳，疼痛程度与滑脱严重度无直接相关性。通常无感觉运动障碍，腱反射正常。

2. 腰痛伴神经根性痛 多见于重度滑脱（Ⅲ度、Ⅳ度），神经根受压多因峡部裂区纤维软骨组织增生致椎间孔狭窄，L_5 椎体前移时骶神经根于骶骨岬处受压，或合并黄韧带肥厚及椎间盘突出。

3. 慢性腰痛　以酸胀、沉重、乏力感为主，时轻时重，难以维持固定姿势。神经根受压时可出现下肢放射痛，疼痛沿小腿分布，伴牵涉痛、灼痛、麻木或刺痛等异常感觉。初期症状较轻易被忽视，病程可持续数月至数年。部分患者伴间歇性跛行，行走时加重，坐位缓解。

（二）体征

外观上，患者可见腰椎前凸增大，臀部后凸明显，躯干前倾伴短缩，腹部下垂等特征，导致下腰部凹陷加深，脊柱腰骶部生理弧度减弱或消失。患者步态异常，多呈跛行或摇摆步态，腰部前屈活动明显受限，尤以矢状面屈曲为著。女性患者因骨盆倾斜角改变致产道形态异常，可能增加分娩困难。

触诊检查时，当患者行脊柱最大前屈动作，可触及病椎棘突后凸征象，伴局部压痛阳性；其上位椎体棘突呈现前移趋势，病椎棘突侧向活动度增大。脊柱后伸受限合并腰痛是本病的典型体征之一。

假性滑脱特征性表现为腰部屈曲活动度异常增大（患者直立位前屈时手掌可触及足背区域），此现象与髂腰肌及胭绳肌群张力减退相关。临床较少出现急性腰痛发作或腰背肌群痉挛表现，直腿抬高试验结果多为阴性。L_5 神经根受累时，常表现为小腿外侧皮区感觉减退伴趾长伸肌肌力下降，部分病例可见下肢肌群失用性萎缩。约 20% 病例呈现膝反射或跟腱反射减弱现象。

（三）影像学表现

1. X 线检查　需拍摄腰骶椎正位、侧位及双侧斜位片。

（1）正位 X 线片：椎弓根投影下方可见斜行或水平走行的低密度裂隙影，多呈双侧对称分布，宽度约 2mm。

（2）侧位 X 线片：此体位对诊断具有重要价值。多数病例可见椎弓根后下方存在后上向前下延伸的透亮裂隙，其显影清晰度与滑脱程度呈正相关。部分病例虽未见明确裂隙，但显示峡部结构细长。滑脱节段椎体失稳可致相邻椎间隙狭窄，相应椎体缘出现硬化或骨赘形成，骶骨前上缘形态圆钝。侧位片可鉴别真 / 假性滑脱：真性滑脱时椎体前移而棘突位置相对固定，致椎骨前后径（自椎体前缘至棘突后缘）大于相邻椎体；假性滑脱则无椎弓分离，前后径保持正常。正常 $L_5\sim S_1$ 椎体后缘应构成连续弧线。迈耶丁（Meyerding）分级法将骶骨上关节面分为 4 等份，依据 L_5 椎体相对 S_1 前移程度分为 4 度：位移 $\leqslant$ 1/4 为 I 度，1/4~1/2 为 II 度，1/2~3/4 为 III 度，> 3/4 为 IV 度（图 2-5-1）。

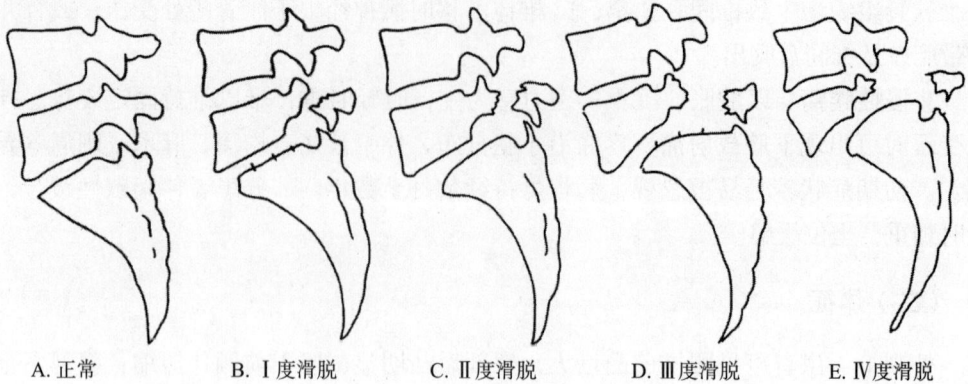

A. 正常　　　B. Ⅰ度滑脱　　　C. Ⅱ度滑脱　　　D. Ⅲ度滑脱　　　E. Ⅳ度滑脱

图 2-5-1　Meyerding 滑脱分度法

（3）斜位 X 线片：当前后位及侧位摄片难以明确诊断时，采用 35°~40° 斜位投照可清晰显示裂隙征象。正常椎弓附件在斜位投影呈"狼犬"形态：横突投影似犬首，上关节突对应犬耳，椎体轮廓如犬身，椎弓根横断面形似犬目，下关节突投影为前肢。椎弓峡部裂表现为"犬颈"部带状透亮影，类似项圈样改变。裂隙前下缘多位于骶骨上关节突顶点上方 3~5mm，偶见位于顶点稍前方。约 60% 病例可见 L_4 下关节突与 S_1 上关节突嵌入峡部缺损区，致裂隙部分遮蔽。伴滑脱时裂隙增宽呈"断颈征"（图 2-5-2）。

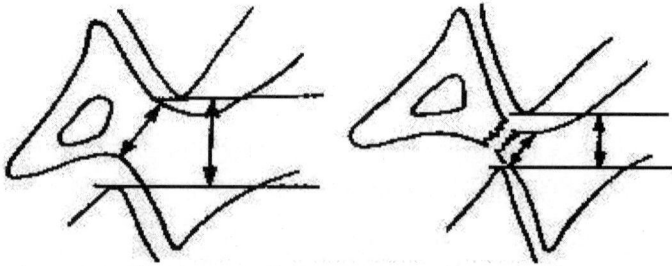

图 2-5-2　脊柱滑脱（斜位）

2. CT 检查　CT 横断面及矢状面重建图像可显示无症状性峡部裂，无移位的椎弓根断裂位于关节突前方，表现为延伸至椎弓的水平透亮带；矢状位图像显示缺损区透亮线分隔椎体与上下关节突。脊椎滑脱致椎体半脱位时，CT 横断面呈现"双管征"。L_5~S_1 节段滑脱者，仰卧位时椎间隙腹侧向尾端倾斜，致 CT 扫描平面难以与椎间隙保持平行。

诊断椎弓峡部裂及脊椎滑脱，临床仍以 X 线检查作为首选方法。该方法可全面评估脊柱整体形态，准确观察相邻椎体解剖关系。对于诊断存疑病例，建议联合 CT 扫描辅助诊断。

假性滑脱诊断主要依据 X 线表现，病变节段多位于 L_4~L_5 椎体，15%~20% 病例可累及双节段。常合并腰椎间盘退行性变，表现为椎间隙狭窄、终板硬化或椎体边缘骨赘形成。

关节突关节退变以 L_4 下关节突与 L_5 上关节突最为显著，多因生物力学异常导致。典型表现为 L_5 上关节突后部磨损伴前缘骨质增生，可压迫相应平面椎管及侧隐窝。L_4 下关节突前部磨损变薄，致 L_5 上关节突包裹 L_4 下关节突大部，关节面夹角可达 30°。L_5 椎弓峡部受 L_4 下关节突压迫形成凹陷，L_4 椎弓峡部与 L_5 上关节突形成异常应力接触。

三、鉴别诊断

多数患者因先天性发育缺陷合并应力性损伤导致，成年后发病，男性发病率高于女性。临床数据显示 L_5 节段发病率最高，L_4 次之。X 线侧位或 45° 斜位摄片可见峡部裂隙影，滑脱时裂隙增宽伴椎体前移。早期多无症状，随病程进展可出现腰痛及下肢放射痛，严重者伴坐骨神经痛，通常无感觉运动障碍及腱反射异常。

（一）退行性脊椎滑脱（假性滑脱）

多因椎间盘退变、关节突关节紊乱及韧带松弛引发。病程迁延数月至数年，早期症状轻微，晚期可伴神经根性痛或下肢肌萎缩，病变节段以 L_4~L_5 为主，18%~22% 病例累及双节段。X 线侧位或 45° 斜位片显示椎体后移。典型表现为慢性腰痛史，神经根受压时出现下肢痛，病程可持续数月至数年，部分伴间歇性跛行。查体可见下肢感觉减退、肌力下降及腱反射减弱。

腰椎峡部裂与退行性滑脱的鉴别要点如下：

1.退行性脊椎滑脱多见于中老年人群，女性发生率约为男性的 4 倍，50 岁前相对少见。而腰椎滑脱好发于 50 岁以前，以 30~40 岁者居多。退行性脊椎滑脱常见于 L_4~L_5 节段，其发生率为相邻上下椎间隙的 6~9 倍，也可同时累及 2~3 个不同椎体水平，滑脱程度通常不超过椎体矢状径的 30%。腰椎滑脱可发生于任何腰椎节段，但以第 5 腰椎椎弓裂引起椎体滑脱为多见。

2.退行性椎体滑脱主要与椎间盘退行性改变相关，常伴有关节突关节结构紊乱及椎间失稳现象。患者多存在周围韧带松弛、关节突关节面不对称或伴发其他脊椎形态异常。关节突关节方向可呈矢状位或冠状位排列，其中矢状位约占 85.7%，其稳定性较冠状位差，易导致椎体后向滑移。需特别说明的是，此类滑脱通常不伴有峡部结构缺损。

3.退行性脊椎滑脱的病理改变集中于关节突关节，呈现典型退行性关节炎特征，可伴发椎弓根形态改变及关节突肥大，其位置较正常更靠近中线。肥大关节突可能向椎管后外侧突出压迫马尾神经根，或向前突出导致侧隐窝狭窄。部分病例可见关节突关节半脱位造成神经根卡压。与之不同，腰椎峡部裂所致滑脱的病理基础在于椎弓峡部缺损，通常不伴有关节突关节退行性改变，两者在 X 线影像学表现具有显著差异。

4. 退行性脊椎滑脱与腰椎峡部裂的诊断均以 X 线检查为主要依据，其中准确的投照体位至关重要。退行性脊椎滑脱在前后位 X 线片中表现为关节突关节间隙增宽（矢状位排列者）或关节突重叠影增厚（冠状位排列者）。侧位片可见椎体后移 3~9mm，椎体前后缘生理曲度改变，棘突后突征象。由于椎体后下缘与下位椎体上关节突间距缩短，常导致椎间孔前后径减小。此外，此类病例均存在椎间盘退变征象，表现为椎间隙狭窄、相邻椎体边缘骨赘形成及骨质硬化。需注意的是，部分学者认为椎体后移可作为椎间盘退变的影像学参考指标。据相关文献记载，在 493 例椎间盘纤维环破裂病例中，约 15.6% 存在第 5 腰椎椎体后旋现象。而腰椎峡部裂在侧位或 30°~45° 斜位片中可清晰显示峡部裂隙，其特征为椎体前移而棘突位置保持相对固定。

（二）腰骶椎关节突关节紊乱症

本症多因第 5 腰椎上关节突受第 4 腰椎下关节突挤压，同时受第 1 骶椎上关节突顶压，导致关节突间解剖关系紊乱。患者表现为慢性腰痛伴阵发性急性加重，可合并单侧或双侧坐骨神经痛。典型症状为腰痛程度重于下肢痛，腰椎生理性前凸存在，直腿抬高试验阴性或轻度受限。斜位 X 线片可见关节突关节排列紊乱，部分病例可能出现椎体假性滑移，但无椎弓峡部断裂征象。

（三）腰椎间盘突出症

脊椎滑脱患者常表现为腰椎生理性前凸增大，而腰椎间盘突出症患者多伴有腰椎生理曲度变直。虽然 X 线平片均可显示腰椎退行性改变，但 CT 检查能清晰显示椎间盘突出物及其对神经根或硬膜囊的压迫征象，两者鉴别诊断较为明确。需注意的是，当腰椎间盘突出症与脊椎滑脱合并存在时，需通过影像学检查明确椎间盘突出的具体节段及程度。

（四）第 5 腰椎横突综合征

本病多见于青壮年群体，主要累及第 5 腰椎横突。临床特征包括晨起腰痛剧烈、活动后缓解、躯干前倾姿势、大腿外侧感觉异常、腰部屈曲受限及坐位姿势障碍。X 线检查可见第 5 腰椎横突形态异常，但无腰椎退行性改变及生理曲度异常。

四、中医病因病机

中医学认为，发育异常所致病症多与先天肾精亏虚相关，盖因肾主骨生髓，肾精不足则骨失充养。后天因素虽可诱发疾病，然其本仍在肾气不足。人至中老年后，肾气渐衰、筋骨失养乃自然生理过程，而本病实为内外因素共同作用加速退变所致。故假性椎体滑脱之核心病机当责之肾气亏虚、筋骨失养，明辨此理方能把握病因病机要旨，进而确立治则、治法。

（一）肾精不足，发育失充

《素问·脉要精微论》载："腰者，肾之府，转摇不能，肾将惫矣。"《诸病源候论·腰痛候》谓："夫腰痛，皆由伤肾气所为。"唐代孙思邈《备急千金要方·腰痛》云："肾虚，役用伤肾，是以腰痛。"明代李中梓《医宗必读·腰痛门》明确提出："有寒湿，有风热，有挫闪，有瘀血，有滞气，有痰积，皆标也。肾虚，其本也。"上述论述阐明肾虚乃腰痛发生之根本。肾为先天之本，先天禀赋不足则肾气虚弱，加之肝肾同源，精血亏虚致筋骨失养，终致椎间失稳。需特别指出，西医学所谓退行性改变所致滑脱，其中医病机可对应为先天肾精不足与后天失养共同作用之结果。

（二）肾气亏虚，劳损过度

先天禀赋薄弱者，若长期从事重体力劳作，易耗伤肾中精气。肾气既虚，精血生化乏源，筋骨失于温煦濡养，则发为本病。年高体弱或积劳成疾者，肝肾渐衰，筋脉弛缓，骨失所养，亦可致椎体滑脱。本病多发于50~60岁人群，正契合肾气渐衰之生理规律。需注意，劳力过度与房事不节皆可损及肾气，致肾不主骨而生病变。故本病治疗当以补肾固本为要，兼顾活血通络，盖因肾虚气滞可致血瘀，而疼痛仅为病机演变之标现。

（三）跌仆损伤，本虚标实

朱震亨强调外伤所致腰痛仍以肾虚为本，其治瘀血腰痛用补阴丸加桃仁、红花之法，正体现补肾兼祛瘀之治则。《诸病源候论·腰背病诸候》载："凡腰痛病有五：一曰少阴，少阴，肾也，十月万物阳气伤，是以腰痛；二曰风痹，风寒着腰，是以痛；三曰肾虚，役用伤肾，是以痛；四曰臀腰，坠堕伤腰，是以痛；五曰寝卧湿地，是以痛。"指出外伤瘀血可致急性腰痛。跌仆闪挫虽为外因，然必以肝肾亏虚为本，方见腰部酸软疼痛、活动不利等症，此即"正气存内，邪不可干"之理。

五、辨病与辨证

椎弓峡部裂（真性滑脱）与退行性脊椎滑脱（假性滑脱）的临床诊疗需遵循中西医结合原则，即整合西医学的病理诊断与中医学的证候辨识。通过影像学检查明确解剖结构异常（辨病），结合四诊合参确立中医证型（辨证），据此制定个体化治疗方案。此诊疗模式可科学指导钩具选择、取穴定位、操作手法等关键技术参数，实现钩活术治疗的精准实施。

（一）辨病

椎弓峡部裂（真性滑脱）与退行性脊椎滑脱（假性滑脱）的临床辨病需严格遵循诊断标准。其辨病流程应包含 3 个层面：第一层面需符合典型临床表现，包括特征性病史、特异性症状、特征体征、影像学证据；第二层面需通过 CT 三维重建或 MRI 检查明确椎弓峡部骨质连续性中断及椎管受累情况；第三层面需与腰椎间盘突出症、腰椎管狭窄症、强直性脊柱炎等疾病进行鉴别诊断。此三级诊断体系可为后续治疗决策提供科学依据。

X 线侧位片可评估椎体滑脱程度，常用测量方法包括：

①迈耶丁（Meyerding）分级法：将骶骨上关节面分为 4 等份，依据上位椎体后缘相对下位椎体前移程度分为 4 度：位移 ≤ 1/4 为 Ⅰ 度，1/4~1/2 为 Ⅱ 度，1/2~3/4 为 Ⅲ 度，> 3/4 为 Ⅳ 度。该法操作简便，临床较为常用。

②博斯沃思（Bosworth）改良法：鉴于四等分法分级精度不足，Bosworth 提出百分比计算法，公式：（滑脱椎体后缘前移距离 ÷ 下位椎体上缘矢状径）×100%。此方法量化精确，适用于科研数据分析。

③加兰德·乌尔曼（Garland–Ullmann）法：沿骶骨上缘作基准线（Garland 线），经骶骨前上缘作该线垂直线（Ullmann 线）。正常第 5 腰椎椎体前下缘位于此线后方 1~8mm 范围内，若椎体前缘达到或超越此线则判定为滑脱。此法临床应用较少。

（二）辨证

1. 肾精亏虚证　常见于先天发育异常或早衰患者，症见腰部隐痛、腰膝酸软无力，伴头晕耳鸣、失眠健忘，男子可见遗精早泄，女子多见月经量少。舌质红少津、苔薄或少苔，脉细数。本证多因先天禀赋不足，肾精不充，髓海空虚，筋骨失养所致。

2. 肝肾不足证　多见于中老年退行性病变患者，症见腰部酸痛、下肢萎软无力，劳则加重、静卧减轻，遇寒痛甚。兼见面色㿠白、精神倦怠、小便频数。舌质淡胖、苔白滑，脉沉细无力。此证系肝肾亏虚，精血不能濡养筋骨，阳虚失于温煦而成。

3. 气滞血瘀证　因慢性劳损所致，症见腰部刺痛、痛处固定，活动受限，伴间歇性跛行，劳累后症状加剧，休息可缓，喜取骑跨体位。或见局部肿胀、肌肤甲错。舌质暗紫或有瘀斑、苔薄白，脉涩或弦紧。此属久劳伤气，气血瘀滞，经络不通之候。

4. 外伤瘀阻证　见于急性损伤后，症见突发腰痛、活动不利，痛如锥刺，拒按，转侧困难，偶伴下肢牵掣痛。舌质紫暗、边有瘀点，苔薄黄，脉弦涩。此证多因跌仆损伤，瘀血阻滞经脉，然其本仍与肝肾不足相关，属本虚标实之证。

六、中医分型钩活术治疗

钩活术治疗椎弓峡部裂（真性滑脱）与退行性脊椎滑脱（假性滑脱）时，需遵循中医辨证论治原则。临床可分为气滞血瘀证、外伤瘀阻证、肾精亏虚证、肝肾不足证 4 型。各证型需结合特定腧穴配伍及手法操作进行个体化治疗。

椎弓峡部裂与退行性滑脱属钩活术适应证范畴，但需严格排除禁忌证。同时完善相关检查，符合椎弓峡部裂和椎体滑脱诊断，未发现其他疾病引起的相关症状者，综合辨证分析后确定钩治腧穴。

（一）新（魏氏）夹脊穴组合

根据影像学检查显示的椎弓峡部不连及椎体滑脱特征，结合临床症状、体征进行病位辨证，当影像学定位与临床表现相符合时，可明确病变节段定位，据此精准选取相应腧穴。

1. 腰脊穴

腰$_1$穴 + 腰$_2$穴 = L$_1$穴 + L$_2$穴

腰$_2$穴 + 腰$_3$穴 = L$_2$穴 + L$_3$穴

腰$_3$穴 + 腰$_4$穴 = L$_3$穴 + L$_4$穴

腰$_4$穴 + 腰$_5$穴 = L$_4$穴 + L$_5$穴

腰$_5$穴 + 胸$_1$穴 = L$_5$穴 + T$_1$穴

2. 腰脊撇穴

腰$_1'$穴 + 腰$_2'$穴 = L$_1'$穴 + L$_2'$穴

腰$_2'$穴 + 腰$_3'$穴 = L$_2'$穴 + L$_3'$穴

腰$_3'$穴 + 腰$_4'$穴 = L$_3'$穴 + L$_4'$穴

腰$_4'$穴 + 腰$_5'$穴 = L$_4'$穴 + L$_5'$穴

腰$_5'$穴 + 胸$_1'$穴 = L$_5'$穴 + T$_1'$穴

（二）选穴与补泻

根据影像学特征与临床表现综合辨证选取对应腧穴组合，依据症状改善程度评估后，可间隔 7~14 日实施二次治疗，此时应选用对应脊撇穴组合。特殊情况下，第二、三次治疗可选择十二经脉腧穴或阿是穴。

配穴原则：①辅穴选取以 2~3 个为宜，可根据临床实际酌情取舍；②遵循"实则泻之，虚则补之"治则，灵活运用提插补法、捻转泻法及平补平泻手法。

（三）选钩原则

根据疾病轻重辨证选择巨类腰椎型、中类、微类钩鍉针，根据补泻法辨证选择内板、内刃型钩鍉针。

（四）钩深

进入皮肤，深达病灶为之钩治深度，患者胖瘦差异不同其深度亦不同。

1. 进入深度 1.77~2.20cm；垂直深度 1.75~2.20cm。

2. 深双软垂直深度 2.00~3.00cm，以触及骨面为准。

3. 重深双软在完成深双软触及骨面时，向上或向下调整角度进入 0.50cm 即可，注意安全，防止损伤硬膜囊造成低颅压综合征、损伤坐骨神经导致足下垂等并发症。

进入皮肤，深达病灶为之钩治深度，患者胖瘦差异不同其深度亦不同。

1. 进入深度 1.77~2.20cm；垂直深度 1.75~2.20cm。

2. 深双软垂直深度 2.00~3.00cm，以触及骨面为准；垂直深度 1.49~2.12cm。

3. 重深双软在完成深双软触及骨面时，向上或向下调整角度进入 0.50cm 即可；垂直深度 0.35cm。注意安全，防止损伤硬膜囊造成低颅压综合征、损伤坐骨神经导致足下垂等并发症。

（五）钩角（钩进角）

钩活术操作过程中，钩针与所钩治腧穴表面进针的角度为钩进角度，简称钩进角。

1. 腰段倾斜 85° 角。

2. 深双软倾斜 45° 角。

3. 重深双软倾斜 45° 角。

（六）手法与钩法

手法：新（魏氏）夹脊穴钩提法；阿是穴钩提法；深双软触骨法；重深双软分离法。

钩法：新（魏氏）夹脊穴单软或双软；阿是穴单软。

（七）钩度

新（魏氏）夹脊穴 4~7 分为准，配穴、阿是穴 1 分，严格执行"宁可不及，不可太过"的原则。

七、病案举例

徐某，女，55 岁，河北省宁晋县人，农民。

初诊：2015 年 12 月 10 日。

主诉：腰痛伴双下肢酸胀 2 年，加重 1 个月。

现病史：腰部空痛伴失稳感，双下肢酸胀、沉重、乏力，症状时轻时重，行走及久站受限，坐位可缓解，病史 2 年。1 个月前因田间劳作后症状加重，伴右小腿灼热感、麻木及间歇性跛行（距离约 500m），小便频数，大便正常。

查体：腰椎屈曲活动度增大，背伸时疼痛，L_4、L_5 棘突压痛，L_4 棘突台阶征阳性，膝反射、跟腱反射正常，下肢肌力正常，皮肤感觉无异常。舌淡伴瘀斑，苔薄白。

辅助检查：血常规、尿常规及心电图检查均未见异常。

影像学检查：

X 线表现：腰椎轻度侧旋伴棘突右偏，生理前凸减小。$L_{4~5}$ 椎间隙前窄后宽，L_4 椎体 I 度前滑脱（Meyerding 分型），L_5 椎体 Schmorl 结节加深，$L_{2~5}$ 椎体边缘骨赘形成，可见"牵拉性骨刺"征象（图 2–5–3）。

CT 表现：L_4 椎体前移，L_5~S_1 椎间盘右后突出致右侧神经根受压，椎管矢状径正常；$L_{3\sim5}$ 椎间盘膨出伴硬膜囊受压，$L_{4\sim5}$ 平面椎管狭窄；腰椎边缘骨赘形成（图 2-5-4~图 2-5-6）。

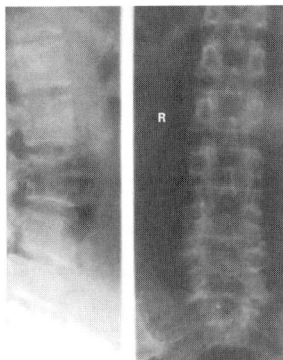

图 2-5-3　X 线正、侧位

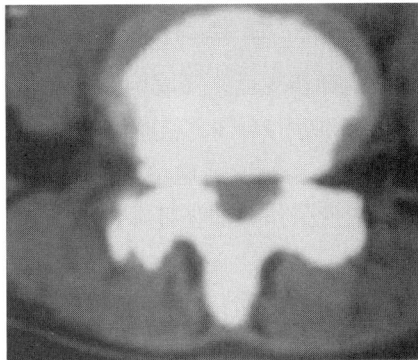

图 2-5-4　CT 平扫

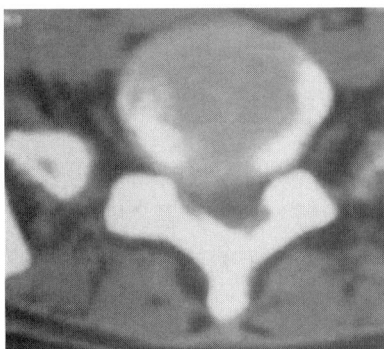

图 2-5-5　CT 平扫

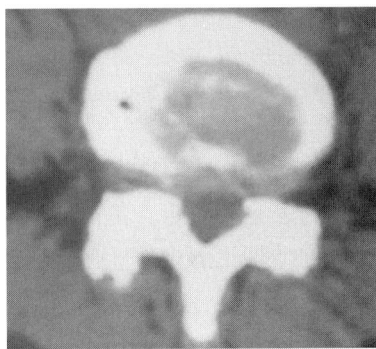

图 2-5-6　CT 平扫

中医诊断：肝肾阴亏型腰椎峡部裂及椎体滑脱。

西医诊断：腰椎峡部裂及椎体滑脱。

治法：温补肾阳，活血止痛。

治疗：钩活术疗法。

	选穴	钩鍉针	钩法与钩度	手法与钩角
主穴	L_1 穴 +L_2 穴	巨类腰型 + 深软型	双软 + 重深 7 分	钩提法 80°
配穴	肾俞 + 环跳	微类内板 3.5 型	单软 1 分	钩提法 90°

按照《钩活术操作规范》完成钩活术操作。

二诊：2015 年 12 月 17 日，腰痛，双下肢酸胀、乏力稍好转。右小腿灼热感消失。

治疗：

	选穴	钩鍉针	钩法与钩度	手法与钩角
主穴	L_1'穴 $+L_2'$穴	巨类腰型 + 深软型	单软 + 重深 5 分	钩提法 80°
配穴	腰阳关 + 委中	微类内板 2.5 型	单软 1 分	钩提法 90°

按照《钩活术操作规范》完成钩活术操作。

三诊：2016 年 1 月 24 日，腰痛消失，双下肢酸胀、乏力及右小腿麻木明显好转。

随访：2017 年 12 月 24 日电话随访，上述症状无复发。劳作后偶有轻微不适，嘱其注意避风寒、适度劳作并加强日常调护。

【按语】

该病例因长期劳损耗伤肾气，致肾精亏虚、气血生化不足，气机失调而血行瘀滞，筋骨失于濡养终致椎体滑脱。治疗选取新（魏氏）夹脊穴 L_1、L_2，配合肾俞、环跳、腰阳关、委中等穴施以平补平泻法，通过温补肾阳与活血止痛协同作用，经 2 次治疗后临床症状基本消除。医嘱患者需注意防寒保暖、控制劳动强度，并通过适度腰背肌功能锻炼增强体质，预防病情反复。

第六节　强直性脊柱炎

强直性脊柱炎是以中轴关节慢性炎症为主要表现的全身性疾病，好发于青壮年男性群体，病因尚未完全阐明。其特征性病理改变为骶髂关节受累及椎间盘纤维环钙化，最终导致脊柱韧带骨化形成骨性强直。病变主要累及躯干关节，近端髋关节亦可受累，但四肢小关节较少见。该病曾用名包括"变形性脊柱炎""关节强硬性脊柱炎"等，1982 年《希氏内科学》（第 16 版）正式将其与类风湿关节炎区分为独立疾病。

中医将其归属于"腰背痛""痹证"范畴，尤与"骨痹""肾痹""督脉病"相关。如《素问·长刺节论》载："病在骨，骨重不可举，骨髓酸痛，寒气至，名曰骨痹。"《素问·痹论》所述肾痹"尻以代踵，脊以代头"等症候与本病临床表现高度吻合。

西医学研究证实本病属血清阴性脊柱关节病，与 HLA–B_{27} 基因存在显著相关性（1973 年发现该遗传标记）。除典型关节病变外，临床已关注到其虹膜炎、心肺功能损害等关节外表现。流行病学调查显示全球患病率存在显著地域差异：北美印第安人群患病率可达 6.0%，而日本人群仅 0.1%；我国 20 世纪 80 年代调查数据显示南方患病率（如汕头地区 0.4%）高于北方（哈尔滨 0.09%），具体机制尚待深入研究。本病好发年龄为 20~30 岁，40 岁前发病者占 95% 以上，男女患病比为（2~3）∶1，男性患者病情多较严重。

钩活术作为保守治疗手段，适用于强直性脊柱炎稳定期的综合治疗。本病病机复杂，属本虚标实之证，治疗需注重整体调节。

一、临床诊断

强直性脊柱炎晚期病例（已形成脊柱强直或典型竹节样改变者）诊断相对明确，但早期确诊率普遍偏低。目前国际学术界虽提出过多版诊断标准，包括 1961 年罗马标准、1966 年纽约标准及 1984 年修订纽约标准，但尚未形成统一的金标准体系，临床实践中仍需结合症状、体征及影像学检查综合判断。

（一）罗马标准（1961 年）

1. 临床指标

①下腰部疼痛伴晨僵＞ 3 个月，休息后无缓解。

②胸廓区疼痛伴活动受限。

③腰椎前屈、侧屈活动度下降。

④胸廓扩张度≤ 2.5cm（第 4 肋间隙测量）。

⑤虹膜炎病史或后遗症。

2. 影像学标准　双侧骶髂关节炎（需排除骨关节炎等继发改变）。

3. 确诊标准

①双侧骶髂关节炎Ⅲ～Ⅳ级（按分级标准）合并≥ 1 项临床指标。

②满足≥ 4 项临床指标。

（二）纽约标准（1966 年）

1. 临床指标

①腰椎三向（前屈、后伸、侧屈）活动受限。

②现症腰背痛或既往疼痛史。

③第 4 肋间胸廓扩张度＜ 2.5cm。

2. 骶髂关节影像学分级

0 级：正常解剖结构。

Ⅰ级：可疑异常（关节面模糊）。

Ⅱ级：局限性侵蚀 / 硬化，关节间隙正常。

Ⅲ级：进展期改变（侵蚀、硬化伴间隙改变）。

Ⅳ级：完全骨性强直。

3. 确诊标准

①双侧Ⅲ～Ⅳ级骶髂关节炎 +≥ 1 项临床指标。

②单侧Ⅲ～Ⅳ级或双侧Ⅱ级骶髂关节炎 + 临床指标①或②+③。

4. 疑似诊断　双侧Ⅲ～Ⅳ级骶髂关节炎无临床症状。

（三）修订纽约标准（1984 年）

1. 临床标准

①晨僵＞ 3 个月，活动改善而休息无缓解。

②腰椎活动度下降（前屈、侧屈）。

③胸廓扩张度低于同年龄性别正常值。

2. 影像学标准　双侧骶髂关节炎≥Ⅱ级或单侧≥Ⅲ级。

3. 确诊标准　影像学标准及≥ 1 项临床标准。

4. 可能诊断

①符合全部 3 项临床标准。

②符合影像学标准但无临床症状（需排除其他骶髂关节病变）。

二、鉴别诊断

（一）与其他骶髂关节炎症的鉴别

1. 骶髂关节结核　患者常有结核接触史或患病史，或同时患有肺或其他部位结核病。绝大多数（约 98%）为单侧性，且女性患者居多。X 线片显示关节一侧骨质破坏较明显，常可见死骨形成。关节破坏严重者可发生半脱位。如伴有脓肿或窦道则更易鉴别。

2. 骶髂关节化脓性关节炎　常见于女性患者，因女性盆腔感染机会较多。急性期局部疼痛显著，伴发热、白细胞增多，后期可转为慢性。X 线片早期表现为关节间隙增宽，晚期可见关节边缘侵蚀、骨质硬化或骨性强直。病变多为单侧性，腰椎及胸廓活动度正常。

3. 致密性骨炎　多见于青壮年女性，产后发病更为常见，常为双侧性。临床症状较轻，血沉一般正常。X 线片显示髂骨一侧骨质明显致密，致密带呈上宽下窄的三角形或新月形，边界清晰，凹面朝向关节。关节间隙保持正常，不累及骶骨，腰椎活动无受限。

（二）与其他脊柱炎症的鉴别

1. 脊柱结核　患者常有结核病史或接触史，或合并肺及其他部位结核。脊柱活动受限局限于病变节段，后凸畸形多呈角状。X 线片可见椎体及椎间盘明显破坏，常伴死骨及椎旁脓肿阴影。

2. 脊柱化脓性骨髓炎　起病急骤，体温迅速升高，白细胞显著增多，局部疼痛剧烈，椎旁肌肉痉挛，脊柱活动明显受限。常可发现其他部位化脓性感染病灶。早期血培养多呈阳性。X 线表现为椎体及椎间盘破坏，常见死骨及脓肿阴影，晚期骨质密度增高。

3. 布鲁氏菌性脊柱炎　本病多见于牧区，有牛羊接触史。主要症状为间歇性发热、多汗、关节疼痛、腰痛及背肌紧张。但患者食欲正常，无进行性消瘦。X 线片可见椎体广泛增生、椎间隙狭窄及韧带骨化。确诊需依赖血清凝集试验、补体结合试验或皮内试验。

4. 伤寒性脊柱炎 多发生于伤寒病后期或痊愈后数月至数年。据统计，伤寒病后继发骨髓炎者不足 1%，其中累及脊柱者占 0.2%~0.3%。本病呈亚急性炎症表现，腰痛剧烈伴背肌紧张，白细胞计数减少。X 线早期可见椎体破坏及椎间隙狭窄，晚期形成骨桥。结合伤寒病史、血清学反应及白细胞减少可辅助诊断。

（三）与类风湿关节炎的鉴别

强直性脊柱炎与类风湿关节炎关系密切，曾被归类为"类风湿关节炎（中枢型）"。典型病例鉴别较易，但以外周关节炎为主要表现的强直性脊柱炎易被误诊为类风湿关节炎，尤见于女性、儿童早期及不典型病例，需仔细鉴别。

1. 类风湿关节炎呈全球分布，而本病发病率存在种族差异，且有明显家族聚集性。

2. 类风湿关节炎可见于各年龄段，发病高峰为 30~50 岁；本病多于 10~20 岁起病，高峰在 20~30 岁。

3. 类风湿关节炎女性发病率显著高于男性；本病则以青壮年男性多见。

4. 类风湿关节炎常表现为对称性多关节炎，大小关节均可受累，上肢关节多于下肢；本病多为寡关节炎，大关节受累多于小关节。

5. 类风湿关节炎少见骶髂关节病变，而本病几乎均累及骶髂关节。

6. 类风湿关节炎多仅累及颈椎，而本病可影响全脊柱，通常自腰椎向上发展。

7. 类风湿关节炎一般不引起临床可检测的心脏瓣膜病变，而本病可导致主动脉瓣关闭不全。

8. 类风湿关节炎患者类风湿因子多呈阳性，而本病多为阴性。

9. 类风湿关节炎多与 HLA-DR4 相关，HLA-B$_{27}$ 阳性率与普通人群相当；本病 HLA-B$_{27}$ 阳性率显著增高。

10. 类风湿关节炎病理特征主要为滑膜炎症，而本病以肌腱韧带附着点病变为主。

11. 两病对药物治疗的反应存在差异。

上述特征可为临床鉴别提供依据。

（四）与其他脊柱疾病的鉴别

1. 腰椎间盘突出症 多见于青壮年男性，多急性起病，表现为腰痛伴下肢放射痛，活动后加重。脊柱腰段局部压痛明显，下肢疼痛沿坐骨神经分布。实验室检查血沉、C反应蛋白均正常。需注意部分强直性脊柱炎早期病例可合并椎间盘膨出，对非甾体抗炎药反应良好，此为强直性脊柱炎早期表现之一。

2. 青年性驼背 好发于青年男性，常有过早负重史。驼背呈圆弧形，以胸腰段为主，颈腰椎生理前凸代偿性增大。侧位 X 线片显示胸腰段多个椎体呈前窄后宽楔形改变，受累椎体前后径增大。成年后椎体前缘可见多发骨质增生。骶髂关节正常，血沉无异常。

3. 骨性关节炎与特发性弥漫性骨增生症　本病多见于 40 岁以上人群，性别差异不明显。驼背不显著，脊柱活动轻度受限，好发于颈椎及腰椎。X 线显示骶髂关节正常或仅下缘骨质增生。脊柱可见多个椎间隙狭窄及横向骨质增生，与强直性脊柱炎沿纤维环方向的韧带骨赘不同。患者血沉正常。

4. 特发性弥漫性骨增生症　又称弗莱斯蒂尔病（Forestier 病），病因未明，多见于 50 岁以上中老年人。其脊柱前纵韧带钙化的 X 线表现与竹节样变相似，但患者极少出现腰背痛、晨僵及活动受限等症状。骶髂关节、脊柱骨突关节及椎间隙正常，血沉无升高，与 HLA-B$_{27}$ 无相关性，可与强直性脊柱炎鉴别。

5. 脊柱骨肿瘤　以风湿病症状为主诉的脊柱肿瘤临床并不罕见。髂骨及腰骶椎原发或转移性肿瘤可能被误诊为早期强直性脊柱炎。但其晨僵、腰腿痛与活动休息关系不显著，对非甾体抗炎药反应差。患者全身状况进行性恶化，伴贫血、血沉持续升高，结合影像学检查可明确鉴别。

（五）合并脊柱炎和骶髂关节炎的其他疾病

在银屑病、溃疡性结肠炎、反应性关节炎（Reiter 病）及克罗恩病患者中，部分可并发脊柱炎或骶髂关节炎，其表现与强直性脊柱炎相似。此类患者 HLA-B$_{27}$ 抗原阳性率亦较高。鉴别要点在于原发疾病的识别：

1. 反应性关节炎　好发于青年男性，典型表现为尿道炎、结膜炎、关节炎三联征，可伴皮肤黏膜损害。关节炎多发生于感染后 2~6 周，呈多发性、非对称性，以膝、踝关节多见。90% 患者伴泌尿生殖系统炎症，表现为尿频、尿痛、尿道黏液或脓性分泌物。女性可伴阴道炎、宫颈炎。结膜炎多呈自限性，2~4 周消退，少数出现角膜炎、虹膜睫状体炎。25% 患者出现特征性皮损，如掌跖脓疱疹、溢脓性皮肤角化症，黏膜可见无痛性溃疡。

实验室检查可见白细胞增高、血沉增快、C 反应蛋白阳性，HLA-B$_{27}$ 阳性率为50%~70%。类风湿因子及抗核抗体阴性。X 线早期多无异常，病程较长者可出现骶髂关节炎及脊柱韧带骨赘形成。

2. 银屑病关节炎　2.6%~4% 银屑病患者伴发关节炎，多数先出现皮肤病变，亦可与关节炎同时发生。脊柱炎发生较晚且程度较轻，椎旁钙化少见，韧带骨赘多呈边缘型（纤维环外钙化），形成部分性椎间骨桥，与强直性脊柱炎竹节样改变不同。骶髂关节炎多为单侧或非对称性，无普遍性骨质疏松。关节症状与皮损严重程度常呈同步波动，特征性银屑病皮损具有鉴别价值。

3. 肠病性关节病　溃疡性结肠炎、克罗恩病及惠普尔病（Whipple 病）均可并发脊柱炎，其关节表现及影像学改变与强直性脊柱炎相似。鉴别需依据肠道症状：溃疡性结肠炎表现为血性腹泻、结肠黏膜溃疡；克罗恩病以腹痛、营养障碍、瘘管形成为特征；惠普尔病伴脂肪泻、体重骤降。肠病性关节病 HLA-B$_{27}$ 阳性率较低，克罗恩病患者肠灌注液 IgG 水平升高，而强直性脊柱炎患者 IgG 正常。

（六）强直性脊柱炎合并应力性骨折

此类脊柱损伤虽罕见但易误诊。轻型损伤预后良好，重型合并椎体脱位、假关节形成或脊髓损伤（早发/迟发）则风险极高。患者发生脊柱过伸性损伤时需完善影像学检查以早期诊治。

病理特征包括脊柱关节骨化、韧带钙化、椎间盘钙化及椎体骨质疏松，导致生物力学改变：椎体抗压能力下降、背伸轴心后移、椎间弹性丧失。临床表现为椎体变形、横断骨折及椎间盘前裂隙，此改变系骨质疏松与椎间盘 – 关节突代偿不足共同作用所致。过伸性横断骨折后因脊柱僵硬难以复位，常形成假关节。此类骨折类似长骨骨折，易发生于抗力最弱部位。

（七）强直性脊柱炎的特殊类型

幼年强直性脊柱炎（JAS）指 16 岁前发病者，以骶髂关节炎和脊柱炎为特征，表现为腰背痛、僵直，半数伴外周关节炎。需与幼年特发性关节炎鉴别。根据国际风湿病联盟（ILAR）分类标准，现归入附着点炎相关关节炎（ERA）范畴。

三、辨病与辨证

强直性脊柱炎的临床诊疗应遵循西医学辨病与中医学辨证相结合的原则。通过明确疾病诊断与中医证候分型，可科学指导钩具选择、穴位定位及操作手法的制定，实现精准钩活治疗。

（一）辨病

强直性脊柱炎的辨病需严格遵循诊断标准，首先需符合强直性脊柱炎的病史、临床症状、体征及影像学特征，其次需排除其他疾病。完成系统性评估后，方可建立可靠诊断基础，为后续精准治疗奠定科学依据。

（二）辨证

本病本源在肾，肾为先天之本，主骨生髓，督脉贯脊属肾，总督一身之阳，若肾气充足则督脉盛，骨骼坚强，邪不可侵，反之，先天禀赋不足或后天失调养，导致肾虚督空，外邪乘虚而入，直中伏脊之脉，气血凝滞，筋骨不利，拘挛不同，渐致"尻以代踵，脊以代头"（《素问·痹论》）之状，病位在肝、肾、督脉和足太阳经。肾虚督空为本病内在基础，感受外邪，内外合邪是本病的外在条件。结合病因病机，强直性脊柱炎分为痹证型、痰浊瘀阻型、瘀阻脊背型、余邪未尽型、气血双亏型、先天亏损型共 6 型。

四、中医分型钩活术治疗

根据中医分型的证候特点选用相应腧穴，运用钩活术的各种手法进行综合治疗。

强直性脊柱炎是钩活术的适应证，需排除绝对禁忌证和相对禁忌证，同时进行相关检查，检查结果符合强直性脊柱炎的诊断标准，未发现其他疾病引起的相关症状，经综合辨证分析后确定所选腧穴。因强直性脊柱炎多侵犯中轴关节，根据累及中轴关节部位的不同，选穴时需按照新（魏氏）夹脊穴颈、胸、腰、骶部分别进行选穴钩治。累及髋、膝关节的钩治方法在四肢关节病章节中已有介绍，在此不再赘述。

（一）新（魏氏）夹脊穴组合

1. 强直性脊柱炎病位在颈

根据影像学检查颈椎强直性脊柱炎的结果，并结合临床症状，两者相符，确定病位，准确选取腧穴。

（1）颈脊穴三穴组合

颈$_1$穴 + 颈$_2$穴 + 颈$_3$穴 = C$_1$穴 + C$_2$穴 + C$_3$穴

颈$_2$穴 + 颈$_3$穴 + 颈$_4$穴 = C$_2$穴 + C$_3$穴 + C$_4$穴

颈$_3$穴 + 颈$_4$穴 + 颈$_5$穴 = C$_3$穴 + C$_4$穴 + C$_5$穴

颈$_4$穴 + 颈$_5$穴 + 颈$_6$穴 = C$_4$穴 + C$_5$穴 + C$_6$穴

颈$_5$穴 + 颈$_6$穴 + 颈$_7$穴 = C$_5$穴 + C$_6$穴 + C$_7$穴

（2）颈脊撇穴三穴组合

颈$_1'$穴 + 颈$_2'$穴 + 颈$_3'$穴 = C$_1'$穴 + C$_2'$穴 + C$_3'$穴

颈$_2'$穴 + 颈$_3'$穴 + 颈$_4'$穴 = C$_2'$穴 + C$_3'$穴 + C$_4'$穴

颈$_3'$穴 + 颈$_4'$穴 + 颈$_5'$穴 = C$_3'$穴 + C$_4'$穴 + C$_5'$穴

颈$_4'$穴 + 颈$_5'$穴 + 颈$_6'$穴 = C$_4'$穴 + C$_5'$穴 + C$_6'$穴

颈$_5'$穴 + 颈$_6'$穴 + 颈$_7'$穴 = C$_5'$穴 + C$_6'$穴 + C$_7'$穴

（3）特定取穴

风府穴（头面部症状者配穴）。

风池穴（头面部症状者配穴）。

2. 强直性脊柱炎病位在胸

（1）胸脊穴三穴组合

胸$_1$穴 + 胸$_2$穴 + 胸$_3$穴 = T$_1$穴 + T$_2$穴 + T$_3$穴

胸$_2$穴 + 胸$_3$穴 + 胸$_4$穴 = T$_2$穴 + T$_3$穴 + T$_4$穴

胸$_3$穴 + 胸$_4$穴 + 胸$_5$穴 = T$_3$穴 + T$_4$穴 + T$_5$穴

胸$_4$穴 + 胸$_5$穴 + 胸$_6$穴 = T$_4$穴 + T$_5$穴 + T$_6$穴

胸$_5$穴 + 胸$_6$穴 + 胸$_7$穴 = T$_5$穴 + T$_6$穴 + T$_7$穴

胸$_6$穴 + 胸$_7$穴 + 胸$_8$穴 = T$_6$穴 + T$_7$穴 + T$_8$穴

胸 $_7$ 穴 + 胸 $_8$ 穴 + 胸 $_9$ 穴 = T_7 穴 + T_8 穴 + T_9 穴

胸 $_8$ 穴 + 胸 $_9$ 穴 + 胸 $_{10}$ 穴 = T_8 穴 + T_9 穴 + T_{10} 穴

胸 $_9$ 穴 + 胸 $_{10}$ 穴 + 胸 $_{11}$ 穴 = T_9 穴 + T_{10} 穴 + T_{11} 穴

胸 $_{10}$ 穴 + 胸 $_{11}$ 穴 + 胸 $_{12}$ 穴 = T_{10} 穴 + T_{11} 穴 + T_{12} 穴

（2）胸脊撇穴三穴组合

胸 $_1'$ 穴 + 胸 $_2'$ 穴 + 胸 $_3'$ 穴 = T_1' 穴 + T_2' 穴 + T_3' 穴

胸 $_2'$ 穴 + 胸 $_3'$ 穴 + 胸 $_4'$ 穴 = T_2' 穴 + T_3' 穴 + T_4' 穴

胸 $_3'$ 穴 + 胸 $_4'$ 穴 + 胸 $_5'$ 穴 = T_3' 穴 + T_4' 穴 + T_5' 穴

胸 $_4'$ 穴 + 胸 $_5'$ 穴 + 胸 $_6'$ 穴 = T_4' 穴 + T_5' 穴 + T_6' 穴

胸 $_5'$ 穴 + 胸 $_6'$ 穴 + 胸 $_7'$ 穴 = T_5' 穴 + T_6' 穴 + T_7' 穴

胸 $_6'$ 穴 + 胸 $_7'$ 穴 + 胸 $_8'$ 穴 = T_6' 穴 + T_7' 穴 + T_8' 穴

胸 $_7'$ 穴 + 胸 $_8'$ 穴 + 胸 $_9'$ 穴 = T_7' 穴 + T_8' 穴 + T_9' 穴

胸 $_8'$ 穴 + 胸 $_9'$ 穴 + 胸 $_{10}'$ 穴 = T_8' 穴 + T_9' 穴 + T_{10}' 穴

胸 $_9'$ 穴 + 胸 $_{10}'$ 穴 + 胸 $_{11}'$ 穴 = T_9' 穴 + T_{10}' 穴 + T_{11}' 穴

胸 $_{10}'$ 穴 + 胸 $_{11}'$ 穴 + 胸 $_{12}'$ 穴 = T_{10}' 穴 + T_{11}' 穴 + T_{12}' 穴

3. 强直性脊柱炎病位在腰

（1）腰脊穴三穴组合

腰 $_1$ 穴 + 腰 $_2$ 穴 + 腰 $_3$ 穴 = L_1 穴 + L_2 穴 + L_3 穴

腰 $_2$ 穴 + 腰 $_3$ 穴 + 腰 $_4$ 穴 = L_2 穴 + L_3 穴 + L_4 穴

腰 $_3$ 穴 + 腰 $_4$ 穴 + 腰 $_5$ 穴 = L_3 穴 + L_4 穴 + L_5 穴

（2）腰脊撇穴三穴组合

腰 $_1'$ 穴 + 腰 $_2'$ 穴 + 腰 $_3'$ 穴 = L_1' 穴 + L_2' 穴 + L_3' 穴

腰 $_2'$ 穴 + 腰 $_3'$ 穴 + 腰 $_4'$ 穴 = L_2' 穴 + L_3' 穴 + L_4' 穴

腰 $_3'$ 穴 + 腰 $_4'$ 穴 + 腰 $_5'$ 穴 = L_3' 穴 + L_4' 穴 + L_5' 穴

4. 强直性脊柱炎病位在骶髂关节

骶脊穴三穴组合

骶 $_1$ 穴 + 骶 $_2$ 穴 + 骶 $_3$ 穴 = S_1 穴 + S_2 穴 + S_3 穴

骶 $_2$ 穴 + 骶 $_3$ 穴 + 骶 $_4$ 穴 = S_2 穴 + S_3 穴 + S_4 穴

（二）选穴与补泻

根据影像学检查与临床表现进行辨证分析，选取相应腧穴配伍。依据临床症状缓解程度，经综合评估后确定是否实施二次钩活术，此时应选用对应腧穴组合。特殊情况下，第 2~3 次治疗可选用十二正经腧穴或阿是穴。

配穴应用需遵循以下原则：①辅助配穴以 2~3 穴为宜，亦可不予加配；②遵循实则泻之、虚则补之的治疗原则；③准确运用补法、泻法及平补平泻手法。

（三）选钩原则

根据疾病轻重辨证选择巨类、中类、微类钩鍉针，根据补泻法辨证选择内板、内刃型钩鍉针。

（四）钩深（深度）

进入皮肤，深达病灶为之钩治深度，患者胖瘦差异不同其深度亦不同。

1. 颈椎进入深度为 1.15~1.49cm，垂直深度为 0.61~1.07cm。
2. 胸椎进入深度为 1.00~1.53cm，垂直深度为 0.91~1.50cm。
3. 腰椎进入深度为 1.77~2.20cm，垂直深度为 1.75~2.20cm。
4. 骶椎进入深度为 1.20~1.80cm，垂直深度为 1.20~1.80cm。
5. 透穴进入深度为 2.50~3.50cm，垂直深度为 0.50~0.80cm。

（五）钩角（钩进角）

钩活术操作过程中，钩针与所钩治腧穴表面进针的角度为钩进角度，简称钩进角。

1. 颈段倾斜 45° 角。
2. 胸段倾斜 55° 角。
3. 腰段倾斜 85° 角。
4. 骶段倾斜 90° 角。
5. 透穴倾斜 5° 角。

（六）手法与钩法

手法：颈胸椎新（魏氏）夹脊穴倒八字钩提法；腰椎新（魏氏）夹脊穴钩提法；透穴分离法；阿是穴钩提法。

钩法：颈腰椎新（魏氏）夹脊穴单软或双软钩法；胸椎新（魏氏）夹脊穴浅单软钩法；阿是穴单软钩法。

强直性脊柱炎治疗总则为"三单透"。"三"是：①三穴组合；②两两相邻平行相透（横透、纵透），每组透刺三次；"单"指单软（浅单软、轻单软、中单软、重单软）；"透"即透穴。

（七）钩度

颈、腰椎以 4~7 分为准；胸椎以 2~3 分为准；透穴以 0.5~1 分为准。严格遵循"宁可不达，不可过度"原则。

五、病案举例

车某，男，25 岁，石家庄市新乐人，无业。

初诊：2016 年 2 月 10 日。

主诉：腰部疼痛、僵硬 3 年。

现病史：患者 8 年前确诊为强直性脊柱炎，夜间及固定姿势后加重，重则夜晚痛醒，活动后重新入睡，时有髋部疼痛，晨僵，活动后减轻，热敷后减轻，遇冷加重，与天气变化有关。二便尚可。曾口服"止痛片"，疼痛能缓解，过时依旧，锤击敲打后也可暂时缓解。

既往史：强直性脊柱炎确诊 8 年。

家族史：无家族遗传史。

查体：平腰，腰椎各方向活动受限，枕－墙距 5cm，胸廓活动度 4cm，Schober 试验（＋），骶髂关节压痛，心、肺、腹未见异常，血压 120/80mmHg。舌淡，苔薄白，脉沉迟。

辅助检查：血常规、尿常规、心电图、血糖检查无异常。ASO（－）、RF（－）、ESR 正常，C 反应蛋白升高，$HLA-B_{27}$（＋）。

影像学检查：X 线示腰椎顺列尚整齐，T_{12}~L_2 脊柱呈竹节样改变，生理前凸存在，各椎间隙未见明显变窄，L_5 椎体许莫氏结节后移加深，L_1~L_5 椎体缘唇样骨质增生，椎前可见腹主动脉管状钙化影，双侧骶髂关节骨性融合（图 2-6-1、图 2-6-2）。

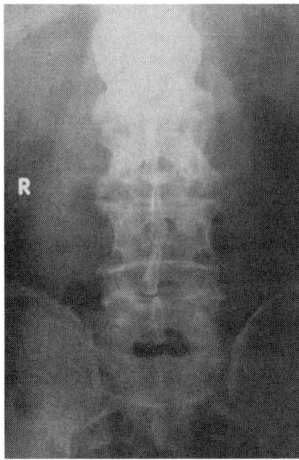

图 2-6-1　X 线正位片　　　图 2-6-2　X 线侧位片

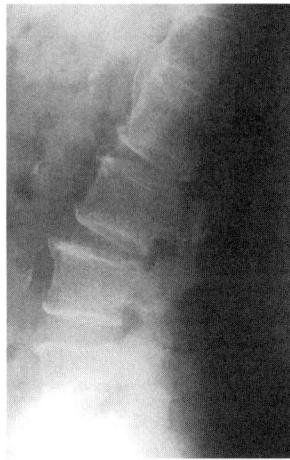

中医诊断：痹证型强直性脊柱炎。

西医诊断：强直性脊柱炎。

治法：祛风除湿，活血通络。

治疗：钩活术疗法。

	选穴	钩锟针	钩法与钩度	手法与钩角
主穴	L_1 穴 +L_2 穴 +L_3 穴	巨类腰椎型	中单 5 分	钩提法 85°
透穴	L_1 穴 +L_2 穴 +L_3 穴	微类内板 3.5 型	三单透 1 分	分离法 5°
配穴	足三里	微类内板 4.5 型	单软 1 分	钩提法 90°

按照《钩活术操作规范》完成钩活术操作。完成两两相邻平行相透的"三单透"。

二诊：2016 年 2 月 17 日，腰部疼痛减轻，僵硬稍好转。

治疗：

	选穴	钩鍉针	钩法与钩度	手法与钩角
主穴	L_1' 穴 +L_2' 穴 +L_3' 穴	巨类腰椎型	中单 5 分	钩提法 85°
透穴	L_1' 穴 +L_2' 穴 +L_3' 穴	微类内板 3.5 型	三单透 1 分	分离法 5°
配穴	三阴交	微类内板 3.5 型	单软 1 分	钩提法 90°

按照《钩活术操作规范》完成钩活术操作。完成两两相邻平行相透的"三单透"。

三诊：2016 年 2 月 24 日，腰痛及僵硬好转，晨僵较治疗前有改善。

治疗：

	选穴	钩鍉针	钩法与钩度	手法与钩角
主穴	L_3 穴 +L_4 穴 +L_5 穴	中类内板 4.5 型	单软 3 分	钩提法 85°
透穴	L_3 穴 +L_4 穴 +L_5 穴	微类内板 3.5 型	三单透 1 分	分离法 5°

按照《钩活术操作规范》完成钩活术操作。完成两两相邻平行相透的"三单透"。

四诊：2016 年 3 月 3 日，腰痛及僵硬明显好转，晨僵较治疗前明显改善。

随访：2017 年 3 月 3 日电话随访，上述症状无复发。天气变化时有不适，但症状可自行缓解，嘱其避风寒、慎劳作，注意日常养护。

【按语】

此例患者患强直性脊柱炎多年，因风寒湿邪侵袭经络，气血运行不畅，腰部经络痹阻所致，症见腰部筋脉拘急，疼痛僵硬，遇寒加重，得热则缓。采用新（魏氏）夹脊穴 L_1、L_2、L_3 单软透刺法，配合三阴交、足三里穴平补平泻手法，疏通病灶部位，使筋脉气血畅通。"三单透"是强直性脊柱炎的核心治疗手法，经 3 次治疗后患者症状较前明显改善。该患者日常需注意避风寒、慎劳作，调整工作环境，增强体质，预防疾病复发。

第三章　钩活术 2G 技术临床应用

钩活骨减压术是利用硬组织类钩鍉针（一次性使用钩活术钩鍉针刺探针），通过中华钩活术流派技术（钩活术技术）十针法中的钻法、抽法，结合手法操作中的触骨法、钻骨法，对硬组织骨进行打孔和骨髓液抽吸，从而实现骨腔内减压、骨腔外骨松质减张，改善骨内循环并纠正力学平衡的中医治疗技术。该技术为中华钩活术流派技术体系的重要组成部分，属于硬组织治疗范畴的钩活术 2G 技术。

第一节　骨内高压症

骨内压又称骨髓内压或骨髓压，指骨的血流动力学在骨腔内或骨质间隙内所产生的混合压力。该压力反映不同部位骨质腔隙及骨髓组织间隙的压力状态，由组织压和血管动力压共同构成，是评估骨内血流动力学与骨内循环状态的重要指标。在生理状态下，骨内血液循环与骨外软组织血液循环通过动态平衡机制，使骨内压维持在相对稳定水平。骨血流与骨内压之间通常呈现为平行关系，骨内压的数值变化能够反映骨血流的生理状态。当骨内血液循环受到病理因素影响时，可导致骨内压异常升高或降低，形成骨内高压或骨内低压的病理状态。其中，骨内高压特指因骨内血流动力学异常引发的持续性骨内压增高病理过程。

骨内高压症（intraosseous hypertension，IOH）指以骨内高压为特征性病理改变的病症，临床表现为局部骨关节顽固性疼痛，其典型特征包括患部呈现特征性静息痛或夜间痛，通过钻孔减压术可迅速缓解或消除静息痛，且疗效持久。该病理概念的提出为临床诊治骨关节疼痛提供了新的理论依据。科学利用钻孔减压原理的钩活术技术，在治疗此类静息痛或夜间痛方面展现出独特优势。

一、发病机制

骨内高压是指在某些病理因素作用下，骨内压持续高于正常生理水平的一种病理性改变。其病因机制研究始终是学界关注的重点领域。目前，骨内静脉淤滞学说已被学界普遍认同为导致骨内高压的关键病理因素，而骨内微循环障碍则构成其核心病理基础。从生理机制分析，当骨髓微循环普遍扩张且骨髓腔内容物体积增加时，由于骨性腔隙的相对密闭特性，其自身缓冲调节能力受限，从而导致骨内压力异常升高。在病理状态下，若骨内静脉回流系统出现广泛性受阻或完全阻塞，将引发骨内压持续性上升，表现为髓内动静脉压差降低、骨内毛细血管血流量减少及血流淤滞状态。这种病理改变可继发炎性渗出、骨间质水肿等组织反应，进一步加剧骨内静脉回流障碍与组织受压，由此引发血流动力学与血液流变学的系列异常改变。在此过程中，血液瘀滞程度的加重与骨内高压形成互为因果的恶性循环，最终推动骨内高压病理进程的持续发展。正是这种自我强化的病理机制，导致骨内压呈现持续性升高状态，并由此产生特征性临床症状。

二、骨内压的测量

目前国内外进行骨内压测量主要有以下两种方法：

（一）直接法

在被测量的骨骼上，做一完整保留骨内膜的开窗术，然后将微型压力传感器直接置于骨内膜表面进行骨髓腔内压力测量。尽管该方法对骨内压力变化反应灵敏，可详细观察骨内压动态变化，但存在操作难度大、易导致失败、对患者创伤较大及无法测量松质骨压力等局限性。

（二）间接法

采用骨穿针式套管针经皮穿刺进入骨髓腔，拔出针芯后连接聚乙烯导管（内充100~500mL 肝素生理盐水），通过压力传感器及显示系统进行体外测量。目前国内外学者多采用此间接测量法，但存在以下不足：测量系统组件复杂、传导路径长、操作步骤烦琐、测量精度较低，且每次测量后需重新校准传感器及仪表。

临床常用测量方法：患者取仰卧位，膝关节微屈 5°~10°，分别选取髌骨前面近基底部、股骨内上髁最高点上方约 1.5cm 处及胫骨结节内侧平面作为进针点。以 2% 利多卡因行局部浸润麻醉至骨膜下层，采用 16 号髂骨穿刺针在髌骨进针点与骨面呈 60°夹角斜向髌骨下极穿刺至松质骨；股骨远端与胫骨近端则使用 26 号骨髓活检穿刺针垂直骨皮质表面旋转刺入松质骨。取出针芯后，向穿刺针套管腔及套口缓慢注满肝素生理盐水，即刻连接骨内压测量仪与记录仪，待压力稳定后读取数值即为基础骨内压值。

三、骨内高压的诊断

1. 简易骨内压测量

（1）在患者大腿上段使用气囊止血带加压阻断下肢浅静脉回流，造成髓内静脉淤血，5 分钟后观察患肢疼痛反应。若出现疼痛加重或新发疼痛为阳性，反之为阴性。

（2）骨内压测量仪检测。

（3）局部加压法测量，即以双手拇指叠加对患处施加压力，若引发显著疼痛或难以耐受的敏感点为阳性，此因外力压迫导致骨内压骤升所致。

2. 影像学检查　X 线、超声、CT、MRI 等检查可见病变骨组织结构改变，包括骨质退变（如骨质增生）、骨形态异常（如病骨外形改变、关节变形）等征象。

3. 临床症状　以持续性疼痛、麻木及功能障碍为主要表现，部分病例可见典型静息痛和 / 或夜间痛。

4. 体征　查体可见局部压痛敏感、骨性畸形、步态异常（跛行）及关节活动受限等表现。

同时符合上述 1、2、3、4 项标准方可确诊为骨内高压症。

四、骨内高压的防治

骨内高压是骨科诸多疾病的重要病理生理环节，常出现于疾病早期阶段。因此，若能有效阻止骨内高压的形成与发展，将对相关疾病的进展及预后产生重要影响。探索理想的防治骨内高压发生发展的干预措施，如特定药物干预方案，将成为后续研究的重点方向。

（一）治疗

当前骨内高压的临床治疗可分为手术疗法与药物疗法。减压术是治疗骨内高压的有效手段，截骨术、骨皮质或骨松质开窗术、髓芯减压术、钻孔减压术、经皮穿刺骨减压术等均为既往采用的有效术式。多项研究证实，减压术治疗骨内高压的作用机制可能包括：

1. 改善骨组织静脉回流。

2. 改善血流动力学状态。

3. 减压孔道新生血管形成，促进骨内外循环通路重建。

4. 阻断骨内高压相关的病理恶性循环，促使骨内微循环及代谢状态恢复正常。

因此，即便减压孔闭合或截骨部位愈合后，仍可持续维持骨内压于正常范围。最新研究表明，股动脉外膜交感神经网剥脱术为下肢骨内高压的新型治疗方式，其作用机制在于肢体血管舒缩功能主要受交感神经调控，该术式可通过改善骨内血流灌注、降低血液瘀滞实现治疗效果。

（二）预防

基于近年对骨内高压病理本质的深入研究，学界普遍认为其属于中医学"血瘀证"范畴，这为中医药干预骨内高压提供了理论依据。活血化瘀类中药治疗骨内高压的作用机制主要体现在：改善机体"血瘀"病理状态，纠正血流动力学异常指标，调节全身及骨内微循环障碍，修复骨髓微循环超微结构病理改变，阻断骨内高压病理进程的恶性循环，促使骨内微循环及内环境逐步恢复，最终实现骨内压正常化。目前临床常用给药途径包括静脉滴注、肌内注射、口服及局部给药四种方式。物理疗法的临床价值已获实践验证，其中具有活血化瘀、舒筋通络功效的中医手法治疗，以及对于延缓静脉淤滞所致骨关节炎进程具有积极意义的超短波治疗应用较为广泛。需要强调的是，骨内高压作为骨科多种疾病发展过程中的关键病理生理环节，往往在疾病初期即已显现。因此，及时干预骨内高压的发生发展，对相关疾病的转归具有重要临床意义。

五、骨内高压与骨性关节病的关系研究

骨内压是反映骨内血流动力学状态的重要客观指标。退行性膝关节病变常伴随骨内高压，其与膝关节退变所致疼痛存在密切关联。早在 20 世纪 30 年代，已有学者发现骨内静脉淤滞可引发局部生化环境改变，导致软骨母细胞活动紊乱、基质合成异常，最终引发软骨萎缩。研究表明，静脉血中高浓度二氧化碳可作为诱导因子，促使骨化区细胞向成骨方向分化，同时红细胞数量增加有助于稳定淤血区 pH 值，增强碱性磷酸酶活性，打破骨生成与吸收的平衡状态，促进骨形成。骨内压持续升高可引发骨内静脉窦扩张，形成囊性变、骨硬化及骨小梁增粗等病理改变，病变由干骺端逐渐累及关节面，最终导致骨关节病发生。研究证实，骨内压升高会缩小动静脉压差，减少营养血管灌注，引发骨小梁营养障碍性损伤；骨小梁修复改建过程中形成的骨质硬化，将增加软骨下骨硬化梯度，降低震荡吸收能力，使关节软骨承受压力增大；同时硬化软骨下骨还可改变关节构型，影响软骨与骨的生物力学特性。上述病理改变共同加剧关节软骨损伤，促进退行性变及骨关节炎发展。因此，骨内高压引发的血流动力学异常、血液流变学改变及骨微循环障碍，通过代谢与生化途径导致骨组织结构及生物力学特性改变，长期持续最终引发骨关节病变。

（一）骨内高压对关节软骨的影响

持续性骨内高压对远端关节软骨产生显著损害，表现为软骨细胞分泌金属蛋白酶 –1（MP–1）、基质金属蛋白酶 –3（MMP–3）增加，导致软骨基质胶原与蛋白多糖降解加速。刘炯等通过家兔实验发现，软骨损伤程度与骨内高压持续时间呈正相关，其中 MMP–1 与 MMP–3 已被确认为骨关节炎特征性生物标志物。王力民等对比分析膝骨关节炎组与对照组（外伤截肢或半月板损伤手术患者）关节液成分，发现两组 MMP–3 与前列腺素 E_2（PGE_2）含量存在显著相关性（$P < 0.01$）。刘炯团队进一步通过家兔股骨远端关节软骨 II 型胶原天狼猩红染色显示，未行钻孔减压组（持续骨内高压）胶原面积密度显著降低（$P < 0.05$），证实持续骨内高压可导致软骨基质胶原流失，且损伤程度随时间进展加重。现有研究充分证明关节软骨损伤是骨关节炎核心病理改变，这提示骨内高压可能是骨关节炎的重要致病因素。

（二）骨内高压与疼痛相关性研究

关于骨内高压与疼痛关联性的研究结论存在分歧。乔纳森·李（Jonathan H.Lee）通过髋膝关节 MRI 研究发现，无骨关节炎人群中，膝关节疼痛组存在骨内高压，而无痛组未出现该现象，提示输入输出压差（IOP）增大可能诱发膝关节疼痛。然而内雄和

（Uchio Y）等对比研究 11 例骨坏死患者与 11 例内侧膝关节炎患者，发现内外侧髁 IOP 无显著差异，表明骨内高压与骨关节炎严重程度并非线性相关。这些研究结果与前文所述骨内高压致病学说存在矛盾。

孙刚与内雄和（Uchio Y）等研究指出，静息状态下因肌肉泵作用消失，骨静脉淤滞加重导致 IOP 进一步升高，同时副交感神经张力增强引发骨内血管扩张，可能诱发静息痛或夜间痛。但临床观察显示，骨关节炎患者多表现为胫骨内侧髁负重痛（如蹲起动作时加重），静息时缓解，这与骨内高压相关静息痛特征存在差异。

综合现有证据推测，骨内高压与骨关节炎可能形成互为因果的病理循环，当骨内压超过特定阈值时可能诱发关节疼痛。但具体压力阈值范围及两者相互作用的分子机制仍需深入探究。关于副交感神经拮抗剂调控 IOP 的可行性，目前尚未见文献报道，有待后续研究验证。

六、结论

骨内高压症是以骨内压升高为特征性病理生理改变，临床表现为局部骨关节顽固性疼痛的疾病状态，多出现于相关疾病早期阶段，典型症状包括静息痛及夜间痛等。该病症的提出为临床诊治骨关节疼痛提供了新的理论依据与干预方向。

髓芯减压术与钻孔减压术是治疗骨内高压症的经典手术方式。最新研究显示，股动脉外膜交感神经网剥脱术为下肢骨内高压的新型治疗手段，其作用机制在于肢体血管舒缩功能主要受交感神经调控，通过剥离股动脉外膜交感神经网，可改善骨髓腔血流灌注状态，降低血液淤滞程度。

需要强调的是，骨内高压作为骨科多发病理过程中的关键环节，常于疾病初期即已显现。因此，有效控制骨内高压症的发生发展，对相关疾病的转归具有重要临床价值。现有研究表明，手术干预联合物理疗法及药物治疗的综合方案，在防治骨内高压症进展方面显示出较好的临床效果。

钩活骨减压术通过整合经皮穿刺骨膜刺激术、经皮穿刺钻孔减压术及经皮穿刺髓芯减压术三种术式优势，形成智能化治疗方案，对骨内高压症引发的静息痛、夜间痛及顽固性疼痛具有显著缓解作用。

第二节　检查与诊断

中医诊疗强调望、闻、问、切四诊合参，病史采集与体格检查是临床医师确立诊断的重要依据。要准确获取病史信息与查体结果，临床医师需具备以下专业素养：深入理解与钩活骨减压术相关的解剖结构、生理功能及病症临床表现；熟练掌握各类检查方法的操作规范；具备综合分析病史与检查数据的能力。因此，医师的专业技术水平与职业态度是确保临床资料准确性的关键因素。

在病史采集过程中，原则上应引导患者按病程发展时序自主叙述。对于表述能力欠佳者，医师需运用恰当的沟通技巧进行启发式问诊；针对可能影响诊断的关键病史要素，应及时进行补充询问。需特别注意的是，某些细微病史信息的遗漏可能导致临床判断偏差，因此需保持严谨的诊疗态度。

一、病史采集

病史采集应体现骨内高压症的特点。

（一）一般项目

姓名、性别、职业、年龄、住址、电话、嗜好、饮食、既往史、疼痛伴随症状、疼痛性质、部位、时间、诱因等。

（二）问诊

1. 一般问诊　重点询问患者疼痛、麻木的部位、性质、规律；就诊前治疗情况，有无手术史；其他慢性病如高血压、糖尿病、心脏病等，是否口服抗凝药物，特别是达比加群酯、利伐沙班、肝素制剂、华法林、阿司匹林等。若患者在用药期间，需特别注意凝血四项指标，防止出血风险。

2. 疼痛问诊

（1）头痛：指整个头部或局部疼痛，临床常见于外感、内伤、痰饮、瘀血等证型，需详细问诊并辨证分析。

（2）颈项痛：可见于外感及太阳经病变。项痛连头者多属太阳经气郁滞；颈痛引肩胛者为手太阳经病变；颈项痛引肩背腰部则提示邪伤肾经。外伤性颈项痛多表现为单侧放射痛，特征为夜间痛及静息痛。

（3）肩痛：常见于手太阴肺经、手阳明大肠经、手太阳小肠经、手少阳三焦经病变。

（4）臂痛：臂部筋骨剧痛伴酸沉重着者，多属痰湿阻滞、气血运行不畅。

（5）背痛：多由瘀血阻滞所致。

（6）胁痛：指单侧或双侧胁肋部夜间痛及静息痛。胁部定位为乳下两侧至肋骨尽处，其下为季胁。该区域属足厥阴肝经与足少阳胆经循行部位。

（7）腰痛：表现为腰脊正中或单侧 / 双侧腰部夜间痛及静息痛。因腰为肾之府，故与肾脏功能关系密切。

（8）骶尾痛：腰以下至尾骨部夜间痛及静息痛，多见于外伤。

（9）关节痛：胀痛属气滞证；刺痛属瘀血证；刀割样疼痛多因热灼或瘀血阻滞；牵引痛（掣痛）多由经脉阻滞所致。

（三）压痛检查

需熟悉局部解剖结构，明确体表标志及分区。先让患者指认疼痛部位及范围，检查者用拇指指腹由外周健康组织向病变区逐步触诊。手法遵循先轻后重、由浅入深原则，避免暴力操作。需评估压痛反应的部位、深度、范围、程度及性质。局部深压痛、骨性压痛及压敏点提示骨内高压可能。

（四）皮下组织及骨触诊

1. 颈肩腰背骨关节诊疗中需重点检查深压痛及压敏痛。

2. 定时性疼痛（如晨起、午后、夜间加重）具有临床意义。腰痛夜间加重者多属瘀血阻滞、经络不通。

3. 女性经前疼痛多属实证。

二、实验室检查

遵照中国中医药出版社 2022 年 8 月出版的《钩活术技术标准》中医微创钩针（钩活术）技术感染预防与控制指南（T/CARDTCM 009–2022）的术前检查要求。

1. 血常规、尿常规。

2. 红细胞沉降率（ESR）。

3. 凝血四项。

4. 血清尿酸（UA）测定。

5. 传染病四项，肝肾功能，血糖。

6. 抗链球菌溶血素 O（ASO）测定。

7. 类风湿因子（RF）与凝集试验。

8. 血清钾测定。

9. 尿液检查。

三、心电检查

心电图常规检查。

四、X 线检查

普通 X 线检查是颈肩腰腿痛的常规检查：其原理基于人体各组织对 X 线的自然吸收差异，在胶片上形成黑白对比影像。多数骨关节疾病可通过摄片表现进行定性、定量诊断或定位判断。摄片类型包括普通 X 线摄片（平片）和特殊 X 线摄片。平片主要用于观察骨骼密度、皮质形态、骨小梁分布及周围软组织状况，结合临床体征可决定是否需要进一步特殊检查。

平片常规投照体位包括正侧位、双斜位及功能位，适用于显示脊柱椎弓根、椎间孔、关节突及骶髂关节等结构。这些部位病变在正侧位常显示不清，需辅以斜位片。

骨与关节的正常与非正常 X 线表现：

1. 软组织　其密度较骨组织低，呈均匀性中等密度增高阴影。皮肤、皮下脂肪、肌肉、肌间隔、肌间脂肪的 X 线征象可形成自然对比。

2. 骨膜　正常情况下，覆盖于骨皮质外层的骨膜均不显影。如骨皮质外可见骨膜影像，即表示骨膜异常。由于骨膜内含有丰富神经末梢，故异常时可引发疼痛。

3. 骨皮质　位于骨的最外层，X 线显示为密度增高的连续性均匀阴影，骨干中部较两端厚，至骨端仅呈一薄层线状。但某些关节因功能需要，骨端关节面皮质亦可稍增厚。其外缘光滑，营养血管穿过骨皮质的滋养孔，呈光滑细管状密度减低阴影。在肌肉或肌腱附着处，可见局限性凹陷或隆起，边缘欠光滑，这些部位常为临床软组织疼痛的手法治疗点。但桡骨的肱二头肌粗隆、肱骨的三角肌粗隆，以及胫腓骨或尺桡骨的骨间膜附着处骨间嵴等部位，骨皮质可出现凹凸不平或隆起、凹陷及切迹，边缘光滑，需注意与病理情况鉴别。

4. 骨松质　骨松质密度较骨皮质低，内含骨小梁结构，X 线下显示为密度减低的网状阴影。干骺端骨松质较多，骨小梁排列呈海绵状，显影较清晰；骨干部位骨松质较稀薄，且因骨皮质遮蔽不易显影。骨小梁数量受年龄、性别及部位影响，其排列方向遵循应力优势方向，并有交叉小梁连接，如股骨颈及跟骨等部位。

5. 骨髓腔　位于远离关节面的长骨干中段，此处松质骨显著减少或缺失，由髓腔取代，其内填充脂肪及造血组织，X 线片常难以清晰显示；若可显示时，则表现为模糊无结构的密度减低透亮区。

6. 关节间隙　四肢关节由两个或两个以上骨端构成。骨端关节面覆盖透明软骨，X 线片上两关节面间透亮间隙代表透光的关节软骨。实际由软骨覆盖的两关节面之间隙极为狭窄而不可见，本质上属于潜在间隙。当关节腔内积液量足够分离关节面时，X 线片透亮间隙即代表关节软骨与关节腔总和。正常人体各关节软骨厚度存在差异，大关节一般为 2~4mm，小关节为 0.2~0.5mm。关节囊在 X 线片上不可见。关节间隙增宽或狭窄均属异常，临床常表现为不同病因所致的关节疼痛。

7. 关节面　由骨端骨皮质构成，表面覆盖关节软骨，边缘光滑。

8. 滑膜及关节囊　正常 X 线片不显影。若关节积液肿胀时，因密度增高及周围软组织对比，可显现致密膨隆阴影。

9. 韧带　多跨越两骨或多骨之间，由关节囊局部增厚形成带状结构，通常 X 线片不显影，大关节偶可见及。临床因炎症或外伤所致关节周围韧带疼痛时，X 线影像多表现为模糊，有助于早期诊断。

10. 关节周围脂肪阴影　关节囊外脂肪垫及软组织间脂肪线，X 线片均呈透亮低密度阴影区，发生病变时可表现为阴影变形、移位、模糊或消失。

11. 脊柱　正位片中，自颈椎至尾椎排列成直线。椎体呈横置长方形，棘突与椎体重叠于中线，横突向两侧延伸呈横宽条状影。椎弓根位于椎体两侧外上部，呈致密环状影；腰椎段两侧可见三角形腰大肌影。侧位片中，成人脊柱形成 4 个生理曲度，即颈椎前凸、胸椎后凸、腰椎前凸、骶尾椎后凸。侧位观椎体形态更清晰，呈长方形，两椎体间半透亮区称椎间隙。

12. 死骨　部分骨质血供中断后发生坏死、脱落形成死骨，其 X 线表现为密度增高的条块状阴影，周围环绕透亮区，常见于慢性骨髓炎。

13. 骨膜改变　骨膜可因炎症、肿瘤、创伤等刺激发生增生性反应，产生骨化使原本不显影的骨膜显影。X 线表现包括骨骼增粗或不规则隆起，骨膜反应形态多样。①线状型（平行型）：与骨皮质平行的线状阴影，多见于急性炎症初期；②层状型（葱皮型）：多层线状阴影如葱皮，可见于炎症或恶性肿瘤；③垂直型：与皮质垂直的针状突起，常见于恶性肿瘤；④放射型（日光型）：自皮质向周围软组织放射状延伸，为骨肉瘤特征性表现之一；⑤花边型：骨膜新生骨呈花边状隆起于骨干，多见于慢性骨髓炎；⑥ Codman 三角：病灶与正常骨交界处三角形骨膜反应，见于恶性肿瘤及化脓性骨髓炎等。增生骨膜新生骨可被肿瘤破坏吸收，被顶起的邻近正常骨膜反应活跃，新生骨形成迅速呈三角形致密影（亦称袖口征），可再被破坏而逐渐缩短或消失（图 3-2-1）；⑦骨膜包壳形成。上述骨膜反应可合并存在。

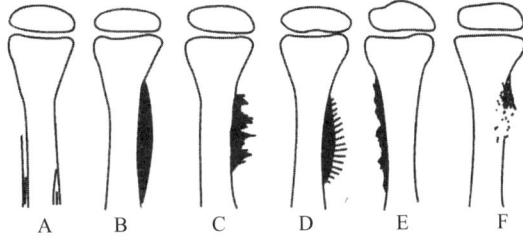

A. 平行性；B. 葱皮状；C. 垂直针状；D. 放射状；E. 花边形；F. 三角形、袖口征。

图 3-2-1　骨膜增生的各种 X 线表现

五、CT 检查

CT 是利用 X 线对人体层面进行扫描，获取信息后经计算机处理获得重建图像的检查技术。

（一）四肢及关节 CT 检查的适应证

CT 可早期识别骨与关节退行性改变，对代谢性疾病所致骨矿物质含量变化具有评估价值。CT 扫描能明确诊断骨骺分离、股骨头无菌性坏死等病变。

（二）脊柱、脊髓 CT 检查的适应证

脊柱与脊髓 CT 凭借良好的密度分辨率，可清晰显示椎骨及椎管内外软组织结构。通过横断扫描、多平面重建技术及 CT 脊髓造影等方法，能完整呈现脊柱复杂解剖结构，准确观察椎间孔形态与大小、椎骨及椎间关节结构，以及脊髓、神经根、蛛网膜下腔、大血管和椎旁肌肉等软组织。其获取的某些信息为常规检查所不能及，临床主要适用于：

1. 椎间盘突出症　临床症状多由突出髓核压迫硬膜囊及神经根所致。CT 检查采用窄窗宽技术可分辨髓核与硬膜囊密度差异，清晰显示硬膜囊受压移位情况。该检查对坐骨神经痛鉴别诊断具有重要价值，因退变骨质及软组织可突入侧隐窝与椎间孔，而肿瘤、脓肿及其他盆腔占位病变亦可压迫神经根、腰骶丛或坐骨神经，产生类似椎间盘突出症状。

2. 椎管狭窄症　CT 是诊断和定位椎管狭窄的准确方法，可观察椎管形态，测量其前后径及截面积，明确骨性与软组织性管壁异常，如骨质增生、椎小关节突肥大、黄韧带及后纵韧带增厚钙化等。

3. 骨折及脱位　X 线平片易漏诊椎弓骨折及骨折块突入椎管或椎间孔的情况，而CT 能精确评估病变对椎管及椎间孔的侵犯程度。此外，CT 不仅能确诊寰椎骨折，还可评估腰骶椎骨折脱位移位程度，明确下腹部及盆腔软组织损伤情况。

4. 先天性异常　CT 兼具骨与软组织显影优势，可全面评估脊柱先天性畸形。

六、MRI 检查

磁共振成像（MRI）是利用原子核在磁场内共振产生的信号经重建形成图像的检查技术。MRI 技术的临床应用推动了脊柱疾病等领域的影像诊断发展。相较于其他影像学方法，其优势在于可获取横断面、冠状面及矢状面图像以显示病变解剖结构及病理改变，且具有无电离辐射的安全特性。

（一）四肢及关节 MRI 检查的适应证

1. 关节疾病　MRI 可清晰显示关节肌腱、神经、血管、骨及软骨等结构，在膝关节与髋关节检查中应用广泛。

膝关节 MRI 主要用于评估半月板及韧带损伤。半月板撕裂多发生于后角，矢状位 T_2 加权像（T_2WI）对断裂处信号增高显示敏感，T_2WI 还可显示关节腔积液及出血征象。MRI 诊断准确率可达 90% 以上，较关节造影及关节镜检查更具敏感性。冠状位 T_1 加权像（T_1WI）可显示膝关节外伤所致胫、腓侧副韧带撕裂，表现为韧带连续性中断；矢状位 T_1WI 可观察十字韧带撕裂，表现为低信号韧带内出现高信号及形态不规则。此类损伤在 X 线或 CT 检查中难以清晰显示。

髋关节 MRI 主要用于股骨头无菌性坏死的早期诊断及疗效评估，其征象出现早于 X 线、核素显像及 CT 检查，且具有特征性表现：冠状位 T_1WI 及 T_2WI 可见股骨头内带状或半月形低信号区，关节面侧伴信号强度异常。

此外，MRI 对手部腱鞘囊肿、肩袖损伤及踝关节外伤的诊断亦具有辅助价值。

2. 四肢骨骼病变　MRI 成像中皮质骨无信号产生，松质骨呈微弱信号，含脂肪骨髓显示为高信号。当信号特征发生改变时，提示可能存在骨骼病理性改变，有助于检测肿瘤转移及骨质破坏。

（二）软组织病变

MRI 可有效诊断肿瘤、血肿、脓肿、滑膜囊肿等软组织病变，能准确定位病灶范围及其与邻近结构关系，但对病变性质的鉴别诊断存在局限性。

1. 颈椎病、颈椎后纵韧带骨化症　MRI 断层扫描对脊髓型颈椎病及后纵韧带骨化的显示优于 CT 检查。MRI 可直接显示椎间盘突出、骨赘形成及后纵韧带骨化对脊髓的压迫情况，尤其对颈胸段移行区脊髓受压状态的评估具有优势。

2. 腰椎椎管狭窄及滑脱　MRI 可清晰显示椎管狭窄及椎体滑脱继发的椎间盘退变，并能观察病变与蛛网膜下腔的解剖关系；但对神经根细微改变的诊断价值有限，仅适用于部分特殊病例。

3. 脊髓肿瘤　MRI 可明确脊髓肿瘤的位置、范围及其与神经轴的关系（如髓内或髓外、硬膜内或硬膜外），并能显示肿瘤形态学特征及组织构成特点，为肿瘤性质判断提供依据。

4. 股骨头无菌性坏死　MRI 在股骨头无菌性坏死诊断中具有以下优势：①采用射频电磁波成像，无电离辐射损伤；②大范围多平面成像可全面显示病变细节；③快速扫描技术能获取多参数图像，为临床诊断提供可靠信息。

此外，MRI 对先天性畸形及股骨头无菌性坏死的诊断价值较 CT 更具优势。

第三节　颈椎骨内高压症

颈椎位于脊柱之首，承载着人体的高级中枢大脑，其旋转幅度最大、功能最多、载荷较大。人体的脊椎骨是由骨细胞构成的脊柱框架，当颈椎受到超负荷暴力或慢性应力作用时，骨小梁的连续性可能遭到破坏，进而发生骨折。骨小梁的间断性骨折与再生过程循环往复，逐渐导致骨外形改变，出现变形、碎裂、增生及椎管狭窄等病理变化，压迫神经和脊髓产生临床症状，最终形成颈椎管狭窄症。颈椎骨内压力进一步增高会加速椎管狭窄症状的进展，形成恶性循环。钩活骨减压术通过迅速降低骨内高压，既能有效缓解症状，又可控制病情发展。

骨细胞与骨小梁的退变是椎体退行性改变的基础，椎体退变导致骨内应力环境发生改变。加之颈椎载荷使骨内应力急剧增加，这种应力变化必然影响脊椎骨血液循环。骨内压力增高既是脊椎骨退变的病理产物，又是加重病情的致病因素。因此，解除脊椎骨内高压是治疗颈椎管狭窄症的关键环节。

1. 骨内应力　颈椎骨在年幼时期通过克服各种负荷实现发育生长，至特定阶段时仍持续承受原有负荷甚至有所增加，但此时颈椎骨生长已停止。伴随年龄增长进入退变阶段，颈椎骨的老化并未降低其载荷，反而呈现增加趋势，导致骨内应力持续升高。骨内应力增加可引发骨内高压，早期阶段颈椎骨外形尚未改变，或仅表现为椎体前缘唇样增生。若载荷应力持续作用，骨内应力将发生相应变化，甚至形成椎体裂隙、增生及变形，此时 X 线检查可呈现影像学改变。实验研究表明，骨髓内压力升高可减少骨内循环血量，血流量降低导致骨髓组织缺氧，缺氧引发组织肿胀进而加剧骨髓内压力升高，此类恶性循环将加速骨质退变进程。椎弓根、关节突与椎板是骨髓内压力释放的关键部位，钩活骨减压术选取椎弓根及椎板作为靶点施术。

2. 血流动力　血流动力指血液流动产生的力学效应，其中骨内血流动力尤为重要。血流动力的受阻将影响骨内血液循环，继而引发骨内压升高及骨质退变。无论静脉或动脉回流受阻，最终均导致供血障碍，引发骨代谢异常等系列病理改变。钩活骨减压术通过直接降低骨内高压，抽吸椎弓根或椎板内骨髓实现减压，有效消除骨内静脉淤滞。通过抽吸骨髓解除压力，直接改善供血状态，静脉淤滞消除促进血液回流，供血与回流协同作用使血液循环恢复正常，从而改善病理状态。

3. 骨室内压　骨室内压力增高是骨室内瘀血的重要指标。根据骨细胞损伤学说，压力增高促使正常骨组织增强骨强度以应对外力，但在退变骨质中，骨小梁变形使增高的压力产生双重效应：一方面导致应力集中形成高压区，另一方面退变骨丧失对高压力的保护性反应，导致骨结构变形甚至破坏，最终可引发椎体压扁或椎弓根崩裂致椎体滑脱。血流淤滞促使液体渗出，导致髓内压（骨组织内压）升高，反而降低骨承载能力，最终加速椎管狭窄进程使压迫症状加重。钩活骨减压术精准作用于椎弓根或椎板等关键部位解除骨内高压，消除血流淤滞，减少液体渗出，恢复静脉回流，促进炎性物质代谢吸收，从而将恶性循环状态转化为良性循环。此过程既可缓解压迫症状，又能有效控制退变进展。

颈椎管狭窄症指由于椎体退变等多种原因导致颈椎椎管、椎间孔等结构狭窄，压迫神经根、脊髓及血管等组织，引发四肢功能障碍及相关体征的综合征。本病早期可能无临床症状，随年龄增长呈渐进性加重，或呈阶段性发作。在特定诱因作用下可急性发病，表现为颈痛、单侧或双侧上肢无力、持物不稳、步态异常（如踩棉感），严重者可出现瘫痪及二便功能障碍。中医古籍虽无"颈椎管狭窄症"病名记载，但根据临床表现可归属于"项痹""骨痹""痿证"等范畴。如《素问·长刺节论》载："病在骨，骨重不可举，骨髓酸痛，寒气至，名曰骨痹。"《圣济总录》所述"骨痹"及《素问·痿论》所论"骨痿"等病症亦与之相关。中医疗法与西医手术（如椎管成形术）治疗本病均具有临床疗效。本节重点阐述钩活骨减压术通过降低骨内压及骨表张力，改善颈椎管狭窄所致静息性疼痛，并延缓脊柱退变性狭窄进展的作用机制。

一、适应证

1. 适应期　症状发作期。实证、虚实夹杂证。

2. 适应证　颈椎管狭窄症以顽固性颈痛、静息痛、夜间痛、功能障碍为主要症状者。

3. 金标准　颈椎骨内高压症。

二、禁忌证

颈椎结核、骨肿瘤、椎体血管瘤、肺部肿瘤、胸膜炎症、血液系统疾病、心脑血管疾病急性发作期、急慢性感染性疾病、代谢紊乱综合征、脏器功能衰竭、血常规异常或发热、局部皮肤温度升高、糖尿病血糖控制未达标者等。

三、术前检查

1. 血常规、尿常规。

2. 红细胞沉降率（ESR）。

3. 凝血四项。

4. 血清尿酸（UA）测定。

5. C 反应蛋白（CRP）测定。

6. 抗链球菌溶血素 O（ASO）测定。

7. 类风湿因子（RF）与凝集试验。

8. 血清钾测定、肺 CT。

9. 颈椎 X 线、CT、MRI、骨密度。

四、施术标准

1. 病史 颈椎病、颈椎管狭窄症、颈椎骨质增生症经规范保守治疗效果欠佳；或有软组织治疗史。

2. 症状 颈肩部关节及上肢顽固性疼痛、静息痛、夜间痛影响睡眠质量。

3. 体征 颈椎棘突上、棘突旁存在深压痛体征。

4. 影像学 X 线、CT、MRI 显示颈椎退行性改变、椎管狭窄、骨质增生、颈髓变性等征象；TMT 显示相关区域温度异常。

5. 排除 经综合鉴别诊断排除其他疾病。

五、施术过程

选择合适体位，一般采用俯卧胸位（图 3-3-1），需严格遵循钩活骨减压术操作规范。

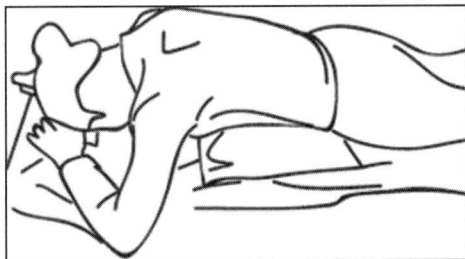

图 3-3-1 俯卧胸位

操作流程：

1. 确定钩活骨减压术的颈椎骨减压穴，做好体表标记。

2. 常规消毒铺巾，严格无菌操作。

3. 使用 1% 盐酸利多卡因注射液 3mL 实施局部浸润麻醉。

4. 将一次性使用钩活术钩鍉针刺探针垂直刺入皮肤，左右 15° 旋转进针至皮下组织，缓慢推进抵达骨面，实施钻骨，使针尖进入骨松质层。

5. 退出直锥针，保留套管针，连接无菌注射器，负压抽吸骨髓液 2~18mL。

6. 撤出穿刺器械，无菌敷料包扎，加压封闭穿刺口防止渗液。

7. 术后观察 15 分钟，生命体征平稳后转运回病房。

六、穴序与疗程

减压操作顺序为椎弓根、椎板、棘突，限定单侧、单部位实施减压。

同一椎体治疗 3 次为 1 个疗程，两次治疗间隔 7~14 天，不同椎体操作间隔 4~7 天，同一椎体相同操作部位需间隔 3 个月。6 个月内累计治疗不超过 2 个椎体。单次治疗后症状改善率≥ 75% 者可暂缓后续钩活骨减压术。

七、注意事项

1. 一次性使用钩活术钩鍉针刺探针使用前需核查器械是否存在破损、残损或失效。

2. 严格执行无菌操作规程，预防感染发生，操作手法需灵巧，避免暴力操作。

3. 钻骨操作时进针角度应与骨面保持垂直，避免刻意追求突破感，达到预定深度即止。

4. 术中需注意针柄方向与钩翼朝向，确保与局部肌纤维走行方向及神经分布路径保持一致。

5. 钻骨时控制左右 15° 旋转幅度，施力柔和均匀，禁止单向持续旋转。

6. 钩翼结构是钻孔深度指示装置，若施力过猛致其进入骨松质层，可能引发钩翼松动脱落等并发症。

7. 撤针操作需协调施力方向，先行退出骨性结构后再逐步退出软组织层。

8. 术后穿刺点按压时间不少于 5 分钟，返回病房后继续使用 3kg 沙袋加压压迫至少 15 分钟。

9. 若发生神经、脊髓或血管损伤等并发症，应立即启动应急预案进行规范处置。

八、预防

1. 术前接受抗凝治疗的患者，凝血功能需恢复至正常范围，术中仍需密切监测出血风险。

2. 术中若发生脊髓、神经或肺组织损伤，应立即终止操作并启动规范救治流程。

3. 若因操作不当导致钩翼装置松动移位至骨松质区域，需即刻取出移位部件。

4. 术后常规应用抗血小板聚集药物或抗凝剂 3~5 天，降低术后静脉血栓栓塞风险。

5. 术后必要时遵医嘱使用抗生素 3~5 天，预防术后感染发生。

6. 术后需避免颈椎部位负重及牵引治疗。

九、病案举例

都某，男，55 岁，石家庄市桥西区人，自由职业者。

初诊：2020 年 2 月 7 日。

主诉：颈部疼痛伴双下肢僵硬 6 个月，加重 20 天。

现病史：患者两年前遭遇车祸致颅脑外伤，当时出现意识丧失，清醒后自觉周身不适，经休养调理症状逐渐缓解。6 个月前因受寒逐渐出现颈部疼痛、双下肢麻木、活动笨拙及僵硬感，近 20 天夜间自发疼痛加剧，无法独立行走，二便功能正常。15 天前曾接受两次钩活术治疗未见明显改善。

查体：痉挛性步态，C_6 棘突上深压痛，C_5、C_6 椎旁深压痛，双手握力 II 级，双下肢肌张力增高，浅深感觉正常，双膝反射及跟腱反射轻度亢进，双侧霍夫曼征（+），巴宾斯基征（+），心、肺、腹查体未见异常，血压 120/80mmHg。舌质紫暗伴舌边瘀斑，脉细涩。

辅助检查：

血常规、尿常规、心电图检查均未见异常。

X 线：颈椎序列尚规整，生理前凸消失，各椎间隙未见明显狭窄，C_{3-4}、C_{5-6}、C_{6-7} 双侧椎间孔狭窄。椎小关节可见双边征及双凸征。C_5、C_6、C_7 椎体边缘唇状骨质增生，项韧带钙化灶形成（图 3-3-2~ 图 3-3-4）。

MRI：颈椎生理曲度变直，各椎体无滑脱征象，椎间隙宽度正常，椎体及脊髓信号未见异常，C_{6-7} 椎间盘局限性后突出，相应水平椎管狭窄，脊髓受压变细，椎旁软组织未见异常信号（图 3-3-5、图 3-3-6）。

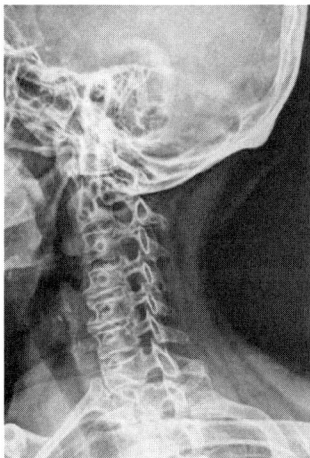

图 3-3-2　颈 X 线正位　　　　图 3-3-3　颈 X 线侧位

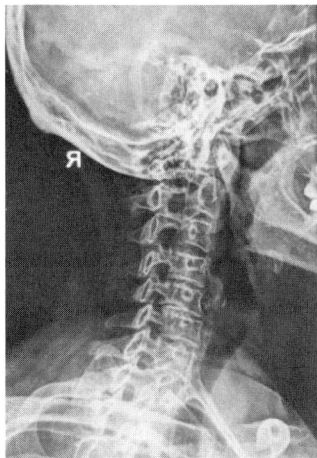

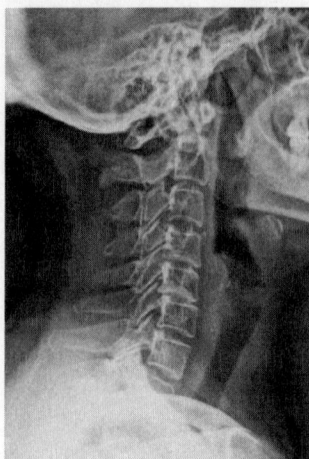
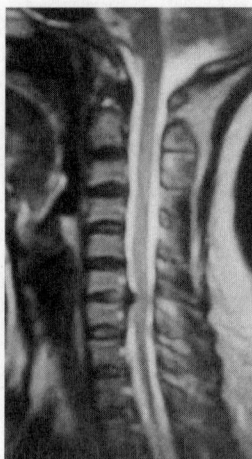
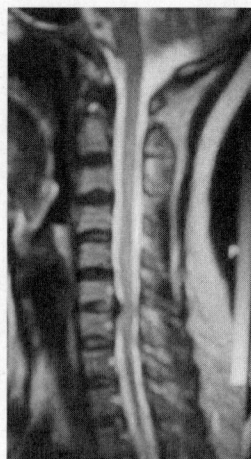

图 3-3-4　颈 X 线左斜位　　图 3-3-5　颈 MRI 矢状面　　图 3-3-6　颈 MRI 矢状面

中医诊断：项痹病。

西医诊断：颈椎管狭窄症，颈椎骨内高压症。

治法：放血化瘀，疏通经络。

治疗：钩活骨减压术。

选穴：椎弓根钩活骨减压穴（第 6 颈椎椎弓根）。

针具：一次性使用钩活术钩鍉针刺探针（GJ-04）。

操作：钩活骨减压术常规操作（图 3-3-7）。成功抽吸骨髓液 8mL。

给予 30 分钟钩活骨减压术，患者双下肢疼痛明显好转。

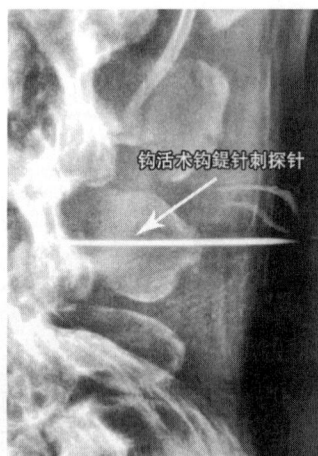

图 3-3-7　椎弓根减压

二诊：2020 年 2 月 14 日，患者自述颈痛明显好转，VAS 评分好转 60%。

治疗：钩活骨减压术。

选穴：棘突钩活骨减压穴（第 6 颈椎棘突）。

针具：一次性使用钩活术钩鍉针刺探针（GJ-04）。

操作：钩活骨减压术常规操作。成功抽吸 10mL 骨髓液。

经 30 分钟钩活骨减压术治疗后，患者颈痛、双下肢僵硬无力进一步好转，嘱患者口服中药（活血化瘀、疏通经脉药物）7 天后复诊。

三诊：2020 年 2 月 21 日，患者上述症状明显好转，嘱患者口服中药（活血化瘀、疏通经脉药物）调理。

随访：2021 年 3 月 6 日电话随访，上述症状无复发。患者饮食佳，二便调。嘱其避风寒，慎劳作，防复发。

【按语】

该病例属外伤瘀血阻滞证型，因跌仆损伤致经络气血瘀阻，症见痛处固定、夜间加剧、麻木疼痛伴活动受限。施以钩活骨减压术，通过骨内减压及活血通络作用机制，有效改善局部微循环。因首次治疗骨内压较高，经首次钩活骨减压术后症状改善约60%，按照钩活骨减压术的操作规范，间隔 7 天后行二次治疗，最终获得显著临床疗效。患者后续需注意防寒保暖，避免过度劳损，预防外伤，定期随访观察。

第四节　肩胛骨骨内高压症

肩关节和上肢的顽固性疼痛、肩关节功能障碍，形成骨内高压症，涉及肩胛骨和肱骨。由于生理解剖的原因，肩胛骨的载荷量比肱骨更大，临床中肩胛骨骨内高压症发病率较高，故在此以肩胛骨为主进行叙述。

肩胛骨亦称胛骨、琵琶骨，位于胸廓后面，呈倒置的三角形扁骨，介于第 2~7 肋之间，分为两个面、三个角和三个缘。前面为肩胛下窝，是一大而浅的凹陷。后面有一横行的骨嵴，称肩胛冈，冈上、下方的浅窝分别称为冈上窝和冈下窝。肩胛冈的外侧端扁平，称肩峰。外侧角肥厚，有梨形关节面，称关节盂，关节盂的上、下方各有一小的粗糙隆起，分别称盂上结节和盂下结节。上角和下角位于内侧缘的上端和下端，分别平对第 2 肋和第 7 肋，可作为计数肋骨的标志。肩胛骨上缘的外侧有肩胛切迹，肩胛切迹外侧的指状突起因外形酷似鸟喙，故称喙突；内侧缘长而薄，对向脊柱，称脊柱缘。外侧缘肥厚，对向腋窝，称腋缘。肩胛骨、锁骨和肱骨共同构成肩关节。肩胛骨位于背部外上方，前面微凹，后面有一向外上方延伸的高嵴，称为肩胛冈，其外侧端称肩峰，是肩部的最高点。肩胛骨在体表可触及，具有连接上肢和脊柱、保护周围器官及神经血管等作用。肩胛骨具有上提、下抑、外旋、内旋、外展及内收等功能，由骨细胞构成。当人体肩胛骨受到超负荷暴力或慢性应力作用时，骨小梁的连续性可能遭到破坏，发生微小骨折。骨小梁的间断性骨折和再生循环往复，继而引发骨外形的微小改变，其功能受到影响，从而产生顽固性肩背上肢疼痛。

骨细胞与骨小梁的退变老化导致骨内应力环境发生改变，加之肩胛骨载荷使内应力急剧增加，骨内应力的增高必然影响肩胛骨血液循环。骨内压力升高既是肩胛骨退变的病理因素，又是致病因素。因此，解除肩胛骨骨内压力是治疗顽固性肩背上肢疼痛的必要手段。

实验研究表明，当骨髓内压力升高时，骨内循环血量随之减少，骨内循环量减少可导致骨髓组织缺氧，缺氧引发骨髓组织肿胀，肿胀又促使骨髓内压力持续升高，这种恶性循环会加速骨质退变。该病理过程的压力释放关键点位于肩胛冈，钩活骨减压术选取的施术腧穴即为肩胛冈。通过钩活骨减压术可调节肩胛骨内血流动力学状态及骨室内压，其机制在于直接降低骨内高压，抽吸肩胛骨髓液，消除骨内静脉淤滞。压力解除促进动脉供血，静脉淤滞消除改善血液回流，供血与回血功能协同恢复，血液循环得以重建，病理状态随之改善。

肩胛骨骨内高压症初期常无明显症状，随病程进展逐渐出现肩背上肢疼痛，表现为间断性发作且进行性加重，以顽固性静息痛及夜间痛为特征，严重者可伴上肢功能障碍。中医古籍中虽无"肩胛骨骨内高压症"的明确记载，但本病可归属于中医学"颈肩痛""痹证""痿证"范畴。中西医多种疗法均有一定疗效，本节重点阐述钩活骨减压术治疗顽固性肩背上肢痛的技术要点。

一、适应证

1. 适应期　中重度肩背、上肢疼痛的发作期。实证、虚实夹杂证。

2. 适应证　颈肩综合征、肩关节撞击综合征、肩周炎、外伤粘连引起的肩背上肢静息痛、夜间痛、顽固痛等。

3. 金标准　肩胛骨骨内高压症。

二、禁忌证

肩袖撕裂、肩关节骨髓炎、化脓性滑膜炎、骨结核、肩胛骨肿瘤、肺肿瘤、胸膜炎、血液系统疾病、心脑血管疾病急性期、急慢性感染性疾病、代谢紊乱综合征、脏器功能衰竭、血常规异常或伴局部皮温增高的发热者、血糖控制不良的糖尿病患者等。

三、术前检查

1. 血常规、尿常规。

2. 红细胞沉降率（ESR）。

3. 凝血四项。

4. 血清尿酸（UA）测定。

5. C 反应蛋白（CRP）测定。

6. 抗链球菌溶血素 O（ASO）测定。

7. 类风湿因子（RF）与凝集试验。

8. 血清钾测定、肺 CT。

9. 颈椎 X 线、CT、MRI、骨密度。

四、施术标准

1.病史 肩背上肢疼痛经保守治疗效果欠佳；或有软组织治疗史。

2.症状 肩背上肢顽固性疼痛，伴静息痛、夜间痛等特征性表现。

3.体征 肩胛冈深压痛，肩胛骨脊柱缘及腋缘深压痛，或伴局部肌肉萎缩征象。

4.影像学 X 线、CT、MRI 显示颈肩部退行性改变及骨质增生征象；TMT 显示相关区域温度异常。

5.排除 经系统鉴别诊断排除其他相关疾病可能。

五、施术过程

选择合适体位，一般采用俯卧胸位（图 3-4-1），需严格遵循钩活骨减压术操作规范。

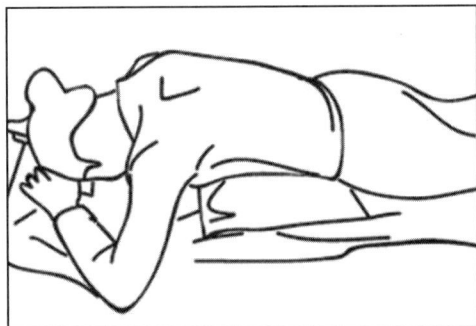

图 3-4-1 俯卧胸位

操作流程：

1.确定钩活骨减压术的肩胛骨骨减压穴，做好标记。

2.常规消毒铺巾，严格无菌操作。

3.使用 1% 盐酸利多卡因注射液 3mL 实施局部浸润麻醉。

4.将一次性使用钩活术钩鍉针刺探针垂直刺入皮肤，左右 15° 旋转进针至皮下组织，缓慢推进抵达骨面，实施钻骨，使针尖进入骨松质层。

5.退出直锥针，保留套管针，连接无菌注射器，负压抽吸骨髓液 2~18mL。

6.撤出穿刺器械，无菌敷料包扎，加压封闭穿刺口防止渗液。

7.术后观察 15 分钟，生命体征平稳后转运回病房。

六、穴序与疗程

减压操作顺序为肩胛骨骨减压Ⅰ、Ⅱ、Ⅲ穴，双侧肩胛骨骨内高压可双侧减压。

3 次为 1 个疗程，两次治疗间隔 7~14 天。两个疗程间隔 3 个月。单次治疗后症状改善率≥ 75% 者可暂缓后续钩活骨减压术。

七、注意事项

1. 一次性使用钩活术钩鍉针刺探针使用前需核查器械是否存在破损、残损或失效。

2. 严格执行无菌操作规程，预防感染发生，操作手法需灵巧，避免暴力操作。

3. 钻骨操作时进针角度应与骨面保持垂直，避免刻意追求突破感，达到预定深度即止。

4. 术中需注意针柄方向与钩翼朝向，确保与局部肌纤维走行方向及神经分布路径保持一致。

5. 钻骨时控制左右 15° 旋转幅度，施力柔和均匀，禁止单向持续旋转。

6. 钩翼结构是钻孔深度指示装置，若施力过猛致其进入骨松质层，可能引发钩翼松动脱落等并发症。

7. 撤针操作需协调施力方向，先行退出骨性结构后再逐步退出软组织层。

8. 术后穿刺点按压时间不少于 5 分钟，返回病房后继续使用 3kg 沙袋加压压迫至少 15 分钟。

9. 若发生神经、脊髓或血管损伤等并发症，应立即启动应急预案进行规范处置。

八、预防

1. 术前接受抗凝治疗的患者，凝血功能需恢复至正常范围，术中仍需密切监测出血风险。

2. 术中若发生脊髓、神经或肺组织损伤，应立即终止操作并启动规范救治流程。

3. 若因操作不当导致钩翼装置松动移位至骨松质区域，需即刻取出移位部件。

4. 术后常规应用抗血小板聚集药物或抗凝剂 3~5 天，降低术后静脉血栓栓塞风险。

5. 术后必要时遵医嘱使用抗生素 3~5 天，预防术后感染发生。

6. 术后需避免肩胛骨负重和牵拉。

九、病案举例

孙某，女，51 岁，四川南充人。

初诊：2021 年 5 月 8 日。

主诉：右肩背及上肢疼痛 2 年。

现病史：患者 2 年前因劳伤致右肩疼痛，经反复针刺、拔罐及封闭治疗后症状未明显缓解，逐渐发展为肩背及右上肢持续性疼痛，夜间症状加重致痛醒，日间稍减轻，无法右侧卧位，纳食尚可，二便调。

查体：右肩胛冈深压痛，右肩关节活动度尚可。舌质暗红，苔白，脉弦紧。

辅助检查：

血常规、尿常规、心电图及血糖检测均未见异常。

X 线：右肩关节未见明显骨质异常。

中医诊断：肩痹病。

西医诊断：肩胛骨骨内高压症。

治法：通络止痛，活血化瘀。

治疗：钩活骨减压术。

选穴：右肩胛骨骨减压Ⅰ穴。

针具：一次性使用钩活术钩鍉针刺探针（GJ-03）。

操作：钩活骨减压术常规操作。成功抽吸骨髓液 18mL（图 3-4-2、图 3-4-3）。

经 30 分钟钩活骨减压术治疗后，患者右肩背及上肢疼痛显著缓解。

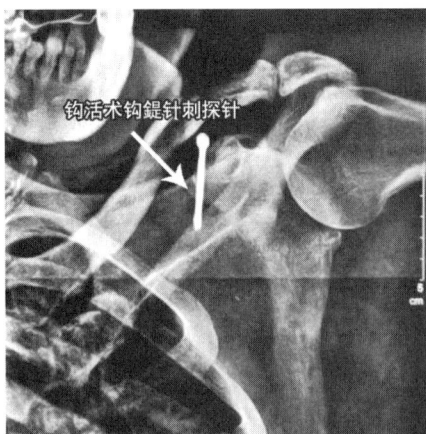

图 3-4-2　肩胛冈钩活骨减压

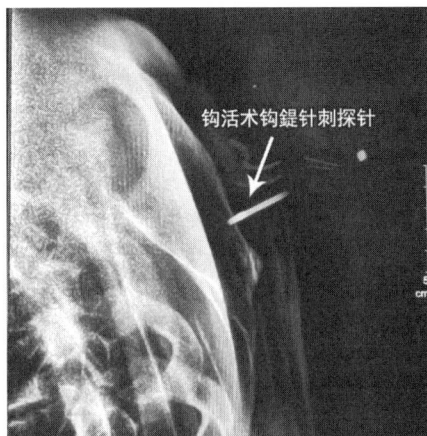

图 3-4-3　肩胛冈钩活骨减压

二诊：2021 年 5 月 15 日，患者主诉右肩背及上肢疼痛基本消失，夜间未再发作。予中药汤剂巩固治疗。

随访：2022 年 5 月 15 日电话随访，症状无复发。嘱其避风寒，慎劳作，强体质，防复发。

【按语】

本案患者属瘀血阻滞肩胛骨络脉所致，气血运行不畅，故见夜间痛甚。通过实施右肩胛骨钩活骨减压术直达病所，疏通经络，故获显效。患者需注意日常防护，避免诱因以巩固疗效。

第五节　腰椎骨内高压症

腰椎位于脊柱的下段，承载着人体的胸廓和骨盆，人体通过后天站立行走形成的生理前曲结构，可有效承载较大载荷。人体的脊椎骨是由骨细胞构成的脊柱框架，当腰椎受到超负荷暴力或慢性应力作用时，骨小梁的连续性遭到破坏，会发生微小骨折。骨小梁的间断性骨折和再生循环往复，继而形成骨外形变形、碎裂、增生及管腔狭窄等改变，压迫神经组织引发临床症状，最终形成腰椎管狭窄症。腰椎管狭窄使腰椎骨内压力进一步增加，而骨内压增高又会加速腰椎管狭窄症状的发展，形成恶性循环。钩活骨减压术可迅速降低骨内高压，缓解临床症状，同时有效控制病情进展速度。

骨细胞与骨小梁的退变是椎体退行性改变的基础，椎体退变导致骨内应力分布失衡，加之腰椎载荷使内应力急剧增加，骨内应力变化必然影响脊椎骨血液循环。骨内压力增高既是腰椎退变的病理产物，又是重要的致病因素。因此，解除腰椎骨内高压是治疗腰椎管狭窄的关键环节。

骨内应力、血流动力学改变及骨室内压升高等病理机制，与颈胸椎管狭窄症具有相似性。骨室内压力增高是骨室内瘀血的重要病理指标，根据骨细胞损伤学说，压力增高可刺激正常骨组织通过增强骨强度来抵抗外力，但长期作用反而会加速骨质退变与骨小梁变形。增高的压力作用于退变骨质时，一方面产生应力集中导致局部高压，另一方面退变骨质失去对高压力的代偿能力，最终引发骨结构变形甚至椎弓峡部裂，导致椎体滑脱。血流瘀滞可迫使组织液渗出，使髓内压（骨组织内压）异常升高，反而降低骨承载能力。钩活骨减压术通过在椎弓根或椎板等关键部位解除骨内高压，有效改善血流淤滞、减少液体渗出、促进静脉回流及炎性物质代谢，将病理恶性循环转为生理良性循环。该技术既可缓解神经压迫症状，又能显著控制退变进展速度。

腰椎管狭窄症是指由椎体退变等多种因素引起的腰椎椎孔、椎间孔及侧隐窝狭窄，压迫神经根、硬膜囊及血管等结构，导致腰腿疼痛、腰部及下肢功能障碍，并伴随相应的症状和体征。本病早期多无典型临床症状，随着年龄增长呈隐匿性进展，或呈阶段性发作特征，在特定诱因作用下可急性发病，表现为腰腿部持续性静息痛且痛处固定。中医古籍中虽无腰椎管狭窄症的直接记载，但根据其临床表现可归属于"痹证""痿证"范畴。中医疗法与西医手术均具有一定疗效，本节重点探讨钩活骨减压术通过降低骨内压力与骨表张力，改善腰椎管狭窄所致腰腿静息痛，并控制脊柱退变狭窄进展的机制。

一、适应证

1. 适应期　症状发作期。实证、虚实夹杂证。

2. 适应证　腰椎管狭窄症、腰椎骨质增生症、腰椎滑脱症、腰椎侧凸畸形、腰椎陈旧性压缩性骨折、创伤后组织粘连等病症所引发的腰腿部顽固性疼痛、持续性静息痛、夜间静息痛等。

3. 金标准　腰椎骨内高压症。

二、禁忌证

腰椎骨结核活动期、重度腰椎骨质疏松症、腰椎后路术后、腰椎间盘炎急性期、原发性或转移性骨肿瘤、椎体血管瘤、肺部恶性肿瘤、血液系统疾病、急性心脑血管疾病、急慢性感染性疾病活动期、各种代谢紊乱综合征、多脏器功能衰竭、血常规异常者或发热伴局部皮肤温度异常升高、糖尿病血糖控制不佳等。

三、术前检查

1. 血常规、尿常规。

2. 红细胞沉降率（ESR）。

3. 凝血四项。

4. 血清尿酸（UA）测定。

5. C 反应蛋白（CRP）测定。

6. 抗链球菌溶血素 O（ASO）测定。

7. 类风湿因子（RF）与凝集试验。

8. 血清钾测定、肺 CT。

9. 腰椎 X 线、CT、MRI、TMT、骨密度。

四、施术标准

1. 病史 腰及下肢疼痛经规范保守治疗效果欠佳；或有软组织治疗史。

2. 症状 腰腿部顽固性疼痛、持续性静息痛（含夜间静息痛）、间歇性跛行等。

3. 体征 腰椎生理曲度异常（前凸增大或变直）、棘突叩击痛、椎旁深压痛、腰椎各向活动度降低、神经功能损害体征（直腿抬高试验阳性等）、腰骶部功能活动障碍。

4. 影像学 X 线片显示腰椎退行性骨质增生，CT、MRI 确诊腰椎管狭窄症、腰椎滑脱、腰椎侧凸畸形、腰椎陈旧性压缩性骨折、创伤后组织粘连等病理改变，TMT 提示病变区域温度异常。

5. 排除 经系统鉴别诊断排除肿瘤、感染等器质性疾病。

五、施术过程

选择合适体位，一般采用俯卧位（图 3-5-1），需严格遵循钩活骨减压术操作规范。

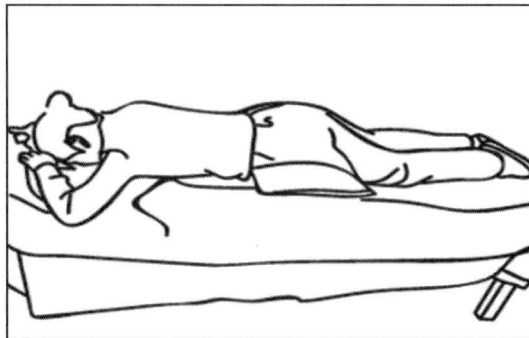

图 3-5-1 俯卧位

操作流程：

1. 确定钩活骨减压术的腰椎骨减压穴，做好体表标记。

2. 常规消毒铺巾，严格无菌操作。

3. 使用 1% 盐酸利多卡因注射液 3mL 实施局部浸润麻醉。

4. 将一次性使用钩活术钩鍉针刺探针垂直刺入皮肤，左右 15° 旋转进针至皮下组织，缓慢推进抵达骨面，实施钻骨，使针尖进入骨松质层。

5. 退出直锥针，保留套管针，连接无菌注射器，负压抽吸骨髓液 2~18mL。

6. 撤出穿刺器械，无菌敷料包扎，加压封闭穿刺口防止渗液。

7. 术后观察 15 分钟，生命体征平稳后转运回病房。

六、穴序与疗程

减压操作顺序为椎弓根、椎板、棘突，只能单侧、单穴减压。

同一椎体治疗 3 次为 1 个疗程，两次治疗间隔 7~14 天，不同椎体操作间隔 4~7 天，同一椎体相同操作部位需间隔 3 个月。6 个月内累计治疗不超过 2 个椎体。单次治疗后症状改善率 ≥ 75% 者可暂缓后续钩活骨减压术。

七、注意事项

1. 一次性使用钩活术钩鍉针刺探针使用前需核查器械是否存在破损、残损或失效。

2. 严格执行无菌操作规程，预防感染发生，操作手法需灵巧，避免暴力操作。

3. 钻骨操作时进针角度应与骨面保持垂直，避免刻意追求突破感，达到预定深度即止。

4. 术中需注意针柄方向与钩翼朝向，确保与局部肌纤维走行方向及神经分布路径保持一致。

5. 钻骨时控制左右 15° 旋转幅度，施力柔和均匀，禁止单向持续旋转。

6. 钩翼结构是钻孔深度指示装置，若施力过猛致其进入骨松质层，可能引发钩翼松动脱落等并发症。

7. 撤针操作需协调施力方向，先行退出骨性结构后再逐步退出软组织层。

8. 术后穿刺点按压时间不少于 5 分钟，返回病房后继续使用 3kg 沙袋加压压迫至少 15 分钟。

9. 若发生神经、脊髓或血管损伤等并发症，应立即启动应急预案进行规范处置。

八、预防

1. 术前接受抗凝治疗的患者，凝血功能需恢复至正常范围，术中仍需密切监测出血风险。

2. 术中若发生脊髓、神经或肺组织损伤，应立即终止操作并启动规范救治流程。

3. 若因操作不当导致钩翼装置松动移位至骨松质区域，需即刻取出移位部件。

4. 术后常规应用抗血小板聚集药物或抗凝剂 3~5 天，降低术后静脉血栓栓塞风险。

5. 术后必要时遵医嘱使用抗生素 3~5 天，预防术后感染发生。

6. 术后需避免腰椎负重及牵引治疗。

九、病案举例

张某，男，51 岁，河北省石家庄市正定县人。

初诊：2019 年 4 月 2 日。

主诉：腰部疼痛伴左下肢放射性疼痛 5 天。

现病史：患者 5 天前因腰部扭伤突发剧烈腰痛，向左下肢外侧放射至小腿，强迫右侧卧位，夜间痛甚影响睡眠，步行受限。4 天前接受钩活术软组织治疗，症状改善不明显。

查体：因疼痛配合度欠佳，L_4 左侧椎旁深压痛，左直腿抬高试验 15°（＋），左直腿抬高加强试验 10°（＋），鞠躬试验（＋），挺腹试验（＋），坐位伸膝试验（＋），左踇趾背伸肌力 IV 级。

辅助检查：

血常规、尿常规、心电图均未见异常。

MRI：$L_{4~5}$ 椎间盘中央型突出（图 3-5-2、图 3-5-3）。

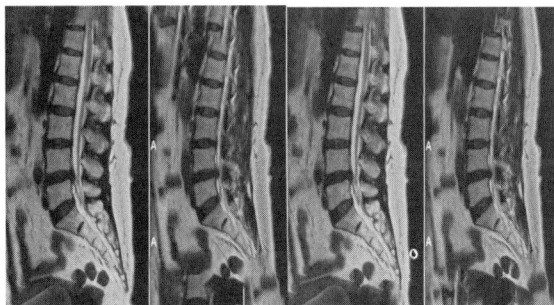

图 3-5-2　腰椎 MRI

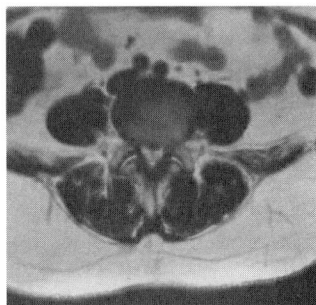

图 3-5-3　腰椎 MRI

中医诊断：腰痹病（气滞血瘀证）。

西医诊断：腰椎间盘突出症。

治法：祛瘀通络，舒筋止痛。

治疗：钩活骨减压术。

选穴：椎弓根钩活骨减压穴（L_4 椎弓根）。

针具：一次性使用钩活术钩鍉针刺探针（GJ-02）。

操作：钩活骨减压术常规操作（图 3-5-4、图 3-5-5）。成功抽吸骨髓液 18mL。

给予 30 分钟治疗，腰痛及左下肢疼痛明显缓解，左直腿抬高试验由 15°（＋）变为 45°（＋）。嘱患者口服中药，7 天后复诊。

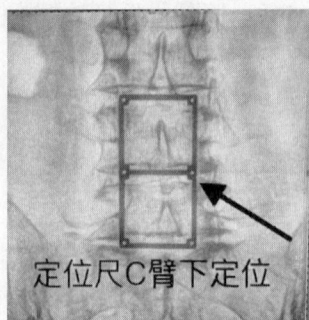

图 3-5-4　C 型臂下定位新（魏氏）夹脊穴

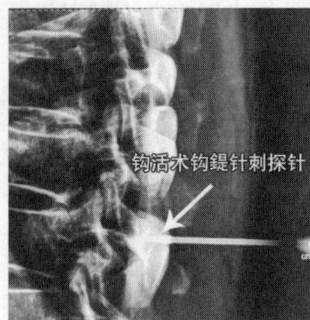

图 3-5-5　C 型臂下行腰椎椎板减压

二诊：2019 年 4 月 10 日，患者自述腰腿痛好转 80%，左直腿抬高 80°（±），鞠躬试验（±），挺腰试验（±）。中药调理，嘱患者 1 个月后复诊。

随访：2020 年 4 月 18 日电话随访，上述症状无复发。患者饮食佳，二便调。嘱其避风寒，慎劳作，注意保养。

【按语】

此病例系扭伤致椎体内瘀血阻滞，气血运行不畅，经络不通。病程较短，及时于第 4 腰椎椎弓根处行钩活骨减压术，直达病灶区域，施行放血祛瘀之法，疏通筋脉闭阻，故经 1 次治疗即获痊愈。患者愈后日常生活中需注意避风寒，慎劳作，防复发。

第六节　髂骨骨内高压症

骶髂关节髂骨位于髋骨的后上部，在髋骨的三部分（髂骨、坐骨、耻骨）中体积最大，分为髂骨体和髂骨翼两部分。髂骨体位于髂骨的下部，参与构成髋臼后上部。由髂骨体向上方伸出的扇形骨板称为髂骨翼，翼的内面凹陷处名为髂窝，构成大骨盆的侧壁，窝的下方以弓状线与髂骨体分界。弓状线前端有一隆起名为髂耻隆起，髂窝的后部表面粗糙，存在一近横位的耳状关节面，与骶骨的耳状面构成骶髂关节。髂骨翼的上缘肥厚且呈弓形向上凸起，称为髂嵴。两侧髂嵴最高点的连线约平第 4 腰椎棘突，是临床椎体定位的重要解剖标志。翼的前缘弯曲向下延伸至髋臼，形成上、下两个骨性突起，分别称为髂前上棘和髂前下棘。翼的后缘同样存在上、下两处骨突，分别命名为髂后上棘和髂后下棘。两侧髂后上棘的连线约平第 2 骶椎水平。从髂前上棘向后 5~7cm 处，髂嵴骨质增厚且向外侧突出，称为髂结节，是临床骨髓穿刺的常用解剖定位点。

髂骨尤其是髂骨翼为腰臀骶部肌肉的主要附着点，当人体腰椎及臀部遭受超负荷暴力或慢性应力作用时，髂骨骨小梁的连续性可能遭到破坏，进而发生微骨折。骨小梁的间断性骨折与修复过程反复发生，形成"损伤－修复"的病理循环，最终导致髂骨骨内压升高。与此同时，髂骨周围肌肉韧带组织的退行性改变会进一步加剧骨内高压状态，骨内高压与软组织退变之间形成恶性循环，引发顽固性腰臀下肢疼痛。

髂骨骨细胞与骨小梁的退行性改变是髂骨退变的病理基础，这种退变导致骨内应力分布异常。在生理载荷作用下，髂骨内应力急剧增加，进而影响局部血液循环。骨内压升高既是髂骨退变的病理产物，又是加重病变的致病因素。因此，通过干预手段降低髂骨骨内压成为治疗顽固性腰臀下肢疼痛的关键环节。

骨内应力异常、血流动力学改变及骨室内压升高等病理机制与腰椎管狭窄症存在相似性。骨室内压升高是骨室内淤血的重要指标，依据骨细胞损伤学说，压力增高可刺激正常骨组织通过增加骨密度来对抗外力，但这一代偿机制会加速骨质退变进程，导致骨小梁结构变形。异常增高的压力作用于退变骨质时，一方面产生应力集中效应，另一方面退变骨质失去正常的应力缓冲能力，最终形成病理性骨内高压。钩活骨减压术通过精准定位髂骨翼的力学敏感区，有效降低骨内压，改善局部血流淤滞状态，减少炎性渗出，促进静脉回流及代谢产物清除，从而打破"高压－缺血－退变"的恶性循环，使临床症状得到显著缓解。

髂骨骨内高压症在疾病早期可能无明显临床症状，随年龄增长呈渐进性发展，部分患者表现为阶段性发作。在特定诱因（如外伤、过度劳累等）作用下可急性发病，典型症状包括腰腿痛、间歇性跛行及运动功能障碍。本病可归属于中医学"腰腿痛""痹证""痿证"等范畴，本节着重探讨钩活骨减压术在顽固性腰臀下肢疼痛治疗中的应用。

一、适应证

1. 适应期 腰臀下肢疼痛的发作期。实证、虚实夹杂证。

2. 适应证 腰椎骨质增生、腰椎管狭窄、腰椎侧凸、腰椎滑脱、外伤性软组织粘连等引起的腰臀下肢顽固痛性疼痛、静息痛、夜间痛，痛有定处或固定不移。

3. 金标准 髂骨骨内高压症。

二、禁忌证

腰椎结核、腰椎或髂骨骨肿瘤、肺部恶性肿瘤、血液系统疾病、心脑血管疾病急性发作期、急慢性感染性疾病活动期、代谢紊乱综合征、多脏器功能衰竭、血常规异常或发热伴局部皮肤温度升高、糖尿病血糖控制不佳者等。

三、术前检查

1. 血常规、尿常规。

2. 红细胞沉降率（ESR）。

3. 凝血四项。

4. 血清尿酸（UA）测定。

5. C 反应蛋白（CRP）测定。

6. 抗链球菌溶血素 O（ASO）测定。

7. 类风湿因子（RF）与凝集试验。

8. 血清钾测定、肺 CT。

9. 髋关节 X 线、CT、MRI、骨密度。

四、施术标准

1. 病史 腰臀下肢疼痛经规范保守治疗效果欠佳；或有软组织治疗史。

2. 症状 腰臀下肢顽固性疼痛、静息痛、夜间痛影响睡眠质量。

3. 体征 髂结节深压痛或有痛敏点。

4. 影像学 X 线、CT、MRI 显示髂骨退行性改变、骨盆倾斜；TMT 显示相关区域温度异常。

5. 排除 经综合鉴别诊断排除其他疾病。

五、施术过程

选择合适体位，一般采用侧卧位（图 3-6-1）、俯卧胸位（图 3-6-2），需严格遵循钩活骨减压术操作规范。

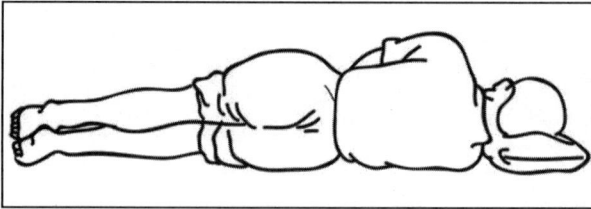

图 3-6-1 侧卧位

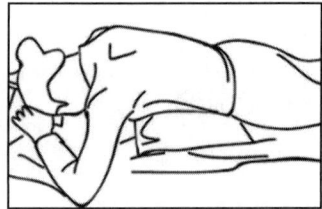

图 3-6-2 俯卧胸位

操作流程：

1. 确定钩活骨减压术的髂骨骨减压穴，做好体表标记。

2. 常规消毒铺巾，严格无菌操作。

3. 使用 1% 盐酸利多卡因注射液 3mL 实施局部浸润麻醉。

4. 将一次性使用钩活术钩鍉针刺探针垂直刺入皮肤，左右 15° 旋转进针至皮下组织，缓慢推进抵达骨面，实施钻骨，使针尖进入骨松质层。

5. 退出直锥针，保留套管针，连接无菌注射器，负压抽吸骨髓液 2~18mL。

6. 撤出穿刺器械，无菌敷料包扎，加压封闭穿刺口防止渗液。

7. 术后观察 15 分钟，生命体征平稳后转运回病房。

六、穴序与疗程

减压操作顺序为髂骨骨减压 I 穴、II 穴、III 穴，双侧髂骨骨内高压可双侧减压。

3 次为 1 个疗程，两次治疗间隔 7~14 天。两个疗程间隔 3 个月。单次治疗后症状改善率≥75%者可暂缓后续钩活骨减压术。

七、注意事项

1. 一次性使用钩活术钩鍉针刺探针使用前需核查器械是否存在破损、残损或失效。

2. 严格执行无菌操作规程，预防感染发生，操作手法需灵巧，避免暴力操作。

3. 钻骨操作时进针角度应与骨面保持垂直，避免刻意追求突破感，达到预定深度即止。

4. 术中需注意针柄方向与钩翼朝向，确保与局部肌纤维走行方向及神经分布路径保持一致。

5. 钻骨时控制左右 15° 旋转幅度，施力柔和均匀，禁止单向持续旋转。

6. 钩翼结构是钻孔深度指示装置，若施力过猛致其进入骨松质层，可能引发钩翼松动脱落等并发症。

7. 撤针操作需协调施力方向，先行退出骨性结构后再逐步退出软组织层。

8. 术后穿刺点按压时间不少于 5 分钟，返回病房后继续使用 3kg 沙袋加压压迫至少 15 分钟。

9. 若发生神经、脊髓或血管损伤等并发症，应立即启动应急预案进行规范处置。

八、预防

1. 术前接受抗凝治疗的患者，凝血功能需恢复至正常范围，术中仍需密切监测出血风险。

2. 术中若发生脊髓、神经或肺组织损伤，应立即终止操作并启动规范救治流程。

3. 若因操作不当导致钩翼装置松动移位至骨松质区域，需即刻取出移位部件。

4. 术后常规应用抗血小板聚集药物或抗凝剂 3~5 天，降低术后静脉血栓栓塞风险。

5. 术后必要时遵医嘱使用抗生素 3~5 天，预防术后感染发生。

6. 术后需避免髂骨负重和牵拉。

九、病案举例

王某，女，50 岁，河北省石家庄市人。

初诊：2021 年 4 月 1 日。

主诉：腰痛伴右下肢放射痛 15 天。

现病史：15 天前因搬运重物致腰部扭伤，出现右下肢放射性疼痛，痛如针刺，沿坐骨神经走行放射，痛处拒按，夜间症状加重影响睡眠。曾接受口服非甾体抗炎药、外用膏药贴敷、推拿及针灸治疗，疗效欠佳。后行钩活术治疗 2 次，疼痛症状稍缓解。

查体：右侧髂结节深压痛，坐位屈颈试验（＋），右侧直腿抬高试验（－），右侧股神经牵拉试验（－），双下肢膝反射正常对称，下肢肌力 V 级，病理反射未引出。血压 130/90mmHg。舌淡红，苔薄黄，脉弦。

辅助检查：

血常规、尿常规、心电图、血糖均无异常。

MRI：L_5/S_1 椎体后缘可见向左后脱出的椎间盘，椎管狭窄，硬膜囊受压（图 3-6-3、图 3-6-4）。

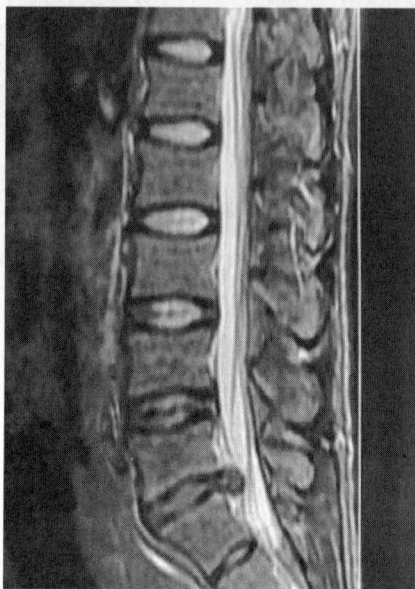

图 3-6-3　腰椎 MRI

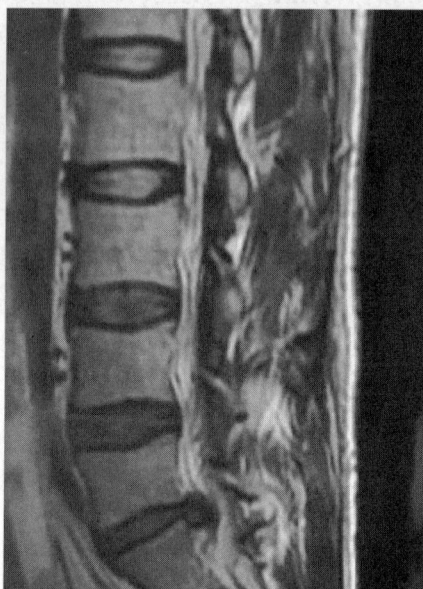

图 3-6-4　腰椎 MRI

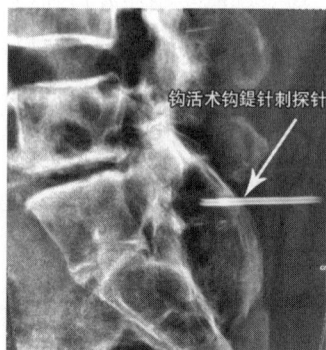

图 3-6-5　右髂骨减压

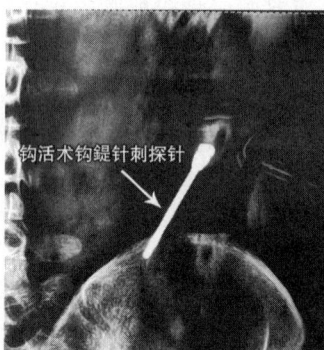

图 3-6-6　右髂骨减压

中医诊断：腰痹病。

西医诊断：脱出型腰椎间盘突出症。

治法：抽瘀通络止痛。

治疗：钩活骨减压术。

选穴：髂骨骨减压Ⅰ穴。

针具：一次性使用钩活术钩鍉针刺探针（GJ-03）。

操作：钩活骨减压术常规操作（图 3-6-5、图 3-6-6）。成功抽吸骨髓 18mL。

经 30 分钟钩活骨减压术治疗后，患者自述下肢疼痛好转 80%，已能直腰行走。

二诊：2021 年 4 月 8 日，患者自述疼痛明显好转，嘱口服中药（补肾、祛风、活血）调理。

随访：2022 年 4 月 10 日电话随访，上述症状无复发。嘱其避风寒，慎劳作，注意保养。

【按语】

此病例系臀部骨内瘀血、经络闭阻，不通则痛。施以钩活骨减压术，直达病灶，放血通络，1 次治愈。患者后续需注意避风寒，慎劳作，强体质，防复发。

第七节　膝关节骨骨内高压症

膝骨关节炎（knee osteoarthritis，KOA）是退行性炎症反应。半月板垫于胫骨内、外侧髁关节面上，其外缘较厚而内缘较薄。内侧半月板呈"C"形，前端较窄后部较宽，外缘中部与关节囊纤维层及胫侧副韧带相连；外侧半月板呈近似"O"形，外缘后部与腘肌腱相连，具有缓冲震动和保护膝关节的功能。髌上囊位于股四头肌腱与股骨之间，髌下深囊位于髌韧带与胫骨之间，两者均可减少腱与骨面之间的摩擦。前后交叉韧带通过限制胫骨前后移位来维持关节稳定性。腓侧副韧带位于膝关节外侧稍后方，起自股骨外上髁，止于腓骨头，可限制膝关节过伸；胫侧副韧带位于膝关节内侧偏后方，起自股骨内上髁，止于胫骨内侧髁，可防止膝关节外翻。髌韧带位于膝关节前方，为股四头肌腱的延续部分，可限制膝关节过度屈曲。膝骨关节炎是辅助结构退变引发骨组织退变，而骨组织退变又加速辅助结构退变，形成恶性循环，导致临床症状逐渐加重。

1.股骨退变与膝骨关节炎　股骨远端关节面是膝关节重要组成部分，随着膝骨关节炎病情进展至中重度阶段，由于股骨远端关节面持续承受膝关节活动产生的压应力，导致骨内微循环障碍，从而加速股骨退变。在长期应力作用下，股骨内压力逐渐升高，升高的骨内压会加速膝关节辅助结构的退变，形成恶性循环，致膝骨关节炎症状进一步加重。股骨骨内压升高的主要释放部位为股骨内髁和股骨外髁，钩活骨减压术选取的减压点即为这两个解剖部位。

2.胫骨退变与膝骨关节炎　胫骨是膝关节骨性结构中的重要承重部件，其近端平台通过内外侧半月板与股骨髁形成关节。当膝骨关节炎进展至中重度时，由于胫骨持续承受关节运动产生的巨大载荷，在压应力持续作用下，胫骨内压逐渐升高。加之胫骨近端松质骨含量较高且具有弹性特征，使膝骨关节炎病程中胫骨退变加速。随着胫骨退变进展，骨内压力持续增高，进而加剧膝关节辅助结构（特别是半月板）的退变。病程迁延可导致胫骨平台发生形态改变及骨质增生，继而出现内侧关节间隙变窄、关节外翻畸形等结构性改变。患者膝关节疼痛进行性加重，表现为静息痛、夜间痛及负重痛，这些症状与胫骨骨内高压存在密切关联。通过钩活骨减压术对胫骨内侧髁和胫骨外侧髁这两个骨内压释放部位进行治疗，可有效缓解膝骨关节炎疼痛症状，同时有助于延缓疾病进展。

3. 腓骨退变与膝骨关节炎　腓骨作为长骨具有致密骨结构特征，在膝关节生物力学中承担部分载荷传导功能。当膝骨关节炎导致膝关节外翻畸形时，外侧关节间隙进行性变窄，腓骨生物力学轴线发生改变。这种力学环境改变促使腓骨骨内压异常升高，髓腔内压力持续增高导致血液循环障碍，静脉淤滞引发组织液渗出，进而加剧髓内压升高，形成恶性循环，最终加速腓骨退变进程。临床表现为关节疼痛加剧和功能障碍恶化。通过钩活骨减压术对腓骨头这一关键压力释放点进行治疗，可有效降低髓内压，改善局部微循环，减少炎性渗出，促进静脉回流及炎性介质代谢，从而打破病理循环链，建立良性生理调节机制。

根据上述病理机制分析可知，膝骨关节炎的退变进程通常始于关节周围软组织退变，继而累及骨性结构，其发展顺序呈现胫骨近端→腓骨近端→股骨远端的渐进性演变特征。在生物力学层面，胫骨、腓骨、股骨三者通过关节载荷传导系统形成力学耦联，存在应力代偿与病理影响的相互作用关系。基于此生物力学特点，钩活骨减压术的治疗顺序为第一次胫骨钩活骨减压术，第二次腓骨钩活骨减压术，第三次股骨钩活骨减压术，通过分阶段干预实现力学平衡重建。

基于膝骨关节炎的病理特征，内侧关节间隙狭窄常伴随关节内翻畸形，此时胫骨外侧髁承受异常应力负荷。在此力学状态下，外侧髁区域成为骨内压升高的主要释放部位，通过定向减压操作可有效降低髓内压力，促进局部微循环改善，加速炎性物质代谢，从而实现疼痛缓解。同理，当出现外侧关节间隙狭窄伴关节外翻畸形时，应力异常集中于胫骨内侧髁，此时应选择内侧髁作为减压靶点。这种基于生物力学异常分布特点的靶点选择原则，体现了"压力异常集中部位即为治疗关键点"的诊疗理念。

根据膝骨关节炎退变进程的临床观察，钩活骨减压术实施顺序遵循胫骨、腓骨、股骨的序贯治疗原则。针对中重度膝骨关节炎患者，推荐采用分阶段治疗方案：每个基础治疗周期包含胫骨、腓骨、股骨三个解剖部位依次施术，3 次操作构成完整疗程（特别适用于重度膝骨关节炎病例）。单疗程内每次治疗间隔建议为 7 天，该时间窗设置参考骨组织修复生物学特性（基础修复周期为 5~7 天）。若需重复治疗，疗程间隔期应不少于 3 个月，此设计基于骨改建周期（约 12 周）及关节功能恢复所需时间。

在中医理论体系中，膝骨关节炎可归属于"鹤膝风""骨痹""着痹""历节""瘀血痹"等病证范畴，其中"瘀血痹"与骨内高压症的病理特征具有较高的契合度。钩活骨减压术通过减压操作调节骨内压力，可较快缓解临床症状。本节着重探讨该技术在中重度膝骨关节炎治疗中的临床应用。

一、适应证

1. 适应期　中重度膝骨关节炎的发作期。实证、虚实夹杂证。

2. 适应证 中重度膝骨关节炎引起的静息痛、夜间痛、顽固痛，痛有定处或固定不移。

3. 金标准 股骨、胫骨、腓骨、髌骨骨内高压症。

二、禁忌证

骨膜炎、骨髓炎、细菌性滑膜炎、骨结核、骨肿瘤、血液系统疾病、心脑血管疾病急性发作期、急慢性感染性疾病、代谢紊乱综合征、脏器功能衰竭、血常规异常或发热伴局部皮肤温度升高、糖尿病血糖控制未达标者等。

三、术前检查

1. 血常规、尿常规。

2. 红细胞沉降率（ESR）。

3. 凝血四项。

4. 血清尿酸（UA）测定。

5. C 反应蛋白（CRP）测定。

6. 抗链球菌溶血素 O（ASO）测定。

7. 类风湿因子（RF）与凝集试验。

8. 血清钾测定、肺 CT。

9. 膝关节 X 线、CT、MRI、骨密度、TMT。

四、施术标准

1. 病史 膝骨关节炎经规范保守治疗效果欠佳；或有软组织治疗史。

2. 症状 顽固性膝关节疼痛、静息痛、夜间痛。

3. 体征 胫骨内外侧髁深压痛、股骨内外侧髁深压痛、腓骨小头深压痛，活动受限、功能障碍。

4. 影像学 X 线、CT、MRI 显示膝关节退变；TMT 显示相关区域温度异常。

5. 排除 排除细菌性滑膜炎、骨性滑膜炎，经综合鉴别诊断排除其他疾病。

五、施术过程

选择合适体位，一般采用仰卧位（图 3-7-1），需严格遵循钩活骨减压术操作规范。

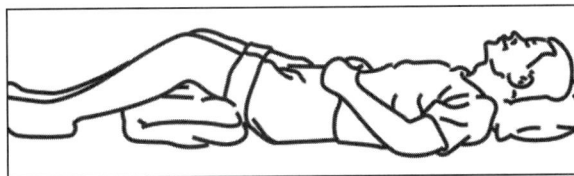

图 3-7-1 仰卧位

操作流程：

1. 确定钩活骨减压术的膝关节骨减压穴，做好体表标记。

2. 常规消毒铺巾，严格无菌操作。

3. 使用 1% 盐酸利多卡因注射液 3mL 实施局部浸润麻醉。

4. 将一次性使用钩活术钩鍉针刺探针垂直刺入皮肤，左右 15° 旋转进针至皮下组织，缓慢推进抵达骨面，实施钻骨，使针尖进入骨松质层。

5. 退出直锥针，保留套管针，连接无菌注射器，负压抽吸骨髓液 2~18mL。

6. 撤出穿刺器械，无菌敷料包扎，加压封闭穿刺口防止渗液。

7. 术后观察 15 分钟，生命体征平稳后转运回病房。

六、穴序与疗程

减压操作顺序为胫骨外（内）上髁、腓骨小头、股骨外（内）上髁，单膝、单穴减压，双侧膝关节骨内高压可双侧减压。

3 次为 1 个疗程，两次治疗间隔 7~14 天。两个疗程间隔 3 个月。单次治疗后症状改善率 ≥ 75% 者可暂缓后续钩活骨减压术。

七、注意事项

1. 一次性使用钩活术钩鍉针刺探针使用前需核查器械是否存在破损、残损或失效。

2. 严格执行无菌操作规程，预防感染发生，操作手法需灵巧，避免暴力操作。

3. 钻骨操作时进针角度应与骨面保持垂直，避免刻意追求突破感，达到预定深度即止。

4. 术中需注意针柄方向与钩翼朝向，确保与局部肌纤维走行方向及神经分布路径保持一致。

5. 钻骨时控制左右 15° 旋转幅度，施力柔和均匀，禁止单向持续旋转。

6. 钩翼结构是钻孔深度指示装置，若施力过猛致其进入骨松质层，可能引发钩翼松动脱落等并发症。

7. 撤针操作需协调施力方向，先行退出骨性结构后再逐步退出软组织层。

8. 术后穿刺点按压时间不少于 5 分钟，返回病房后继续使用 3kg 沙袋加压压迫至少 15 分钟。

9. 若发生神经、脊髓或血管损伤等并发症，应立即启动应急预案进行规范处置。

10. 治疗后非负重功能锻炼，少走路多保养，48 小时内不能热疗。

八、预防

1. 术前接受抗凝治疗的患者，凝血功能需恢复至正常范围，术中仍需密切监测出血风险。

2. 术中若发生脊髓、神经或肺组织损伤，应立即终止操作并启动规范救治流程。

3. 若因操作不当导致钩翼装置松动移位至骨松质区域，需即刻取出移位部件。

4. 术后常规应用抗血小板聚集药物或抗凝剂 3~5 天，降低术后静脉血栓栓塞风险。

5. 术后必要时遵医嘱使用抗生素 3~5 天，预防术后感染发生。

6. 术后需避免膝关节负重和牵拉。

九、病案举例

钱某，女，55 岁，河北省邯郸市人。

初诊：2021 年 1 月 9 日。

主诉：双膝关节疼痛 6 年，加重 4 个月。

现病史：患者双膝关节疼痛，屈伸不利，下蹲起身及上下楼梯疼痛明显，夜间静息痛，行走困难，不能久行久站，近 4 个月症状加重。曾接受膏药外敷及 5 次玻璃酸钠关节腔注射治疗未见明显改善，现口服布洛芬缓释片（每次 0.3g，每日 2 次）维持。10 天前接受钩活术膝三穴治疗 1 次，症状未缓解。

查体：双膝呈"O"形，双髌骨摩擦试验（＋），髌周压痛，双侧胫骨外侧髁深压痛，双膝内侧副韧带压痛，麦氏征（＋），膝关节活动度：右侧 90°—20°—0°，左侧 95°—15°—0°。

辅助检查：

血常规、尿常规、凝血功能均无异常。

X 线：双膝关节退行性变 K-L4 级（图 3-7-2~ 图 3-7-5）。

MRI：膝关节退行性变，内侧半月板损伤，胫骨骨髓水肿（图 3-7-6、图 3-7-7）。

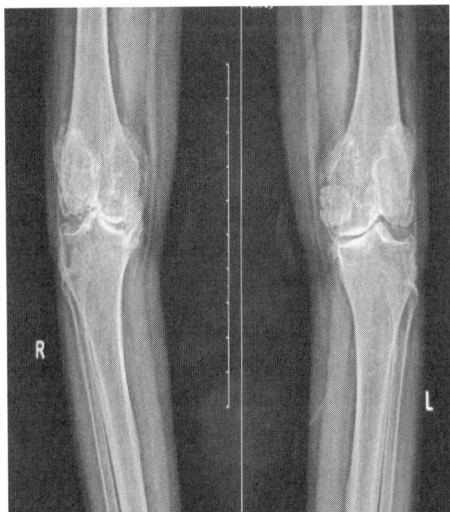

图 3-7-2 右膝正位 X 线片

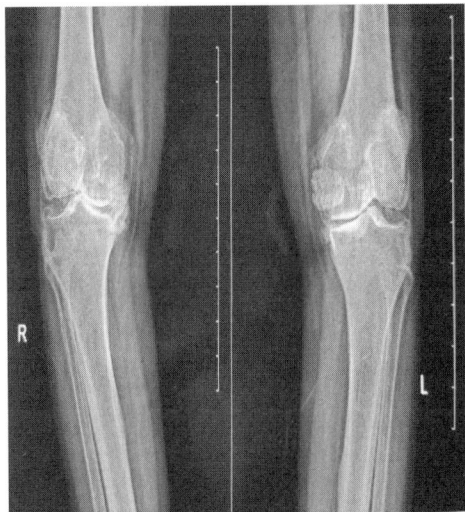

图 3-7-3 左膝正位 X 线片

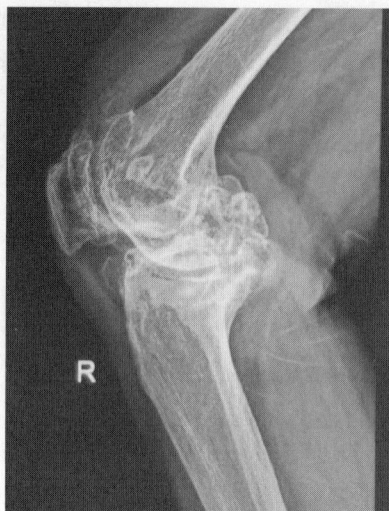

图 3-7-4　右膝侧位 X 线片

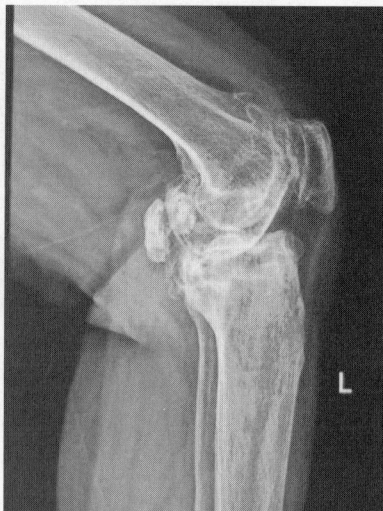

图 3-7-5　左膝侧位 X 线片

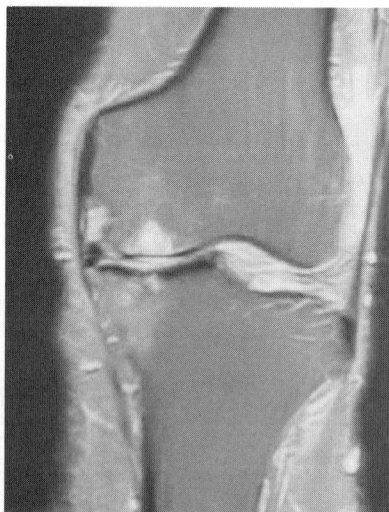

图 3-7-6　膝关节冠状位 MRI

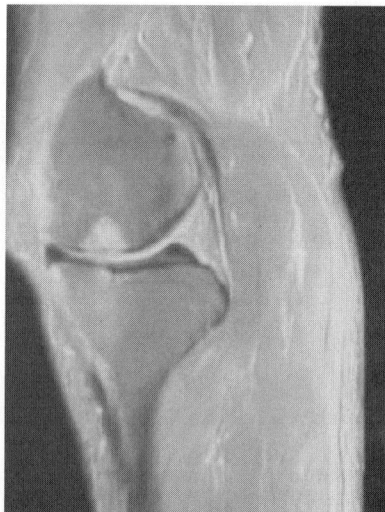

图 3-7-7　膝关节矢状位 MRI

中医诊断：膝痹病。

西医诊断：双膝骨关节炎。

治法：抽瘀活血，通络止痛。

治疗：钩活骨减压术 + 钩活术。

选穴：胫骨外侧髁钩活骨减压穴（双）。

针具：一次性使用钩活术钩鍉针刺探针（GJ-01）。

操作：软组织钩活术钩活完成后，行钩活骨减压术常规操作（图 3-7-8、图 3-7-9）。

经 30 分钟钩活骨减压术治疗后，患者双膝疼痛减轻，屈伸较前灵活，VAS 评分好转 50%，双膝屈伸度 90°—15°—0°。

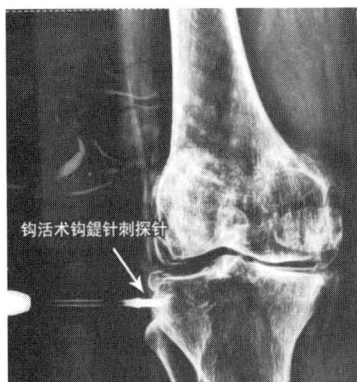

图 3-7-8　右胫骨外侧髁钩活骨减压　　图 3-7-9　左胫骨外侧髁钩活骨减压

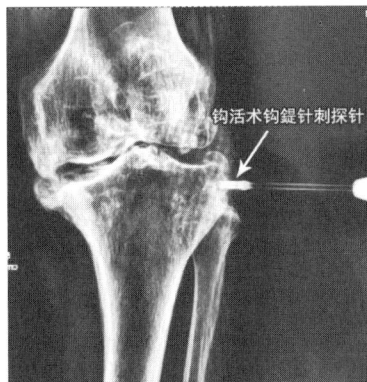

二诊：2021 年 1 月 16 日，患者诉夜间自发痛消失，双膝疼痛好转 60%，双膝屈伸度 100°—10°—0°。予口服中药调理。

随访：2022 年 2 月 20 日电话随访，双膝疼痛好转 70%，较稳定，无复发。

【按语】

膝骨关节炎的钩活术治疗体系包含双重干预机制：一方面通过软组织松解技术对膝关节周围肌腱、韧带等结构进行减压减张处理，重建关节力学平衡；另一方面运用骨减压技术调节骨内压力，促进局部微循环改善及炎性介质代谢，从而缓解静息痛等临床症状。这种针对软组织与骨组织的协同治疗策略，通过改善骨内外微环境交互作用，建立良性循环调节机制，在临床应用中取得较好疗效。